194 Anaesthesiologie und Intensivmedizin
Anaesthesiology and Intensive Care Medicine

vormals „Anaesthesiologie und Wiederbelebung"
begründet von R. Frey, F. Kern und O. Mayrhofer

Herausgeber:

H. Bergmann · Linz (Schriftleiter)
J. B. Brückner · Berlin   M. Gemperle · Genève
W. F. Henschel · Bremen   O. Mayrhofer · Wien
K. Meßmer · Heidelberg   K. Peter · München

Intensiv- und Notfallmedizin
– Neue Aspekte

Zentraleuropäischer Anaesthesiekongreß
Graz 1985   Band V

Herausgegeben von
W. F. List, K. Steinbereithner und H. V. Schalk

Mit 88 Abbildungen und 75 Tabellen

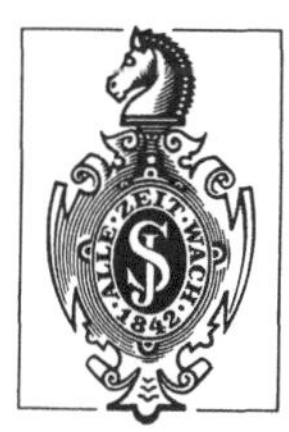

Springer-Verlag
Berlin · Heidelberg · New York
London · Paris · Tokyo

Prof. Dr. Werner F. List   Dr. Hanns Volker Schalk
Institut für Anästhesiologie der Universität Graz,
Landeskrankenhaus, Auenbruggerplatz, A-8036 Graz

Prof. Dr. Karl Steinbereithner
Universitätsklinik für Anästhesie und Allgemeine Intensivmedizin,
Spitalgasse 23, A-1090 Wien

CIP-Kurztitelaufnahme der Deutschen Bibliothek
Intensiv- und Notfallmedizin – Neue Aspekte /
Zentraleurop. Anaesthesiekongreß; Graz 1985. Hrsg. von W. F. List
– Berlin; Heidelberg; New York; London; Paris; Tokyo: Springer 1986
Band V (Anaesthesiologie und Intensivmedizin; 194)
ISBN-13: 978-3-540-16632-0   e-ISBN-13: 978-3-642-71284-5
DOI: 10.1007/978-3-642-71284-5
NE: List, Werner F. [Hrsg.]; ZAK < 1985, Graz > ; GT

Bindearbeiten: J. Schäffer OHG, Grünstadt
2119/3140-543210

Vorwort

Vom 11.–14. 9. 1985 fand in Graz der ZAK 85, die 19. gemeinsame Tagung der Deutschen Gesellschaft für Anästhesiologie und Intensivmedizin, der Schweizerischen Gesellschaft für Anästhesiologie und Reanimation (Société Suisse d'Anesthésiologie et de Réanimation) und der Österreichischen Gesellschaft für Anästhesiologie, Reanimation und Intensivtherapie statt. Die nunmehr vorliegenden Kongreßbände geben die ungekürzten wissenschaftlichen Vorträge wieder, die zu den Hauptthemen und Workshops von den zur Teilnahme eingeladenen namhaften deutschsprachigen und ausländischen Kollegen gehalten wurden.

Im vorliegenden Band werden neue Aspekte des Monitoring, der Intensiv- und Notfallmedizin behandelt. Im ersten Hauptthema wird das Augenmerk auf neue Trends im Monitoring und auf neue und ältere, nicht invasive Größen der Kreislaufüberwachung, sowie das EEG und EP-Monitoring in Operationssaal und Intensivstation gelenkt. In der Intensivmedizin wird das schwere Schädel-Hirn-Trauma mit intrakraniellem Druck, Prognose- und Outcome-Untersuchungen sowie das ARDS und neue Wege der Beatmungstherapie, Hämofiltration und der Überwachung beschrieben. Im letzten Teil dieses Bandes wird die Notfall- und Katastrophenmedizin mit den neuesten Entwicklungen in der Technik der Reanimation, der Medikamentengabe und den neuen Organisationsstrukturen in den Ländern Deutschland und Österreich gebracht.

Die optimale Mitarbeit der Autoren hat es ermöglicht, daß die Kongreßbände nur wenige Monate nach Ende des Kongresses in gedruckter Form vorliegen können. Dem Springer-Verlag sei für die ausgezeichnete Zusammenarbeit und den schnellen Druck gedankt, der die volle Aktualität durch eine so frühzeitige Herausgabe der beim ZAK 85 in Graz gebrachten wissenschaftlichen Arbeiten ermöglicht hat.

Graz, im Juli 1986   Werner F. List

Inhaltsverzeichnis

II Schwere Schädel-Hirn-Verletzung
(Leitung: K. Steinbereithner und W. Dick)

III Neue Wege in der Intensivmedizin
(Leitung: A. Benke und P. Lawin)

IV Notfall- und Katastrophenmedizin
(Leitung: D. Kettler und H. Bergmann)

Autorenverzeichnis

* Anfangsseiten der jeweiligen Beiträge

Adressenverzeichnis
der erstgenannten Beitragsautoren

Prof. Dr. F. W. Ahnefeld
Zentrum für Anästhesiologie, Klinikum der Universität Ulm,
Steinhövelstraße 9, D-7900 Ulm

Prof. Dr. A. Benke
Institut für Anästhesie, Krankenanstalt der Stadt Wien,
Rudolfstiftung, Juchgasse 25, A-1030 Wien

Prof. Dr. H. Bergmann
Allgemeines öffentliches Krankenhaus, Krankenhausstraße 9,
A-4020 Linz

Prof. Dr. U. Braun
Universität Anästhesie, Gosslerstraße 10, D-3400 Göttingen

Dr. W. Büttner
Institut für Anästhesiologie, Marienhospital, Universitätsklinik
Herne, D-4690 Herne

Prof. Dr. H. Burchardi
Zentrum für Anästhesiologie, Klinikum der Universität,
Robert-Koch-Straße 40, D-3400 Göttingen

Dr. C. Busse
Kiesseestraße 39, D-3400 Göttingen

Prof. Dr. G. Cunitz
Knappschafts-Krankenhaus der Universitätsklinik,
In der Schornau 23–25, D-4630 Bochum 7

Prof. Dr. W. Dick
Institut für Anästhesiologie der Johannes-Gutenberg-Universität,
Langenbeckstraße 1, D-6500 Mainz

Dr. S. Firn
Pinderfields General Hospital,
Wakefield WF14DG, Great Britain

Dr. B. Gorgaß
Abteilung für Anästhesie und Intensivmedizin der
St. Lukas-Klinik, Schwanenstraße 132, D-5650 Solingen-Ohligs

Prof. Dr. J. S. Gravenstein
Dept. of Anesthesiology, JHMC, Box J-254,
Gainesville, 32610, USA

Dr. P. Hoffmann
Anästhesieabteilung, Städtische Kliniken Dortmund,
Münsterstraße 240, D-4600 Dortmund 1

Dr. F. Holzer
III. Medizinische Abteilung, Krankenanstalt Rudolfstiftung,
Juchgasse 25, A-1030 Wien

Prof. Dr. T. Kenner
Physiologisches Institut der Universität Graz, Harrachgasse 21,
A-8010 Graz

Prof. Dr. D. Kettler
Zentrum für Anästhesiologie der Universität Göttingen,
Robert-Koch-Straße 40, D-3400 Göttingen

Dr. G. Kobal
Institut für Anästhesiologie der Universität Erlangen-Nürnberg,
Maximiliansplatz 1, D-8520 Erlangen

Dr. H. Metzler
Institut für Anästhesiologie der Universität Graz,
Auenbruggerplatz, A-8036 Graz

Dr. G. H. Meuret
Institut für Anästhesiologie der Universitätskliniken Freiburg,
Albert-Ludwigs-Universität, Hugstetter Straße 55,
D-7800 Freiburg

Prof. Dr. K. L. Neuhaus
Georg-August-Universität, Zentrum Anästhesiologie,
Robert-Koch-Straße 40, D-3400 Göttingen

Prof. Dr. T. Pasch
Institut für Anästhesiologie der Universität Erlangen-Nürnberg,
Maximiliansplatz 1, D-8520 Erlangen

Prof. Dr. G. Pfurtscheller
Institut für Biomedizinische Technik der Technischen Universität,
Inffeldgasse 18, A-8010 Graz

Prof. Dr. E. Rügheimer
Institut für Anästhesiologie der Universität Erlangen-Nürnberg,
Maximiliansplatz 1, D-8520 Erlangen

Dr. D. Scheidegger
Chirurgische Intensivstation, Department Anästhesie
und Chirurgie, Kantonsspital, CH-4031 Basel

Dr. R. Scherer
Klinik für Anästhesiologie und operative Intensivmedizin
der Westfälischen Wilhelms-Universität, D-4400 Münster

Dr. M. Semsroth
Klinik für Anästhesiologie und Allgemeine Intensivmedizin
der Universität Wien, Spitalgasse 23, A-1090 Wien

Dr. P. Sporn
Klinik für Anästhesiologie und Allgemeine Intensivmedizin
der Universität Wien, Spitalgasse 23, A-1090 Wien

Prof. Dr. K. Steinbereithner
Klinik für Anästhesiologie und Allgemeine Intensivmedizin
der Universität Wien, Spitalgasse 23, A-1090 Wien

Prof. Dr. P. M. Suter
Division des Soins Intensifs Chirurgicaux,
Hôpital Cantonal Universitaire, CH-1211 Genève 4

Dr. M. Tryba
Institut für Anästhesiologie der Med. Hochschule Hannover,
Abt. IV, Podbielskistraße 380, D-3000 Hannover 51

Dr. A. Unterberg
Institut für Chirurgische Forschung und Neurochirurgische
Klinik der Ludwig-Maximilians-Universität, Klinikum
Großhadern, Marchioninistraße 15, D-8000 München 70

Prof. Dr. K. Wiedemann
Institut für Anästhesiologie der Universitätskliniken Heidelberg,
D-6900 Heidelberg

Dr. E. Zadrobilek
Institut für Anästhesiologie und Allgemeine Intensivmedizin
der Universität Wien, Spitalgasse 23, A-1090 Wien

Dr. A. M. Zbinden
Department Anästhesie, Kantonsspital, CH-4031 Basel

I Monitoring – Neue Trends

Leitung: E. Rügheimer und J. S. Gravenstein

Monitoring – Neue Trends

E. Rügheimer

Wenn Ärzte heute vom Messen und den dazu verwendeten Geräten sprechen, so geraten sie – zumindest in den Augen der Öffentlichkeit – sehr leicht in das Spannungsfeld zwischen technischem Fortschritt und Humanität. Der Vorwurf gegen uns lautet: Wir Ärzte würden, weil möglich, mehr Technik anwenden als nötig. Mit anderen Worten: Technik wird zur Geißel und nicht zum Diener der Menschheit. Dieser Vorwurf ist ernst zu nehmen und immer wieder auf den Primat ärztlichen Handelns, das „nil nocere" hin zu überprüfen. Aber: Technik – gut beherrscht und indikations- und bedeutungsgerecht angewandt – ist aus meiner Sicht ein Humanum ersten Ranges. Mehr Technik ist keinesfalls gleichbedeutend mit weniger Menschlichkeit. Im Gegenteil, ohne den Einsatz der Technik in der Akut- und Intensivmedizin wäre für Patienten mit schwersten Verletzungen und nach großen Operationen ein Überleben häufig unmöglich oder sie kämen erst gar nicht zur Behandlung.

Auch die Patienten scheinen anders zu denken, als es ihnen die Öffentlichkeit unterstellt. Immerhin fand K. Peter in München-Großhadern bei einer Befragung, daß die Betroffenen, also die Patienten, 3–6 Monate nach einer Intensivbehandlung zu über 80% von technischen Apparaturen, Beatmungsgeräten und Monitoren Sicherheit und Beruhigung ableiten. Der Verdacht liegt nahe, daß das in der Öffentlichkeit so verbreitete Bild von der „inhumanen Apparatemedizin" von physisch Gesunden entworfen wird, die Technik zwanghaft nur als Gefahr denken können. Im Falle einer akuten und schweren Erkrankung würden sie aber mit Sicherheit, und das sogar zu Recht, den Einsatz aller Möglichkeiten für ihre Gesundung erwarten.

Es wäre auch ein Trugschluß, aus dem Einsatz der Medizintechnik einen Verlust an Menschlichkeit in der Beziehung zum Patienten ableiten zu wollen. Unsere Ärzte und Schwestern auf den Intensivstationen tun gerade unter Einsatz der Geräte nicht weniger an den schwerkranken Patienten als frühere Generationen, denen es nicht an Herz und Verstand, wohl aber an den Mitteln gefehlt hat. Und nur mit noch mehr Wissen und noch mehr Können bei gleicher Moral sind wir in der Lage, gegenwärtige Grenzen nicht resignierend als gegeben hinzunehmen, sondern weiter hinauszuschieben. Wenn wir heute nicht mehr alles, was möglich ist, einfach in die klinische Routine übernehmen können, so gibt es dafür ganz handfeste ökonomische Gründe. Das darf aber nicht heißen: Reduktion des technisch-apparativen Aufwandes. Die Wiederbelebung folkloristischer Techniken spart möglicherweise Kosten, bringt aber mit Sicherheit nicht mehr Menschlichkeit auf eine Intensivstation. Wohin also geht der Trend? Ich bin zutiefst davon überzeugt, daß wir in Zukunft noch häufiger und umfassender messen werden, um Krankheitsverläufe und die Effizienz unserer Therapie exakter und rascher erfassen zu können. Aber ich bin ebenso davon überzeugt, daß der Trend von invasiven Verfahren mit ihren teilweise erheblichen Risiken für die Patienten wegführt, hin zu möglichst nichtinvasiven Methoden, die unsere Patienten schonen.

So könnte vielleicht die Puls-Oxymetrie durch Messung von Volumenpuls und Sauerstoffsättigung ein Frühwarnsystem für den Kreislauf werden und die Blutdichtemessung über Flüssigkeitsentzug oder Ödembildung Auskunft geben, lange bevor es die Röntgenaufnahme zeigt. Das geschlossene System – vorausgesetzt eine klinisch praktikable Antwort auf die technischen Systemanforderungen ist gefunden – hätte den spezifischen Vorteil, aus dem Sauerstoffverbrauch und der CO_2-Produktion auf nichtinvasivem Wege kardiopulmonale und metabolische Parameter gewinnen zu können. Gewissermaßen als Nebenprodukt sind vielleicht auch begründete Vorhersagen über den Anästhesieverlauf im Hinblick auf die Aufwachphase möglich. Die Kombination aus EEG-Monitoring und evozierten Potentialen wird uns vielleicht eine bessere Aussage über die Prognose des Schädel-Hirn-Traumatisierten ermöglichen. Und mit den gleichen Methoden wäre ein alter Traum der Anästhesisten zu verwirklichen, die exakte Analgesiemetrie. Die Wiener Arbeitsgruppe könnte durch ihre Ergebnisse zur methodischen Durchführung und Bewertung der extravaskulären Lungenwasserbestimmung bei Intensivpatienten dazu beitragen, dieser Methode einen neuen Stellenwert in der klinischen Diagnostik des entstehenden Lungenödems einzuräumen. Der Beitrag der Bochumer Arbeitsgruppe befaßt sich schließlich mit der Untersuchung von Atemparametern unter Halothan-Narkose bei Säuglingen durch einfache und jedem zugängliche Meßmethoden. Auch Empirie hat noch immer ihren Stellenwert.

Die folgenden Beiträge eröffnen also nicht nur einen fundierten Einblick in neuere Überwachungsverfahren, sondern bieten auch Kriterien und Argumente für die klinische Bewertung der vorgestellten Methoden. Schließlich erweist sich ein neues Verfahren nur dann als nützlicher Fortschritt, wenn der klinische Aussagewert in einem vertretbaren Verhältnis zum finanziellen und personellen Aufwand steht.

Neue Methoden
zur nichtinvasiven Kreislaufüberwachung

T. Pasch

Der praktisch obligate Einsatz des EKG und der Blutdruckmanschette nach Riva-Rocci zeigt, daß nichtinvasive Methoden für die Überwachung des kardiovaskulären Systems während der Narkose eine herausragende Rolle spielen. Um weitergehende Informationen bei Risikopatienten zu erhalten, muß man praktisch immer invasiv messen. Inzwischen sind nun neue nichtinvasive Verfahren entwickelt worden, von denen zu erwarten ist, daß sie herkömmliche Methoden ergänzen oder ersetzen, ja sogar mit differenzierten invasiven wie der arteriellen Druckmessung oder dem Swan-Ganz-Katheter konkurrieren werden.

Im folgenden werden einige solcher Neuentwicklungen beschrieben. Auf bereits länger bekannte, in der intraoperativen Praxis aber kaum einsetzbare Methoden wie die Bestimmung der systolischen Zeitintervalle oder die Impedanzkardiographie wird nicht eingegangen. Die nuklearmedizinischen Möglichkeiten der Herzfunktionsbeurteilung [1, 10, 11] werden ebenfalls nicht behandelt, weil sie für die prä- und postoperative Diagnostik kardialer Risikopatienten von höherer Bedeutung als für die intraoperative Überwachung sind und nicht als rein nichtinvasiv bezeichnet werden können.

Periphere Pulsregistrierung

Das Palpieren des peripheren Pulses durch den Arzt ist eine ausgezeichnete Überwachungsmethode der mechanischen Kreislauftätigkeit, so lange dieser eindeutig zu tasten ist. Dennoch hat sich die apparative Registrierung des Pulses – etwa in Form der Photoplethysmographic – nicht durchsetzen können, weil sie überaus artefaktanfällig ist und gerade dann versagt, wenn sie von besonderem Nutzen wäre, also bei starken Blutdruckabfällen, Hypothermie oder Anwendung von Vasokonstriktoren [5]. In jüngster Zeit wird diese alte Methode wieder zunehmend intraoperativ eingesetzt, weil sie als Nebenprodukt der transkutanen Messung der arteriellen O_2-Sättigung, der *Pulsoximetrie,* abfällt [15, 18, 19]. Es liegt dann nahe, die Fingerpulskurve als Ausdruck der mechanischen Herz- und Kreislauffunktion am Oszilloskop zusammen mit dem EKG darzustellen. Wie bisher besteht auch bei der Pulsoximetrie die Schwierigkeit, daß in kritischen Situationen keine verläßliche Kurve mehr zu registrieren [6, 18] und ihr Verschwinden nur qualitativ in dem Sinne zu bewerten ist, daß sofort die Ursache gesucht werden muß.

Oszillometrische Blutdruckautomaten

Auf dem Manschettenprinzip von Riva-Rocci beruhende automatische Blutdruckmeß-geräte gibt es schon seit langer Zeit. In die anästhesiologische und intensivmedizinische Praxis haben sie erst neuerdings in verstärktem Umfang Einzug gehalten. Das hat u. a. folgende Gründe [8, 10]:

- Die modernen Automaten basieren auf dem *oszillometrischen Prinzip* und messen deshalb zusätzlich zum systolischen und diastolischen den mittleren Druck.
- Durch die Verwendung von Mikroprozessoren sind sie technisch ausgereift und haben meistens akzeptable Algorithmen zur Artefakterkennung.
- Elektronische Alarme, gut sichtbar digitale Anzeigen und über einen weiten Bereich variierbare Meßintervalle sind für die praktische Anwendung von Vorteil.

Inzwischen sind eine ganze Reihe solcher Geräte im Handel erhältlich. Sie unterscheiden sich in Details der technischen Realisierung und der praktischen Handhabung, jedoch kaum in der Meßgenauigkeit (Tabelle 1). Ihre Vorteile für die intraoperative Überwachung liegen darin, daß sie den Anästhesisten von der manuellen Blutdruck-messung entlasten, die Herzfrequenz und den Mitteldruck mitbestimmen, auch bei Neugeborenen einsetzbar sind, mit Druckern kombiniert und in modulare Überwachungssysteme eingebaut werden können. Es ist festzuhalten, daß sie aus prinzipiellen Gründen nicht genauer, aber wesentlich teurer als das millionenfach bewährte auskultatorische Korotkov-Verfahren sind. Den angezeigten Werten darf nicht deshalb blind vertraut werden, weil sie durch ein Gerät mit kompliziertem Innenleben bestimmt und digital wiedergegeben werden. Die Messungen dürfen nur so oft wie nötig, nicht aber so häufig wie technisch möglich durchgeführt werden, weil sonst die Gefahr von Druck- und Ischämieschäden unter und peripher der Manschette zu groß wird. Dem ist vor allem bei Neugeborenen, Säuglingen und Patienten mit schlechter peripherer Zirkulation Rechnung zu tragen.

Tabelle 1. Vergleichsmessungen von oszillometrischen Blutdruckgeräten mit auskultatorischer Korotkov-Methode und direkter Druckmessung in A. radialis desselben Armes bei 50 Patienten. Ps, Pd, Pm = systolischer, diastolischer und mittlerer Druck. r = Korrelationskoeffizienten. ΔP = Mittelwerte der gepaarten Druckdifferenzen (mmHg)

			Dinamap 1846 (Critikon)	Sentron 171202 (Bard)	Accutorr 2 (Datascope)	Lifestat 100 (Physio-control)
Ausgewertete Messungen			50	48	50	43
r	Ausk.vs.Gerät	Ps	0,85	0,85	0,89	0,86
		Pd	0,90	0,84	0,75	0,84
	Direkt.vs.Gerät	Ps	0,66	0,66	0,72	0,59
		Pd	0,66	0,66	0,52	0,59
		Pm	0,64	0,70	0,76	0,69
ΔP	Ausk.-Gerät	Ps	13,3	11,5	5,0	4,7
		Pd	3,0	1,3	1,8	0,3
	Direkt-Gerät	Ps	−5,3	−8,8	−8,6	−10,8
		Pd	−3,2	−3,8	−1,8	−0,1
		Pm	−1,7	−6,7	−3,8	−3,3

Servomanometrie

Manschettenverfahren zur Blutdruckmessung sind unzureichend, wenn der arterielle Druck sehr niedrig wird, sich sehr schnell ändert, eine massive Vasokonstriktion oder hämodynamisch wirksame Arrhythmien bestehen. In solchen Fällen und immer dann, wenn auf eine fortlaufende Registrierung nicht verzichtet werden kann (z. B. bei pharmakologisch induzierten Blutdruckänderungen, bei Herzoperationen), ist eine direkte arterielle Druckmessung nötig. In absehbarer Zukunft könnte in manchen dieser Fälle ein neues kontinuierlich messendes, nichtinvasives Verfahren, die *Servomanometrie,* eine Alternative darstellen.

Dieses Verfahren beruht auf dem von Penàz inaugurierten Prinzip des „vascular unloading" und mißt den arteriellen Druck im Finger [7, 9], also weiter peripher als gewohnt. Das Gerät wird als FIN.A.PRES bezeichnet. Ein in eine pneumatische Fingermanschette eingebauter Photodetektor (Abb. 1) mißt die sich mit den arteriellen Volumenpulsationen ändernde Transparenz des Fingers. Wird die Manschette genau bis zu dem Druck, der demjenigen in der Fingerarterie entspricht, aufgeblasen, wird die Arterienwand völlig entspannt, d. h. der transmurale arterielle Druck ist Null. Dies wird durch ein Servoregelsystem erreicht, das den Manschettendruck sehr schnell so einstellt, daß die Amplitude der über das Photodetektorsystem gemessenen Volumenpulsationen maximal ist. In diesem Falle muß der Manschettendruck dem Druck in der Fingerarterie entsprechen.

Die Übereinstimmung der auf diese Weise registrierten Werte mit direkt arteriell erhaltenen ist hoch. Bei 2769 Vergleichsmessungen mit Servomanometrie und direkter Druckregistrierung in der A. radialis fanden Smith et al. [14] für den mittleren Blutdruck einen Korrelationskoeffizienten von 0,96, eine Steigung der Regressionsgeraden von 0,97 und eine mittlere Differenz der Meßwertpaare von 0,8 mmHg. Ein Beispiel für die gleichbleibende Genauigkeit während einer fast 2½stündigen Registrierung ist in Abb. 2 wiedergegeben.

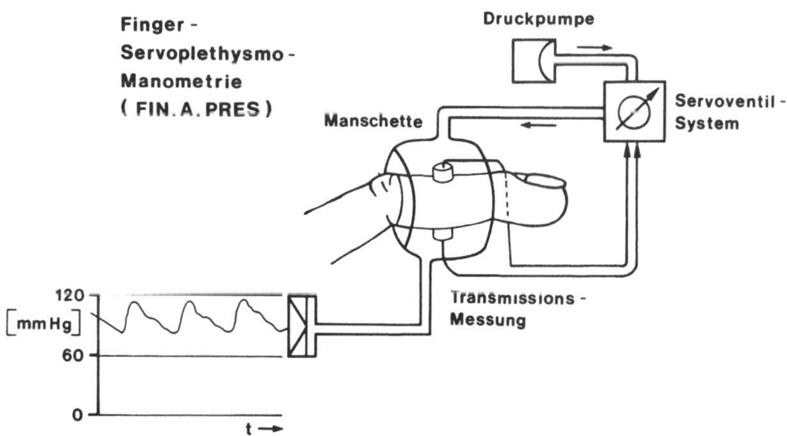

Abb. 1. Schematische Darstellung der fortlaufenden nichtinvasiven Blutdruckmessung am Finger mittels Servoplethysmomanometrie. (Modifiziert nach [8])

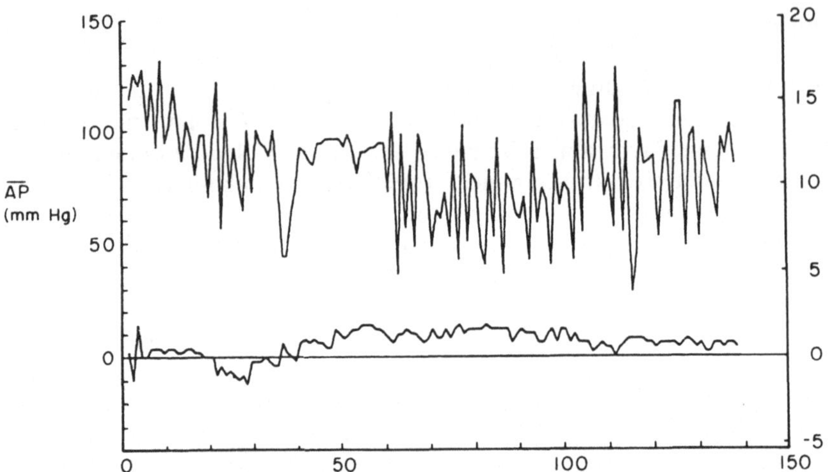

Abb. 2. Obere Kurve: Trendverlauf des direkt registrierten arteriellen Mitteldrucks (AP). Untere Kurve: Differenz zwischen direkt in der A. radialis bestimmtem und nichtinvasiv mittels Servomanometrie am Finger gemessenem Wert des arteriellen Mitteldrucks. Absisse: Zeit in min. Ordinate: Druck (links in mmHg, rechts in kPa). (Aus [12])

Diese Methode hat den unschätzbaren Vorteil, daß sie nichtinvasiv eine Druckpulskurve in absoluten Einheiten, also geeicht, registriert; auch schnelle Druckänderungen können erfaßt und die Form der Pulskurve diagnostisch beurteilt werden (Abb. 3). Da am Finger gemessen wird, sind mittlerer und diastolischer Druck meist um 6–10 mmHg niedriger als in der A. brachialis oder radialis. Demgegenüber kann der systolische Druck als Folge der sog. peripheren Pulswellenüberhöhung im Finger höher als in den Armarterien sein. Dieser Effekt nimmt mit dem Ausmaß der Vasokonstriktion als Folge der vermehrten Pulswellenreflexion zu [9, 17], bis bei sehr starker peripherer Vasokonstriktion das Signal verschwinden kann. Während der Messung können spontane arterielle Spasmen auftreten und eine Registrierung unmöglich machen. Umsetzen der Manschette auf einen anderen Finger genügt dann häufig, um wieder zuverlässige Kurven zu erhalten. Smith et al. [14] sahen Spasmen bei 5,4% aller Messungen, haben aber bis zu 7 h problemlos an einem Finger registrieren können.

Eine definitive Beurteilung der Indikation und der Einsatzmöglichkeiten dieses neuen Verfahrens für das intraoperative Monitoring ist noch nicht möglich, weil das FIN.A.PRES-Gerät noch nicht im Handel ist. Die allgemeine Einführung ist für die nächste Zeit vorgesehen.

Ultraschallverfahren

Der Einsatz von Ultraschall für die kardiologische Diagnostik beruht auf zwei Prinzipien. Bei den Puls-Echoverfahren wird der Ultraschall an Grenzflächen zwischen zwei Medien mit verschiedener akustischer Impedanz reflektiert und die zurückkommende Schallwelle von dem Ultraschallschwinger aufgenommen. Die Zeit zwischen Aussendung und Empfang des Schallimpulses ist der Entfernung zwischen Sender bzw. Empfänger und reflektierender Struktur proportional, da die Schallgeschwindigkeit in ver-

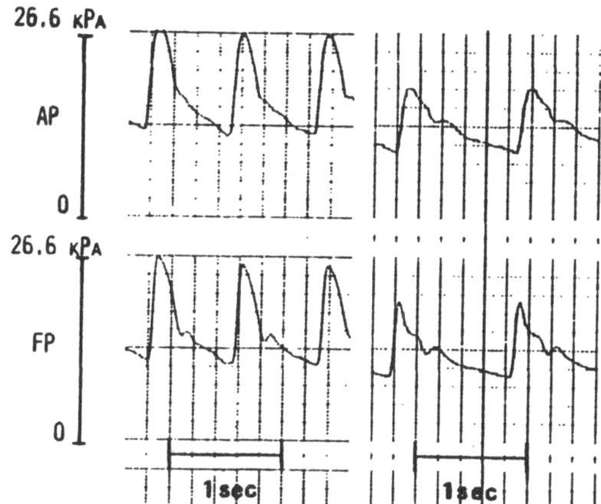

Abb. 3. Vergleich von Druckpulskurven zweier Patienten. Jeweils oben: intraarteriell gemessener Druck (AP). Jeweils unten: mittels Servomanometrie am Finger erhaltene Druckkurve (FP). (Aus [6])

schiedenen Geweben mit etwa 1500 m/s ziemlich konstant ist: eine Laufzeit von 13,3 μs entspricht dann einer Eindringtiefe von 1 cm [1, 16]. Üblicherweise wird dieses Prinzip in der *Echokardiographie* zu zwei Versionen der Bilddarstellung benutzt: dem eindimensionalen Time-Motion-Verfahren (M-Mode) und dem zweidimensionalen Sektorbildverfahren. Beim ersten wird die Zeit auf der X-Achse, die räumliche Tiefe des Echos auf Y-Achse und seine Amplitude als Helligkeitswert wiedergegeben. Beim zweidimensionalen B-Mode werden die räumliche Tiefe auf der X-Achse und auf der Y-Achse verschiedene möglichst schnell nacheinander abgetastete Schnittebenen versetzt dargestellt (Abb. 4), so daß man ein zweidimensionales Bild des beschallten Raumsektors erhält.

Üblicherweise wird der Schallkopf auf die Haut aufgesetzt und parasternal durch einen Interkostalraum oder substernal das Herz beschallt. Damit können u. a. die Wirkungen von Anästhetika auf die Myokardfunktion geprüft werden [2]. Für die Überwachung ist dieses Vorgehen schlecht geeignet, weil es nur diskontinuierlich anwendbar ist. Es ist nämlich nicht möglich, den Schallkopf über längere Zeit in stabiler räumlicher Beziehung zur untersuchten Struktur zu halten. Darüber hinaus ist bei beatmeten Patienten häufig das „akustische Fenster" zum Herzen durch lufthaltiges Lungengewebe verschlossen. Damit entfällt der intraoperative Einsatz dieser Methode.

Einen Durchbruch hat hier die *transösophageale Echokardiographie* (TEE) gebracht [3, 4, 13]. Dabei ist der Meßkopf auf ein Gastroskop montiert und wird in den Ösophagus gebracht, wo er in unmittelbarer Nähe der untersuchten Organe liegt (Tabelle 2). Mit der TEE ist die intraoperative Überwachung von Risikopatienten möglich geworden. Dazu gehören Patienten mit koronarer Herzkrankheit, Herzinsuffizienz, Klappenfehlern und Luftemboliegefährdung. Die prinzipiell bestimmbaren Größen sind in Tabelle 3 wiedergegeben.

Die zweite Einsatzmöglichkeit von Ultraschall sind *Dopplerverfahren*. Ihnen liegt das Prinzip zugrunde, daß Ultraschall, der an sich bewegenden Grenzflächen (z. B. Erythrozyten) reflektiert wird, eine Frequenzänderung gegenüber dem einfallenden Ultraschall erfährt (Dopplereffekt). Diese Frequenzverschiebung ist der Bewegungsgeschwindigkeit, also der Strömungsgeschwindigkeit der Erythrozyten, proportional. Durch geeignete Geräte kann mittels dieses Effektes die Blutströmungsgeschwindig-

Tabelle 2. Vergleich von konventioneller und transösophagealer Echokardiographie. (Nach [2])

Konventionell	Transösophageal
Viel Übung erforderlich	Leicht erlern- und beurteilbar
Diskontinuierlich	Kontinuierlich über Stunden
Hohe Versagerquote	Praktisch ohne Versager
Für intraoperatives Monitoring nicht geeignet	Intraoperativ problemlos einsetzbar
Bei Beatmung häufig nicht durchführbar	Beatmung nicht hinderlich
Hohe Kosten	Hohe Kosten
Keine Kontraindikationen	Kontraindikationen: Ösophagusstenosen, -divertikel, -operationen

Tabelle 3. Zweidimensionale transösophageale Echokardiographie: darstellbare, meßbare oder berechenbare Parameter

Klappenfunktion
Wandbewegung (Kontraktionsablauf)
Ventrikeldurchmesser
Ventrikelvolumina (systolisch, diastolisch)
Auswurffraktion
Verkürzungsfraktion
Schlagvolumen
Faserverkürzungsgeschwindigkeit (Kontraktilität)
Luftblasen

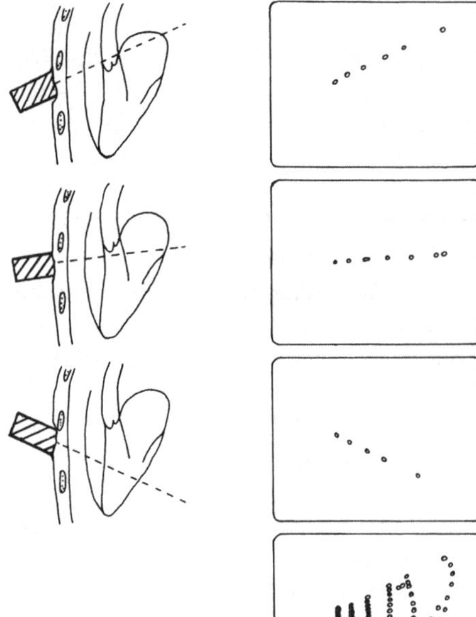

Abb. 4. Schematische Darstellung des Prinzips der zweidimensionalen Echokardiographie. Jeder zum Schallkopf zurückkommende Echoimpuls wird als Punkt auf dem Sichtschirm dargestellt; durch schnelle Abtastung verschiedener Schnittebenen entsteht ein zweidimensionales Bild des beschallten Raumsektors. (Aus [14])

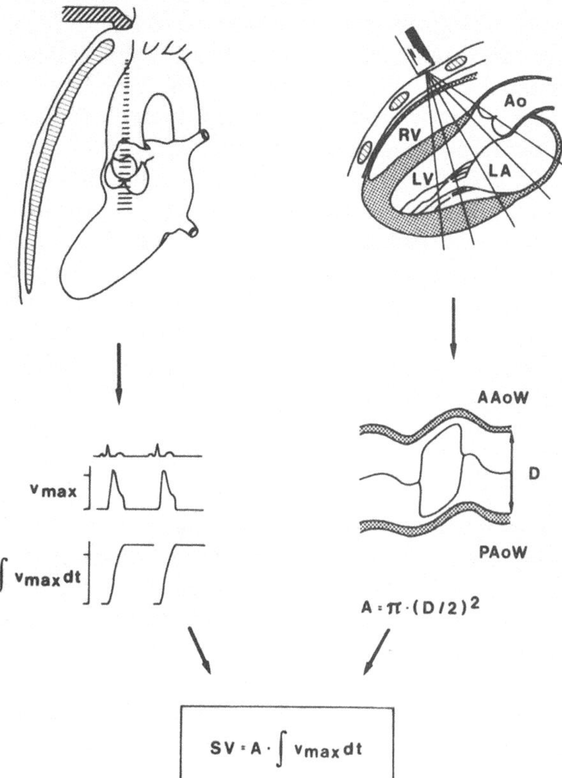

Abb. 5. Transkutane Schlagvolumenbe-
stimmung durch Kombination von
Doppler-Blutströmungsgeschwindig-
keitsmessung in der Aorta ascendens
und von echokardiographischer Durch-
messerbestimmung. Aus der maximalen
Strömungsgeschwindigkeit (v_{max}) wird
das Geschwindigkeitsintegral, aus dem
Aortendurchmesser (D) wird die Querschnittsfläche (A) berechnet. Das
Schlagvolumen (SV) ergibt sich aus
Produkt von Querschnittsfläche und
Geschwindigkeitsintegral. AAoW,
PAoW: anteriore und posteriore Aor-
tenwand. Prinzipiell das gleiche Vorge-
hen bei transösophagealem Zugang und
Messung an der A. pulmonalis

keit in Gefäßen oder den Herzhöhlen gemessen werden [8, 12, 16]. Meist wird nicht
ganz korrekt von Dopplerkardiographie gesprochen. Wird der Ultraschall kontinuierlich von einem Schwinger gesendet und von einem zweiten die reflektierten Wellen
empfangen, handelt es sich um die CW-Version (continuous wave). Aufwendiger und
präziser ist das gepulste (PW-) Verfahren. Hier werden in schneller Folge von 10–40
kHz Ultraschallimpulse kurzer Dauer (0,5–2 μs) emittiert. In den Intervallen zwischen
den Sendeimpulsen dient der Schwinger als Empfänger. Durch Variation der Verzöge-
rungszeit zwischen Emission und „Empfangsbereitschaft" läßt sich die Tiefe des Volu-
menelements festlegen, von dem Echos empfangen werden sollen.

Werden mittels Dopplerkardiographie die Strömungsgeschwindigkeit und mittels
Echokardiographie der Durchmesser der Aorta ascendens oder der A. pulmonalis simultan gemessen, kann daraus kontinuierlich das Schlagvolumen bestimmt werden [2,
8, 12, 16]. Das Prinzip ist in Abb. 5 schematisiert dargestellt. Die bislang mit dieser
Methode erzielten Meßwerte haben eine hohe Übereinstimmung mit solchen, die
durch Indikatorverdünnung oder das Ficksche Prinzip gewonnen wurden, ergeben,
wie die Korrelationskoeffizienten von 0,83–0,96 zeigen (Zusammenstellung bei [8]).
Ähnlich wie bei der Echokardiographie beträgt auch hier bei transkutanem Zugang die
Versagerquote bis zu 35%, und eine kontinuierliche Anwendung ist nicht möglich; an
die Geschicklichkeit des Untersuchers werden sehr hohe Anforderungen gestellt. Ob

dieses Verfahren eine Routinemethode der Überwachung werden kann, ist deshalb noch nicht sicher zu beurteilen [12]. Möglicherweise ist von der transösophagealen Anwendung eine Verbesserung der Einfachheit und der Dauer der Registrierung zu erwarten; es wird dann das Schlagvolumen aus Strömungsgeschwindigkeit und Durchmesser der A. pulmonalis bestimmt [13].

Zweifellos wird die transösophageale Echokardiographie das Monitoring in Anästhesie und Intensivmedizin erweitern [1]. Ins Gewicht fällt vor allem, daß Ventrikeldurchmesser und -wandbewegungen bestimmbar sind, womit eine bessere Beurteilung des Füllungszustandes und der Pumpfunktion der Ventrikel als nur mit Druckmessungen möglich sind. Darüber hinaus ist die Myokardfunktion auch regional beurteilbar. Allerdings steht der weiten Verbreitung der TEE der hohe apparative Aufwand, der mit entsprechenden Kosten verbunden ist, entgegen. Sie wird also kein Routineverfahren der Überwachung werden.

Zusammenfassung

Die periphere Fingerpulsschreibung im Rahmen der sich zunehmend durchsetzenden Pulsoximetrie und die automatische Messung des Blutdrucks mit oszillometrischen Geräten sind neue technische Versionen hergebrachter nichtinvasiver Kreislaufüberwachungsmethoden. Die Servomanometrie zur Blutdruckmessung am Finger beruht auf dem Prinzip des „vascular unloading" und ermöglicht erstmals die kontinuierliche unblutige Registrierung des arteriellen Druckpulses. Mit der Entwicklung der transösophagealen Anwendbarkeit ist die Echokardiographie zu einer wertvollen Überwachungsmethode in Anästhesie und Intensivmedizin geworden.

Literatur

1. Barash PG (1984) Non-invasive intraoperative monitoring now and in 1990. 34th Annual Refresher Course Lectures, no 501. ASA, Atlanta
2. Bergmann H jr (1983) Cardiovasculäres Monitoring mittels Ultraschall. In: Bergmann H, Gilly H, Kenner T, Schuy S, Steinbereithner K (Hrsg) Monitoring in der Anaesthesiologie und Intensivmedizin. Maudrich, Wien, S 170
3. Heinrich H, Ahnefeld FW, Kremer P (1985) Die transösophageale 2d-Echokardiographie in Anästhesie und Intensivmedizin. In: Rügheimer E, Pasch T (Hrsg) Notwendiges und nützliches Messen in Anästhesie und Intensivmedizin. Springer, Berlin Heidelberg New York Tokyo, S 170
4. Kremer P, Cahalan M, Beaupre P, Schröder E et al (1985) Intraoperative Überwachung mittels transoesophagealer zweidimensionaler Echokardiographie. Anaesthesist 34:111
5. Lindop MJ (1981) Monitoring of the cardiovascular system during anesthesia. Int Anesthesiol Clin 19 (1):1
6. Mihm FG, Halperin BD (1985) Noninvasive detection of profound arterial desaturations using a pulse oximetry device. Anesthesiology 62:85
7. Molhoek GP, Wesseling KH, Settels JJM, van Vollenhoven E et al (1984) Evaluation of the Penàz servo-plethysmo-manometer for the continuous, non-invasive measurement of finger blood pressure. Basic Res Cardiol 79:598
8. Pasch T (1985) Nichtinvasives Monitoring von Druck und Strömung im Kreislauf. In: Rügheimer E, Pasch T (Hrsg) Notwendiges und nützliches Messen in Anästhesie und Intensivmedizin. Springer, Berlin Heidelberg New York Tokyo, S 208
9. Pohl U, Wesseling KH, Petersen E, Bassenge E (1985) Kontinuierliche, nichtinvasive Blutdrucküberwachung durch Servo-Manometrie am Finger. In: Rügheimer E, Pasch T (Hrsg) Notwendiges und nützliches Messen in Anästhesie und Intensivmedizin. Springer, Berlin Heidelberg New York Tokyo, S 221

10. Reitan JA, Barash PG (1984) Noninvasive monitoring. In: Saidman LJ, Smith NT (eds) Monitoring in anesthesia, 2nd ed Butterworth, Boston, p 117
11. Scheidegger D, Urban P (1985) Kardiale Funktionsdiagnostik bei Intensivpatienten mit nuklearmedizinischen Methoden. In: Rügheimer E, Pasch T (Hrsg) Notwendiges und nützliches Messen in Anästhesie und Intensivmedizin. Springer, Berlin Heidelberg New York Tokyo, S 189
12. Schlüter M (1985) Physikalische Voraussetzungen der Dopplerechokardiographischen Bestimmung des Herzminutenvolumens. Z Kardiol 74:317
13. Schlüter M, Thier W, Hinrichs A, Kremer P et al (1984) Klinischer Einsatz der transösophagealen Echokardiographie. Dtsch Med Wochenschr 109:722
14. Smith NT, Wesseling KH, de Wit B (1985) Evaluation of two prototype devices producing non-invasive, pulsatile, calibrated blood pressure measurement from a finger. J Clin Monitor 1:17
15. Spiss CK, Mauritz W, Zadrobilek E, Draxler V (1985) Nichtinvasive Pulsoximetrie zur Bestimmung der Sauerstoffsättigung bei Intensivpatienten. Anaesthesist 34:405
16. Wells PNT, Skidmore R (1982) Physical principles of ultrasonics in cardiovascular measurements. In: Prys-Roberts C, Vickers MD (eds) Cardiovascular measurement in anaesthesiology (Proc Eur Acad Anaesthesiol, vol 2). Springer, Berlin Heidelberg New York p 183
17. Wesseling KH, Settels JJ, van der Hoeven GMA, Nijboer JA et al (1985) Effects of peripheral vasoconstriction on the measurement of blood pressure in a finger. Cardiovasc Res 19:139
18. Yelderman M, New W (1983) Evaluation of pulse oximetry. Anesthesiology 59:349
19. Yoshiya I, Shimeda S, Tanaka K (1980) Spectrophotometric monitoring of arterial oxygen saturation in the fingertip. Med Biol Eng Comput 18:27

Möglichkeiten der klinischen Anwendung der Blutdichtemessung

T. Kenner

In dieser Übersicht soll eine Methode dargestellt werden, die noch nicht oder kaum in die Klinik Eingang gefunden hat. Die dieser Methodik zugrundeliegende Technik wurde hier in Graz entwickelt [1] und auch hier zuerst für physiologische Messungen angewendet [2].

Aufgrund unserer Erfahrungen und Experimente scheint es gerechtfertigt, an dieser Stelle über die Methodik und ihre vielfältigen Anwendungsmöglichkeiten zu berichten, um die Aufmerksamkeit auf die sich daraus ergebenden Nutzungen für Überwachung und Diagnose hinzuweisen [3].

Die Dichte von Flüssigkeiten

Die Dichte, über deren Messungen ich hier sprechen möchte, ist definiert als Masse pro Volumen.

Im Prinzip kann Masse durch Wägung und Volumen durch ein sogenanntes Pyknometer bestimmt werden – eine Messung dieser beiden Größen und damit der Dichte ist auch durch den Auftrieb eines Körpers durch eine verdrängte Flüssigkeit möglich. Im klinischen Bereich beruht die klassische Methode der Dichtemessung des sogenannten „schwebenden Tropfens" auf dieser Methode des Auftriebs.

Das Interesse an der Dichte des Blutes geht bis ins vorige Jahrhundert zurück, wo man die Blutdichte mittels der erwähnten Methode des schwebenden Tropfens bestimmte. Dies war zur damaligen Zeit einfacher als die Messung des Hämatokrits, die eine Zentrifuge benötigte. 1887 publizierte Lloyd Jones über Schwankungen der Blutdichte beim gesunden Menschen [4]. Er fand u.a. eine Zunahme der Blutdichte bei körperlicher Belastung und bei Schwitzen sowie eine deutliche zirkadiane Periodik.

Der prinzipielle diagnostische Nutzen der Blut- und Plasmadichtewerte läßt sich durch folgende Aussagen zusammenfassen, die schon lange bekannt sind:

- die Dichte des Blutes ist ein Maß für den Hämatokrit und umgekehrt;
- die Plasmadichte ist ein Maß für die Plasmaeiweißkonzentration.

Die neue Methode des mechanischen Oszillators

Die Möglichkeit, Masse durch Wägung zu bestimmen, beruht auf der Äquivalenz von schwerer und träger Masse. Die träge Masse kann u. a. durch die Oszillationsfrequenz eines elastisch suspendierten Körpers bestimmt werden.

Dieses Prinzip der Massebestimmung ist nicht neu und wird im übrigen zur Masse- und damit auch zur Gewichtsbestimmung bei Astronauten im Zustand der Schwerelosigkeit verwendet.

Die neue Technik des mechanischen Oszillators zur Dichtemessung an Flüssigkeiten und Gasen wurde 1969 von Kratky, Leopold und Stabinger [1] in Graz entwickelt. In Zusammenarbeit mit H. Leopold haben wir am Physiologischen Institut der Universität Graz diese Technik seit 1977 übernommen und für Messungen der Dichte biologischer Flüssigkeiten, insbesondere der Blutdichte am Menschen und im Tierversuch, eingesetzt und ausgebaut [2, 3].

Das Prinzip der Methode beruht darauf, daß über einen optoelektronischen Rückkoppelungskreis ein U-förmiges Glasrohr mit bekanntem Volumengehalt zu Schwingungen in seiner Eigenschwingungsfrequenz angeregt wird. Diese Eigenfrequenz hängt, wenn Volumen und Temperatur konstant sind, einzig und allein von der Dichte des Inhaltes ab, die aus der Frequenz durch eine entsprechende elektronische Auswertung bestimmt werden kann.

Die Vorteile der neuen Methode sind:

1. die hohe absolute Genauigkeit von 0,001 g/l; d.h., daß der Hämatokrit auf etwa 0,02% genau bestimmt werden kann. – Im allgemeinen wird es auf die Erfassung von Änderungen ankommen. Die hohe Empfindlichkeit erlaubt übrigens bei langsamer Durchströmung des Oszillators die Beobachtung von Erythrozytenaggregaten und auch von Leukozytenaggregaten;
2. die kurze Meßzeit: Mit dem von uns benützten Gerät erfolgt eine Einzelmessung in jeweils etwas weniger als 1 s. Eine Verkürzung dieser Zeit ist möglich, allerdings auf Kosten der Genauigkeit. Aufgrund dieser kurzen Meßzeit und der anderen Eigenschaften des Gerätes ist eine praktisch kontinuierliche Messung der Dichte von fließendem Blut möglich.

Die Flußgeschwindigkeit durch den Oszillator wird bei unserer Anordnung auf 1 bis 8 ml/min eingestellt und wird durch eine Pumpe aufrechterhalten. Der Anschluß an den Kreislauf kann venös-venös oder arterio-venös erfolgen. Im Tierversuch ist meist eine Heparinisierung notwendig. Bei Untersuchungen am Menschen zeigte sich auf Grund bisheriger Erfahrung, daß eine Heparinisierung nicht unbedingt erforderlich ist.

Selbstverständlich ist auch eine Messung an Einzelproben (Volumenbedarf etwa 100 µl) möglich. Bei Messung der Blutdichte an Einzelproben von Menschen verwenden wir Ohrläppchenblut [5]. Erwähnt sei, daß im Tierversuch auch die Messung der arteriovenösen Differenz von größtem Interesse ist.

Anwendungen der Dichtemessung

Die Gebiete der Anwendung der Dichtemessung sind außerordentlich vielfältig.

Die Hauptanwendungen hängen damit zusammen, daß Blut eine zusammengesetzte Flüssigkeit ist und seine Komponenten verschiedene Dichten haben. So hängt eben die Blutdichte von der Dichte der Erythrozyten, der Dichte des Plasma und vom Hämatokrit ab:

$$D_B = D_E \cdot H + D_P (1\text{-}H)$$

wobei D_B ... Blutdichte
$\quad\quad\;\; D_E$ ... Erythrozytendichte
$\quad\quad\;\; D_P$ ... Plasmadichte
$\quad\quad\;\; H$ ... Hämatokrit(Fraktion)

Tabelle 1 zeigt die Größenordnung der Dichte von Blutkomponenten und die Dichte sowie die Osmolalität einiger experimentell und diagnostisch angewendeter Injektionslösungen (bei 37° C).

Injizierte Flüssigkeiten wie etwa Kochsalzlösung, Glukose und andere Lösungen können durch zwei Eigenschaften charakterisiert werden: ihre Dichte und ihre Osmolarität.

Eine Kombination dieser beiden Eigenschaften ermöglicht ein weites Spektrum von Anwendungen. Demnach bietet sich die Methode zur kontinuierlichen oder wiederholten Messung folgender Größen an:

1. Messen der Kapillarfiltration und Reabsorption sowie der Lymphbildung. Wir haben diesbezüglich Messungen am Koronarkreislauf des Hundes durchgeführt und konnten nachweisen, daß durch die Abfiltration von Flüssigkeit in der Mikrozirkulation des Herzens die venöse Dichte immer etwas höher als die arterielle Dichte ist [6]. Bei gleichzeitiger Strömungsmessung ist es möglich, den Lymphfluß zu bestimmen, der im Durchschnitt beim Hundeherzen etwa 10 ml/100 g · h beträgt.

Tabelle 1

	Dichte [g/l]	Osmolalität [mosmol/kg]
Erythrozyten	1090	–
Vollblut	1050	–
Plasma	1020	300
Interstitielle Flüssigkeit	1002	300
Angiografin	1341	830
Perabrodil	1226	1200
Sorbit 40%	1127	2220
Mannit 20%	1061	1110
Harnstoff 14,4%	1029	2400
isoton. NaCl	1000	300

2. Messung der Blutströmung mittels Dichtedilution nach Injektion von isotoner Kochsalzlösung oder anderen isotonen Stoffen. Dieses Dilutionsverfahren erfolgt nach dem gleichen Prinzip wie alle anderen Dilutionsverfahren, nur daß anstelle der Messung der Indikatorkonzentration die Messung der Dichte tritt. Eine Kombination mit Thermodilution oder anderen Dilutionsverfahren ist möglich.
3. Messung des Blutvolumens mittels Dichteverdünnung nach Injektion von Kochsalz oder Plasma oder Erythrozyten. Vergleichsmessungen mit Farbstoff oder anderen Indikatormethoden zeigen eine gute Übereinstimmung [3].
4. Messung und Beobachtung osmotischer Effekte: Injektion hypertoner Substanzen oder auch hyperosmolarer Lösungen führt zur osmotischen Absorption von intestieller Flüssigkeit und damit zur transienten Reduktion der Blutdichte. Diese Reduktion der Blutdichte erlaubt eine Quantifizierung des osmotischen Effektes und indirekt eine Messung der kapillären Filtration [2, 3, 6].
5. Die Methode ist prinzipiell für eine Reihe weiterer Problemstellungen anwendbar, insbesondere sei hier an die Lungenwasserbestimmung gedacht. Wie auch schon erwähnt, ist ein Einsatz zu multiplen Dilutionsverfahren möglich.

Als Beispiel der Messung am Menschen sei die Blutdichteänderung im Kipptischversuch erwähnt [5]. Bei Lageänderung des Körpers in die vertikale Position erfolgt innerhalb von 30 min eine Zunahme der Blutdichte um etwa 2–5 g/l durch die Abfiltration von Ultrafiltrat im Kapillargebiet abhängiger Körperpartien. Aus dieser Dichteänderung ist eine Berechnung des filtrierten Volumens möglich, das beim erwähnten Beispiel rund 200 bis 300 ml beträgt.

Als klinische Anwendung haben wir die Dichtemessung an der I. Medizinischen Universitätsklinik in Graz zur Verlaufsbeobachtung von Hämodialyse und Hämofiltration eingesetzt [7].

Anmerkung: Dichtemeßgeräte, die nach dem mechanischen Oszillatorprinzip arbeiten, werden in verschiedenen Standardausführungen bei der Firma Paar KG in Graz-Straßgang gebaut.

Zusammenfassung

Die neue Methode der Dichtemessung mit dem mechanischen Oszillatorprinzip erlaubt, kontinuierlich oder an Einzelproben folgende hämodynamisch wesentliche Größen zu messen:

Blutströmung, Blutvolumen, Filtration und Reabsorption im Kapillarbereich, osmotische Effekte, Flüssigkeitsverluste und Flüssigkeitszufuhr.

Die medizinische Anwendung der Methode beruht letztlich auf den bekannten Tatsachen, daß mit der Messung der Blutdichte eine Bestimmung des Hämatokrit und durch die Messung der Plasmadichte eine Bestimmung der Plasmaeiweißkonzentration möglich ist.

Literatur

1. Kratky O, Leopold H, Stabinger H (1969) Dichtemessung an Flüssigkeiten und Gasen auf 10^{-6} g/cm^3 bei 0,6 cm^3 Probenvolumen. Z angew Physik 27:273–277
2. Kenner T, Hinghofer-Szalkay H, Leopold H (1977) The Continuous High Precision Measurement of the Density of Flowing Blood. Pflügers Arch 370:25–29
3. Kenner T (1982) Physiological measurement in circulation research. Med Progr Technol 9:67–74
4. Lloyd Jones E (1887) On the Variations in the Specific Gravity of Blood in Health and Disease. J Physiol (London) 8:1–14
5. Hinghofer-Szalkay H (1980) Untersuchungen zum Einfluß von Körperlage und Schwerkraft auf die Eigenschaften von Blut und Plasma. Klin Wochenschr 58:1147–1154
6. Kenner T, Moser M, Mohl W (1985) Arteriovenous difference of the blood density in the coronary circulation. J Biomed Engineering 107:34–40
7. Kenner T, Hinghofer-Szalkay H, Leopold H, Pogglitsch H (1977) Verhalten der Blutdichte in Relation zum Blutdruck im Tierversuch und bei Hämodialyse an Patienten. Z Kardiol 66:399–401

Monitoring der Sauerstoff- und Anästhetikaaufnahme während der Anästhesie

A. M. Zbinden und D. A. Thomson

Die Messung der Sauerstoff- und Anästhetikaaufnahme während der Anästhesie hat in jüngster Zeit im Zusammenhang mit der steigenden Popularität geschlossener Systeme zunehmend Beachtung gefunden. Welche Aussagekraft hat die Messung der Sauerstoffaufnahme ($\dot{V}O_2$)? $\dot{V}O_2$ hängt von vielen Parametern ab. Ein wesentlicher Parameter ist die Körpergröße. Nach Brody [1] ist $\dot{V}O_2 = 10{,}15 \cdot kg^{0,75}$. Lindhal fand bei Kindern bis zu 20 kg eine Korrelation von $\dot{V}O_2 = 14 \cdot kg^{0,75}$ [4].

Anästhetika führen zu einer variablen Senkung von $\dot{V}O_2$. Nach Theye [11, 13] beträgt $\dot{V}O_2$ unter Isofluran 2,6% resp. Halothan 1,5% bezüglich dem Wachzustand:

	Isofluran 2,6%	*Halothan 1,5%*
Ganzkörper	78%	73%
Herz	50	41
Splanchnikus	93	91
Niere	73	79
Gehirn	70	82
Muskel	84	82

Auch intravenöse Anästhetika senken $\dot{V}O_2$ – Ketamine um 18% (Tokics [14]), und 6 mg/kg Thiopental um 30% (Reiz [7]). Muskelrelaxanzien allein senken $\dot{V}O_2$ nicht (Palmisano [6]). Der Mechanismus der $\dot{V}O_2$-Senkung unter Anästhesie geht demnach nicht über den verminderten Muskeltonus, sondern über eine Senkung der intrazellulären Stoffwechselrate, wobei ein beträchtlicher Anteil aus der Verminderung des myokardialen $\dot{V}O_2$ resultiert – der myokardiale $\dot{V}O_2$ beträgt 22% des Ganzkörper-$\dot{V}O_2$ (Theye [12]).

Die Senkung durch Anästhetika ist aber immer noch wesentlich geringer als durch den natürlichen Schlaf (Mikat [5]). Die anästhesiebedingte $\dot{V}O_2$-Senkung ist zudem zeitabhängig: der myokardiale $\dot{V}O_2$ nach 4,5 h Anästhesie ist um 19% höher als beim Anästhesiebeginn (Ritter [8]). Hyperventilation erhöht $\dot{V}O_2$ über einen unbekannten Mechanismus (Karetzky u. Cain [3]).

Die oben dargestellten Faktoren zeigen das Ausmaß, in dem $\dot{V}O_2$ physiologisch beeinflußt werden kann. Dazu kommen aber noch eine Vielfalt technischer Störmöglichkeiten, die durch die verschiedenen Meßmethoden nur teilweise eliminiert werden. Ein sehr gutes Resultat mit einer Genauigkeit von $\pm 1,1\%$ fs erreichten Tsoi, Raemer und Westenskow [15] mit einer „replenishment technique". Bei dieser Methode wurde dem Ausatmungsgemisch so viel $\dot{V}O_2$ beigefügt, daß die Konzentration des Einatmungsgemisches erreicht wurde. Der dafür notwendige O_2-Fluß war damit der Sauerstoffaufnahme äquivalent. In den oben erwähnten Studien von Theye wurde die Sauerstoffaufnahme aus der a-v Differenz der O_2-Sättigung und dem Herzminutenvolumen unter Anwendung von Fick's Gesetz errechnet. Die Autoren äußerten sich allerdings nicht über die Genauigkeit der Methode. Bei einer anderen Methode wird $\dot{V}O_2$ durch Messung der Differenz der inspiratorischen minus der exspiratorischen Sauerstoffkonzentration und des inspiratorischen und exspiratorischen Gasflusses bestimmt (Karetzky, Cain [3]). Bei dieser Methode ist eine genaue Flußmessung notwendig, wobei schon kleinste Fehler zu groben Irrtümern führen können. Henegan (1981) gab bei dieser Methode eine Fehlerrate von 10% an. Statt einer exspiratorischen Flußmessung wird oftmals eine Sammlung der Ausatmungsluft in einem Douglasbeutel während einer definierten Zeitspanne durchgeführt. Viele der obenerwähnten Methoden benötigen ganz offene Atemsysteme, was bei Erwachsenenanästhesien zu einem zu hohen Frischgasverbrauch führt.

Die Methode, die wir anwendeten, beruht auf der Messung des Zuflusses von Sauerstoff in ein ganz geschlossenes System, wobei eine vollständig neue Technologie aufgebaut werden mußte. Ein analoges PI Regelsystem fügte so viel Sauerstoff in das geschlossene Anästhesiekreissystem, daß der Füllungszustand des Systems am Ende der Exspiration konstant blieb. Dann wurde die Sauerstoffaufnahme unter verschiedenen physiologischen Bedingungen im Hundeversuch gemessen. Die Zuverlässigkeit eines solchen Systems hängt weitgehend von seiner Dichtigkeit ab. Bei unserem System hatten wir eine Leckage von ca. 5–10 ml/min. Wenn diese konstant bleiben würde, könnte man sie einfach als festen Wert von der gemessenen $\dot{V}O_2$ subtrahieren. Leider ist dies aber bei kaum einem System der Fall. Eine Zunahme der Leckage auf 50 ml/min oder mehr ist ohne weiteres möglich, was bereits in einem Fehler von ca. 25% bei einem erwachsenen Patienten resultieren kann. Abbildung 1 zeigt die Anwendung unseres geschlossenen Anästhesiekreissystems bei einer Gruppe von 6 Hunden unter 1 MAC Halothan. Während dem Anflutungsprozeß auf 1 MAC Halothan kann ein starker Abfall der Sauerstoffaufnahme beobachtet werden. Dieses Phänomen entsteht vor allem durch die Volumenverdrängung des Gasgemisches im System durch das verdampfte Halothan, spiegelt somit nicht nur den anästhesiebedingten Abfall von $\dot{V}O_2$ wieder. In einer anschließenden Phase wurde die Ventilation auf das Doppelte erhöht. Auch hier ist wieder eine scheinbare Zunahme der Sauerstoffaufnahme zu beobachten, vorgetäuscht durch die Erhöhung des mittleren Druckes im System, wodurch das Gasvolumen im System abnimmt und mehr Sauerstoff nachfließt. In einer weiteren Phase, in welcher durch Adrenalininfusion eine Zunahme des Herzminutenvolumens bewirkt wurde, nahm die Sauerstoffaufnahme deutlich zu, was aus physiologischen Gründen verständlich ist. Interessanterweise wurde in einer anschließenden Periode, während welcher mit Nitroprussidnatrium eine Hypotension erreicht wurde, ebenfalls eine Abnahme der Sauerstoffaufnahme beobachtet. In der letzten Phase, bei der durch Einschalten eines Aktivkohlefilters ein Auswaschen von Halothan erreicht wurde, kann wiederum eine – technisch bedingte – kurzfristige Zunahme der Sauerstoffaufnahme beobachtet werden.

Diese Ausführungen zeigen, daß während der Anästhesie eine Vielzahl von physiologischen Faktoren $\dot{V}O_2$ beeinflussen. Dazu kommen aber auch viele technische Stör-

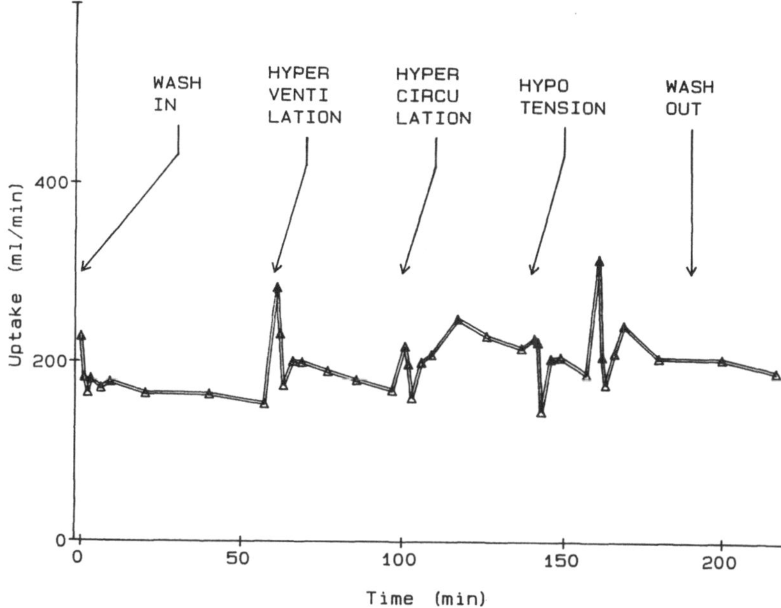

Abb. 1. Bei 6 Hunden wurde mit einem ganz geschlossenen Anästhesiesystem mit automatischer Regelung der endtidalen Halothankonzentration 1 MAC Halothan appliziert. Verschiedene klinisch relevante Situationen wurden simuliert: Hyperventilation, Hyperzirkulation (Adrenalininfusion) und Hypotension (Nitroprussideinfusion). In der Auswaschphase wurde das Halothan durch einen zwischengeschalteten Aktivkohlefilter entfernt. Die Sauerstoffaufnahme ist dargestellt in ml/min

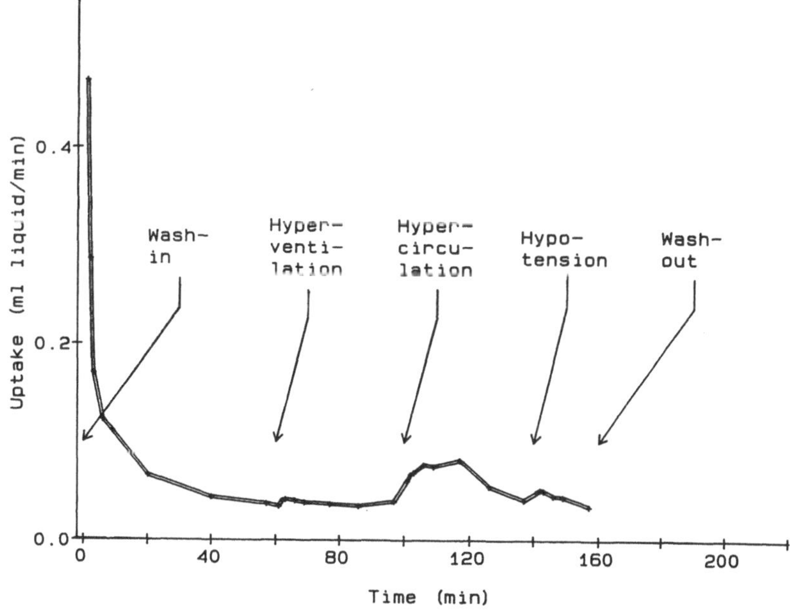

Abb. 2. Gleiche Situation wie Abb. 1. Darstellung der Halothanaufnahme in ml flüssiges Halothan pro min

faktoren. Wird gleichzeitig auch noch N_2O angewendet, müssen zusätzliche Artefakte durch die Raumverdrängung durch dieses Gas erwartet werden. Wir glauben nicht, daß bei Anwendung herkömmlicher Anästhesiesysteme unter ganz geschlossener Anästhesie viel mehr als grobe Trends erkennbar sind. Die $\dot{V}O_2$-Messung kann aber bei Anwendung leistungsfähiger Technologien zuverlässige Werte liefern, die, obwohl nicht invasiv gewonnen, wertvolle Information über den Zustand des Patienten liefern, auch wenn es sich bloß darum handelt, eine Diskonnection im Schlauchsystem anzuzeigen. Relative Änderungen dürften dabei wichtiger sein als absolute Änderungen.

Über die Messung der Anästhetikaaufnahme ($\dot{V}an$) wurde weniger publiziert. Es bestehen prinzipielle Unterschiede zur $\dot{V}O_2$-Messung: $\dot{V}an$ weist einen Sättigungscharakter auf, d.h. die Aufnahme nimmt exponentiell mit der Zeit ab. Die Aufnahme ist zudem nicht von intrazellulären metabolischen Vorgängen abhängig, dafür aber vom Metabolismus des Anästhetikums selber. Die Aufnahme interessiert vor allem deshalb, weil der Anästhesist wissen möchte, welche Anästhetikamenge notwendig ist, um im Gehirn des Patienten eine bestimmte Konzentration zu erreichen. Nach einer Gesetzmäßigkeit, die von H. Lowe beschrieben wurde, nimmt $\dot{V}an$ mit der Wurzel aus der Zeit ab. Wir haben in einem Versuch an Hunden einen Vergleich gemacht zwischen tatsächlicher $\dot{V}an$ und berechneter. Je nach Berechnungsmethode fanden wir Unterschiede bis zu 50%. Unter den gleichen Versuchsbedingungen wie bei Abb. 1 gezeigt, fand sich anfänglich eine exponentielle Abnahme von $\dot{V}an$, nach 60 min aber ein annähernd konstanter Verlauf. In der Phase der Hyperzirkulation nahm die Aufnahme wieder zu, vermutlich durch die Erhöhung des Herzminutenvolumens. Leider wurde bisher nie untersucht, ob aus der total aufgenommenen Menge ein Rückschluss auf die Aufwachzeit des Patienten gezogen werden kann (s. Abb. 2).

Literatur

1. Brody S (1945) Bioenergetics and Growth. Reinhold, New York
2. Cain SM (1970) Increased oxygen uptake with passive hyperventilation of dogs. J Appl Physiol 28:4
3. Karetzky MS, Cain SM (1970) Effect of carbon dioxide on oxygen uptake during hyperventilation in normal man. J Appl Physiol 28:8
4. Lindahl SG, Hulse MG, Hatch DJ (1984) Metabolic correlates in infants and children during anaesthesia and surgery. Acta Anaesthesiol Scand 28:52–56
5. Mikat M, Peters J, Zindler M, Arndt JO (1984) Whole body oxygen consumption in awake, sleeping, and anesthetized dogs. Anesthesiology 60:220–227
6. Palmisano BW, Fisher DM, Willis M, Gregory GA, Ebert PA (1984) The effect of paralysis on oxygen consumption in normoxic children after cardiac surgery. Anesthesiology 61:518–22
7. Reiz S, Bälfors E, Friedman A, Haggmark S, Peter T (1981) Effects of thiopentone on cardiac performance, coronary hemodynamics and myocardial oxygen consumption in chronic ischemic heart disease. Acta Anaesthesiol Scand 25:103–10
8. Ritter JW, Shigezawa GY, Roe SDSr, Sullivan SF (1983) Increasing myocardial oxygen demand during prolonged halothane anesthesia in dogs. Anesth Analg 62:788–92
9. Theye RA, Tuohy GF (1964) Oxygen uptake during light halothane anesthesia in man. Anesthesiology 25:627–633
10. Theye RA (1967) Myocardial and total oxygen consumption with halothane. Anesthesiology 28:1042–1047
11. Theye RA, Sessler AD (1967) Effect of halothane anesthesia on the rate of canine oxygen consumption. Anesthesiology 28:661–669

12. Theye RA (1972) The contribution of individual organ systems to the decrease in whole body oxygen consumption with halothane. Anesthesiology 37:367–372
13. Theye RA, Michenfelder JD (1975) Whole body and organ $\dot{V}O_2$ changes with enflurane, isoflurane, and halothane. Br J Anaesth 47:813–817
14. Tokics L, Brismar B, Hedenstierna G, Lundh R (1983) Oxygen uptake and central circulation during ketamine anaesthesia. Acta Anaesthesiol Scand 27:318–22
15. Tsoi CM, Raemer DB, Westenskow DR (1982) Instrumentation simultaneously measuring $\dot{V}CO_2$ and $\dot{V}O_2$ in human beings using titration methods. J Appl Physiol 52:786–791

Perspektiven der nichtinvasiven Erfassung der O_2-Aufnahme und CO_2-Abgabe bei kritisch kranken Patienten

U. Braun und E. Turner

Klinische und tierexperimentelle Studien haben gezeigt, daß die auch als indirekte Kalorimetrie bezeichnete Messung von Sauerstoffaufnahme ($\dot{V}O_2$) und CO_2-Abgabe ($\dot{V}CO_2$) bei vielen kritischen Krankheitsbildern zur Optimierung der Therapie beitragen kann. Dabei verdient der Umstand Beachtung, daß der Patient bei diesen Verfahren kein Risiko trägt.

Die zur Verfügung stehenden Methoden müssen sich mit folgenden Kriterien bewerten lassen: allgemeine Anwendbarkeit, Genauigkeit und Störanfälligkeit, Dauereinsatz und Raumbedarf. Nach den verwendeten Systemen für die Messung von $\dot{V}O_2$ und $\dot{V}CO_2$ unterscheiden wir:

Offenes System: – Sackmethode nach Douglas;
      – instantane Gaskonzentrations- und Flußbestimmung [2];
      – Gasanalyse und Volumetrie [3, 12, 21],
      – Durchflußtechnik [9, 18].

Geschlossenes System: – Spirometrie, Volumetrie, CO_2-Analyse [1]

Keines der genannten Verfahren erfüllt alle Kriterien. Allgemeine Anwendbarkeit bedeutet beispielsweise, daß der spontan atmende und der intubierte beatmete Patient der Messung zugänglich sein müssen und daß jeder Respirator an das System adaptierbar ist. Hohe inspiratorische O_2-Konzentrationen und gesteigerte Beatmungsdrucke gelten gleichfalls als schwer zu integrierende Meßbedingungen. Die Sackmethode nach Douglas mit Sammeln der Ausatemluft, Volumetrie und Gasanalysen ist sehr bewährt, ermöglicht jedoch nur punktuelle Messungen und dürfte insbesondere als Referenzmethode geeignet sein. Die instantane Messung von O_2- und CO_2-Konzentrationen und exspiratorischem Flow enthält die schwer zu realisierende Voraussetzung der Gleichzeitigkeit der Messungen und der sehr schnellen Gasanalyse. Volumetrie und Gasanalyse sind für die Bestimmung von $\dot{V}CO_2$ ohne weiteres einsetzbar, die Verwendung polarographischer O_2-Sensoren ist jedoch noch zu störanfällig. Der Einsatz der Massenspektromie verbessert die $\dot{V}O_2$-Bestimmung erheblich. Die vielversprechende Durchflußtechnik mit einem vorgegebenen hohen Gasfluß und einer Eingangs- und Ausgangsanalyse hat sich insbesondere beim spontanatmenden Patienten unter Verwendung einer Haube, weniger aber für die Beatmung durchgesetzt. Überraschenderweise ist gegenwärtig das lange Zeit als eher ungeeignet angesehene geschlossene System wieder zu Ehren gekommen (Bartlett, [1]). Es ermöglicht Messungen unter Beatmung und Spontanatmung, ist gut an verschiedene Respiratoren adaptierbar, $\dot{V}O_2$ kann auch bei einem F_iO_2 von 1,0 genau gemessen werden und das System ist praktikabel. Besonders hohe Anforderungen werden hier an die Dichtigkeit des Systems gestellt.

Nach dem gegenwärtigen Kenntnisstand und unserer subjektiven Einschätzung lassen sich folgende klinische Indikatoren für die Erfassung von $\dot{V}O_2$ und $\dot{V}CO_2$ angeben, ohne daß damit auf konventionelle Überwachungsmethoden verzichtet werden könnte.

1. Schock;
2. Muskulär gesteigerter Stoffwechsel;
3. Kontrolle der Ernährung;
4. Wärmehaushalt;
5. Säure-Basen-Haushalt.

1. Schock: Das zentrale Problem der Pathophysiologie des Schockzustandes ist die O_2-Versorgung der Zelle, insofern wäre die Indikation zur indirekten Kalorimetrie zwingend. In der Tat zeigt ein eigener Fall, daß eine Hämorrhagie sich sehr früh in einer Verminderung der O_2-Aufnahme auswirkt (Abb. 1). Bei einem 70jährigen Patienten fielen unmittelbar nach Durchführung einer aorto-koronaren Bypassoperation auf der Intensivstation ein deutlicher Herzfrequenzanstieg sowie ZVD-Abfall auf, wobei arterieller Druck und HZV (CO) nur geringfügig abnahmen. $\dot{V}O_2$ zeigte eine deutliche Tendenz nach unten. Eine genaue Patientenüberprüfung ergab, daß die Thoraxdrainage verstopft war und eine intrathorakale Blutung von mehr als einem Liter aufgetre-

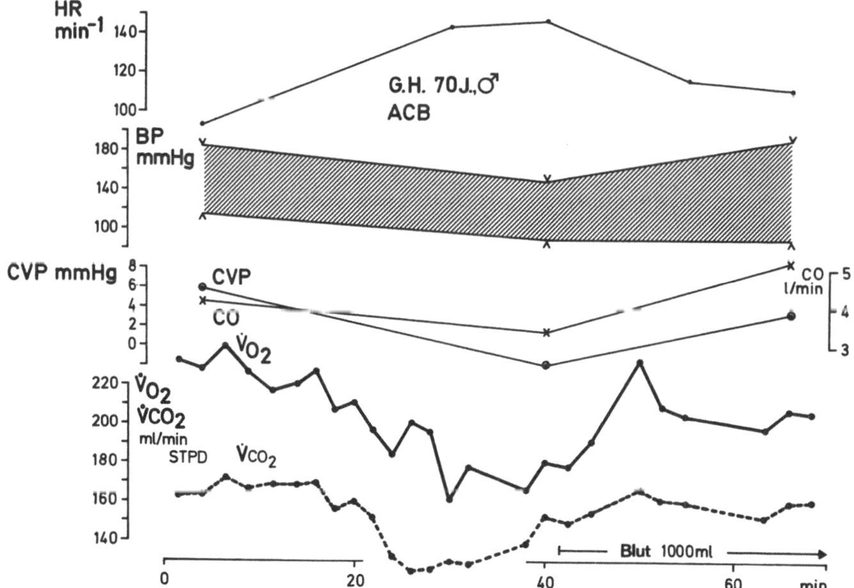

Abb. 1. 70jähriger Patient in der unmittelbaren postoperativen Phase nach einer aorto-koronaren Bypassoperation auf der Intensivstation.
Die Überwachungsparameter und die O_2-Aufnahme zeigen eine Hypovolämie an, die in Form eines Hämatothorax nach Freispülen der Thoraxdrainage entdeckt wird

ten war. Die Therapie stellte den ursprünglichen Zustand wieder her. Nun ist allerdings das O_2-Defizit nicht für prognostische Aussagen nutzbar, etwa in dem Sinne, daß bei einem bestimmten quantifizierbaren O_2-Mangel zu 50 oder 100% ein letaler Ausgang erfolgt. Diesen Schluß glaubten Crowell und Smith [8] aus ihren tierexperimentellen Untersuchungen an Hunden ziehen zu dürfen. Ihre Ergebnisse konnten nicht bestätigt werden [17, 20]. Schwierigkeiten der Interpretation der gemessenen Werte bei Schockpatienten ergaben sich aus dem Umstand fehlender Ruheumsatzwerte und dem Verhalten der zentralvenösen Sättigung, die bei Abnahme des HZV ebenfalls fällt. Es darf jedoch als nachgewiesen gelten, daß sowohl beim hämorrhagischen als auch beim anaphylaktischen Schock die indirekte Kalorimetrie klinisch nutzbar ist [8, 17, 18, 20, 22]. Im septischen Schock nimmt $\dot{V}O_2$ ebenfalls ab, das klinische Bild kann jedoch durch die sogenannte hyperdyname Verlaufsform bestimmt sein, bei der HZV und zentralvenöse Sättigung erhöht sind [7, 11, 30]. Ein praktisches Problem der Anwendung der heute noch relativ umständlichen Meßverfahren besteht darin, daß häufige Transporte des Patienten zu diagnostischen oder therapeutischen Eingriffen die kontinuierliche Meßwerterfassung unterbrechen.

2. *Muskulär gesteigerter Stoffwechsel:* Stoffwechselsteigerungen bei kritisch kranken Patienten, die ein gewisses Ausmaß übersteigen, sind durch eine Beteiligung der Skelettmuskulatur bedingt. Die stärkste längerfristige Stoffwechselsteigerung findet sich bei Verbrennungen, bei denen der Umsatz gegenüber Ruhebedingungen um 100% gesteigert sein kann [10, 29]. Kältezittern, Schmerzen und psychische Anspannungen wirken stoffwechselsteigernd und bedürfen der therapeutischen Beeinflussung.

In der unmittelbaren postoperativen Phase werden kurzfristig Umsatzsteigerungen bis auf 400–500% des Ausgangswertes in Narkose beobachtet, die der wiedereinsetzenden Wärmeregulation nach intraoperativer Auskühlung entsprechen. Abbildung 2 zeigt eine solche Reaktion bei einer 76jährigen Patientin nach Ablatio Mamma [4]. Nach Unterbrechung der N_2O-Zufuhr kommt es rasch zu einem Frequenz- und Druckanstieg, gefolgt vom HZV- und Umsatzanstieg, wobei eine zentralvenöse Entsättigung auftreten kann. Da Patienten mit Hypertonus und koronarer Herzkrankheit durch diese Aufwachreaktion gefährdet sein können, hat E. Turner aus unserer Arbeitsgruppe [23, 24, 27] in einer randomisierten experimentellen Studie bei Patienten mit entsprechenden Vorerkrankungen nach Oberbaucheingriffen die N_2O-Zufuhr fortgesetzt und extern mit Matten Wärme zugeführt. Abbildung 3 zeigt, daß die Umsatzsteigerung und damit die Aufwachreaktion in den Fällen ausbleibt, in denen es mit dieser Methode möglich ist, das Zittern vollständig zu unterdrücken. Dies gelingt nicht in allen Fällen vollständig. Allerdings ist der Effekt dieser modifizierten Narkoseausleitung gegenüber der Gruppe mit konventionellem Vorgehen insgesamt beachtlich (Abb. 3). Das Verfahren kann als ein Ansatz zur perioperativen Risikominderung für gefährdete Patienten angesehen werden.

3. *Kontrolle der Ernährung:* Es besteht kein Zweifel, daß die indirekte Kalorimetrie bis heute insgesamt wesentlich zur Optimierung der Ernährungstherapie beigetragen hat. Dies bezieht sich sowohl auf die verabreichten Nährstoffmengen als auch auf die Kontrolle ihrer Zusammensetzung [1, 5, 21]. Nach diesen Ergebnissen hat es sich als falsch erwiesen, überhöhte Kohlenhydratmengen zuzuführen. Eine Gesamtenergiezufuhr in der Größenordnung von 2000–3000 kcal/d wird für die meisten Intensivpatienten aus-

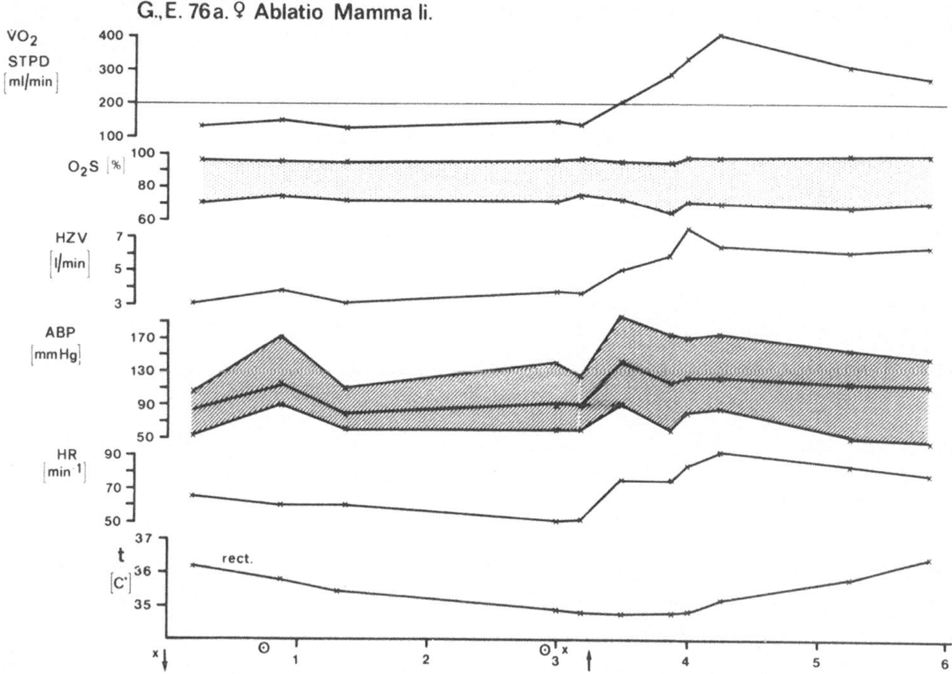

Abb. 2. Narkoseverlauf und unmittelbare postoperative Phase bei einer 76jährigen Patientin mit Ablatio Mamma. Der mit Muskelzittern verbundene Umsatzanstieg beträgt etwa 400% vom Ausgangswert (Messung von $\dot{V}O_2$ invasiv über HZV und $avDO_2$, da N_2O die nichtinvasive Methode verfälscht)

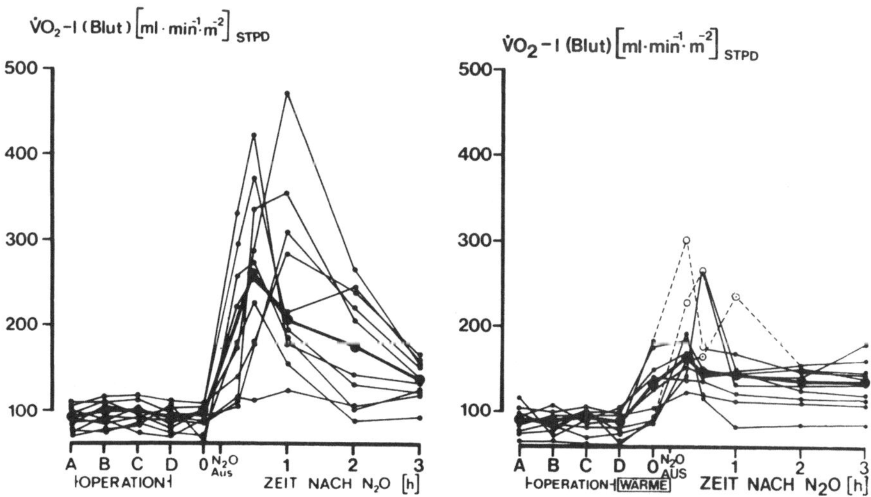

Abb. 3. Intra- und postoperativer Umsatz bei je 10 Patienten mit konventioneller Narkoseausleitung (links) und postoperativer Aufwärmung unter Fortführung der N_2O-Zufuhr (rechts)

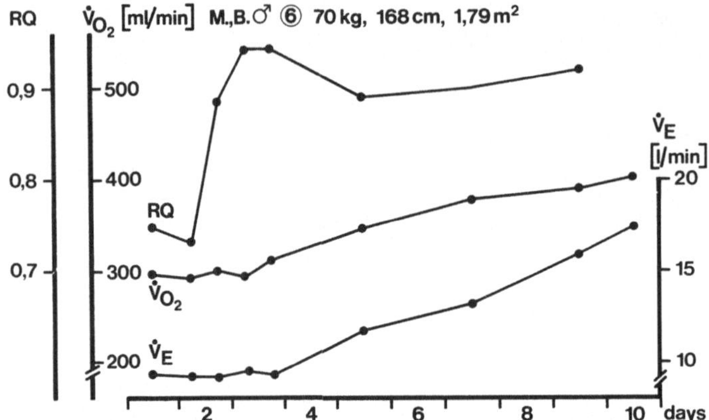

Abb. 4. RQ, $\dot{V}_{O_2}$ und Atemminutenvolumen ($\dot{V}_E$) bei einem Patienten mit diffuser Peritonitis und akutem Nierenversagen unter hyperkalorischer Ernährung. Umsatzanstieg und Ventilationssteigerung sind die Folgen der parenteralen Ernährung

reichen. Eine eigene Kasuistik eines Patienten mit Peritonitis und akutem Nierenversagen nach Cholecystektomie mit Wandnekrose des Abdomens zeigt die negativen Auswirkungen einer überhöhten Nährstoffzufuhr (Abb. 4). Der 70 kg schwere Patient erhielt 140 g Aminosäuren, 700 g Glukose und 35 g Fett, insgesamt also eine Substratzufuhr in der Größenordnung von 3770 kcal. Die Sauerstoffaufnahme und der zunehmende Ventilationsbedarf kennzeichnen nach Ausschluß anderer Ursachen die unerwünschten funktionellen Auswirkungen, wobei eine Respiratorentwöhnung nicht möglich war [5].

4. Wärmehaushalt: Die Beziehung zwischen Körpertemperatur und Energiehaushalt ist eng. Eine Temperaturerhöhung um 10 °C steigert den Umsatz zweifach bis dreifach. Damit liegt der als Temperaturkoeffizient bezeichnet Q_{10}-Wert zwischen 2 und 3 [13]. Dementsprechend bedingt die Temperaturerhöhung um 1 °C eine Stoffwechseländerung um 10–20%. Diese Verhältnisse lassen sich gut an einem eigenen klinischen Beispiel erläutern (Abb. 5). Ein 24jähriger Patient lag 4 h nach einer zerebralen Schußverletzung in alkoholisiertem Zustand bei einer Bodentemperatur von 2–3 °C auf einer Wiese. Nach notärztlicher Vorbehandlung erfolgte die Aufnahme auf die Intensivstation mit schweren Stammhirnverletzungen und massiven Einblutungen ins Ventrikelsystem bei engen Pupillen. Die Ösophagustemperatur betrug 27,2 °C, die Herzfrequenz 60/min, der arterielle Druck 60/30 mmHg, die Sauerstoffaufnahme 104 ml/min. Bei stabilen Kreislaufverhältnissen wurden zunächst nur die Atemgase erwärmt. Bei einer Ösophagustemperatur von 31 °C erfolgte die periphere Erwärmung mit Wärmematten und Infrarotbestrahlung der Hände. Die Wiedererwärmung auf eine Ösophagustemperatur von 37,2 dauerte 10 h. Der gemessene Q_{10}-Wert lag bei 2,75. Als Ausdruck einer gestörten Wärmeregulation trat kein Muskelzittern auf. In einem solchen Falle verhalten sich $\dot{V}_{O_2}$, HZV (CO) und Temperatur annähernd linear.

Ganz anders ist die Situation in der unmittelbaren postoperativen Phase mit wiedereinsetzender Wärmeregulation. O_2-Aufnahme und HZV sind stärker gesteigert und streuen stärker, als es der veränderten Temperatur entsprechen würde (Abb. 6).

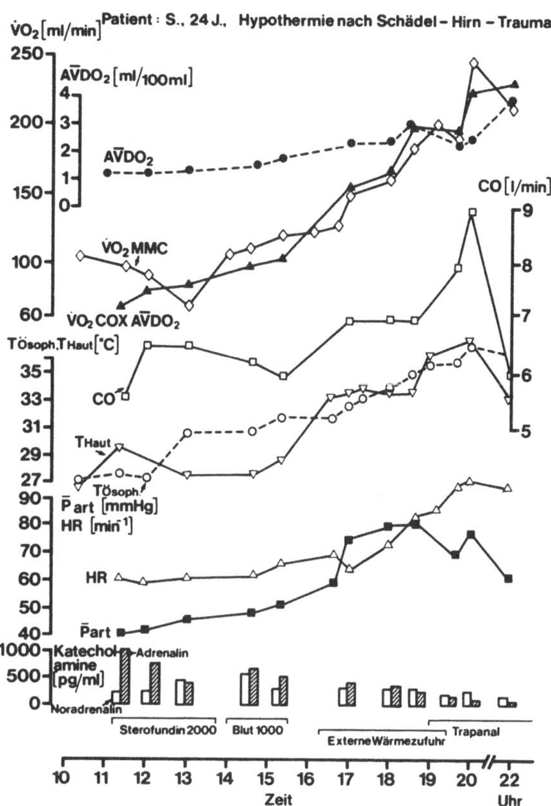

Abb. 5. Gesamt-Sauerstoffaufnahme aus den Atemgasen ($\dot{V}O_2$MMC) und aus dem Blut ($\dot{V}O_2$ = CO × avDO$_2$), arterio-gemischt-venöse Sauerstoffgehaltsdifferenz (avDO$_2$), Herzzeitvolumen (CO), Hauttemperatur im Bereich der Mammille (T$_{Haut}$), Ösophagustemperatur (T$_{Ösoph}$), arterieller Mitteldruck ($\bar{P}_{art}$), Herzfrequenz (HR) und Plasmakatecholaminspiegel. Als Ausdruck fehlender thermoregulatorischer Antwort kommt es bei Erreichen von zentralen Temperaturen um 33 °C nicht zu einer extremen Steigerung der Sauerstoffaufnahme durch Muskelzittern

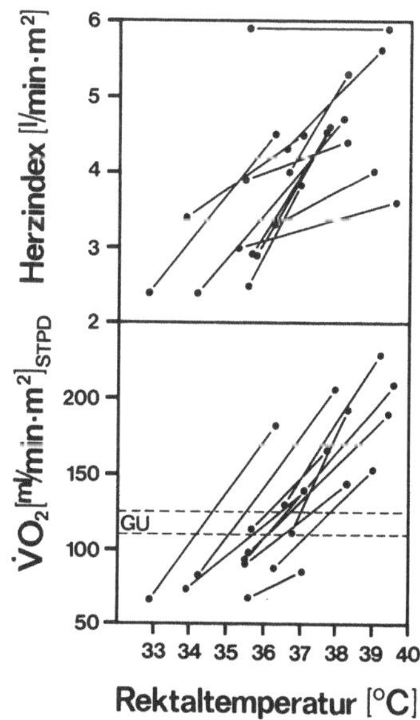

Abb. 6. Beziehung zwischen Herzindex und $\dot{V}O_2$ einerseits und Rektaltemperatur andererseits in der unmittelbaren postoperativen Phase

Ein elementares Problem tieferer Temperaturen, das auch eine Beziehung zum O_2-Verbrauch aufweist, stellt die Wertung des Säure-Basen-Haushalts dar. Es gibt zwei mögliche Betrachtungsweisen, die beide in der Natur beobachtet werden. Das Konzept von Rahn und Reeves [19], das für ektotherme Organismen (z.B. Fische, Reptilien) gilt, orientiert sich am veränderten Neutralpunkt des Wassers, zu dem der pH-Wert bei hypothermen Bedingungen eine Parallelität aufweist. Dies bedeutet, daß der normale pH-Wert bei Hypothermie oberhlb von 7,4 liegt und linear ansteigt. Dem entspricht eine Abnahme des pCO_2, so daß die Normalwerte unter 40 mmHg liegen. Dieser gedankliche Ansatz bedeutet praktisch, daß dann keine Puffersubstanzen oder Ventilatoradaptationen erforderlich sind, wenn das Blutgasanalysegerät bei 37°C einen pH-Wert von 7,4 und einen pCO_2-Wert von 40 mmHg anzeigt. Eine Korrektur der gemessenen Blutgaswerte entfällt. Ein anderes, der belebten Natur entlehntes Konzept wurde bei den winterschlafenden Tieren (z.B. Hamster, Igel, Murmeltiere) beobachtet [16]. Bei diesen ist der Umsatz im Verhalten zur Temperatur stärker herabgesetzt als bei wechselwarmblütigen Tieren [14]. PH- und pCO_2-Werte liegen konsant bei 7,4 bzw.

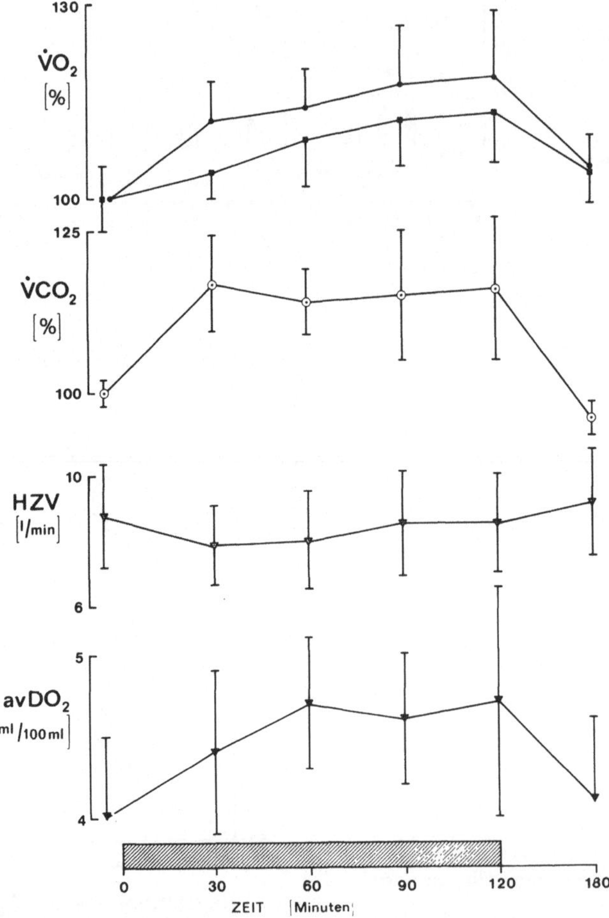

Abb. 7. $\dot{V}O_2$, $\dot{V}OC_2$, HZV und avDO₂ unter Hyperventilation ($paCO_2$ bei 30 mmHg) bei 10 Patienten mit Schädel-Hirn-Trauma. $\dot{V}O_2$ wurde nichtinvasiv (obere Meßwerte) und mittels HZV und avDO₂ (untere Meßwerte) erfaßt

40 mmHg, wobei eine Korrektur der bei 37 °C im Analysengerät gemessenen Werte auf die vorhandene Körpertemperatur vorgenommen werden muß.

Die Therapie ist darauf ausgerichtet, diese Werte bei den niedrigen Temperaturen einzustellen.

Es gibt in diesen Fragen noch keine ganz gesicherten Handlungsanweisungen. Vielleicht läßt sich der gegenwärtige Kenntnisstand so interpretieren, daß das den ektothermen Organismen entlehnte Konzept für hypotherme Patienten Anwendung finden sollte. Das Verhalten der Winterschläfer ist wohl eher geeignet, für Organkonservieren eingesetzt zu werden.

5. Säure-Basen-Haushalt: Diese Überlegungen leiten zur Beziehung zwischen Säure-Basen-Haushalt und Umsatz in Normothermie über. Damit soll abschließend ein Problem erörtert werden, dessen klinische Relevanz geringer ist als seine theoretische Bedeutung. Tierexperimentelle Untersuchungen von Cain [6] und Khambatta [15] sowie eigene Untersuchungen an Patienten mit Schädel-Hirn-Trauma [27] (Abb. 7) haben ergeben, daß die Hyperventilation den Umsatz steigert. Usinger und Spaich [28] zeigten, daß durch eine Azidose der Umsatz gesenkt werden kann. Aufgrund ihrer genauen tierexperimentellen Ergebnisse konnten sie eine formelmäßige Beziehung zwischen O_2-Aufnahme und pH angeben (Abb. 8). Es handelt sich offenbar um einen Einfluß der Wasserstoffionenkonzentration auf den Ruheumsatz, der erklärt werden kann durch eine strukturelle und funktionelle Beeinflussung von metabolischen Schlüsselenzymen wie z. B. der Phosphofruktokinase.

Zusammenfassung

Nach den Ergebnissen tierexperimenteller und klinischer Untersuchungen kann die nichtinvasive Erfassung der Sauerstoffaufnahme und Kohlendioxydabgabe bei kritisch kranken Patienten therapeutisch genutzt werden. Der technische Aufwand für diese Messungen ist zwar recht groß, und eine allen Ansprüchen genügende Methode existiert noch nicht. Es lassen sich jedoch einige klinische Indikationen nennen, bei denen die Messungen schon heute im intensivmedizinischen Bereich nützlich sind. Dies gilt z. B. für verschiedene Schockformen, Zustände mit gesteigertem Stoffwechsel

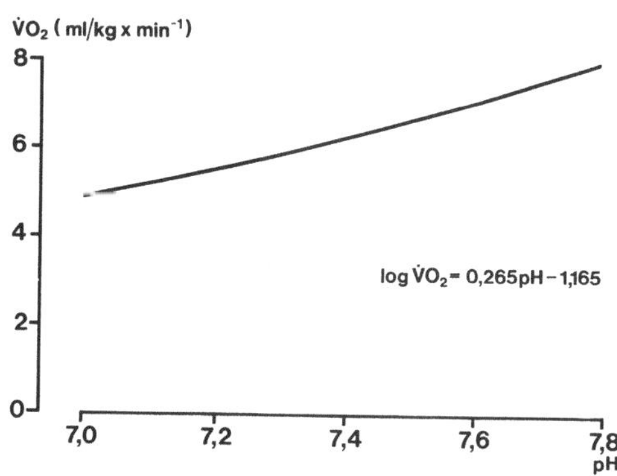

Abb. 8. Beziehung zwischen pH und $\dot{V}O_2$ (Nach Usinger und Spaich [28])

(posttraumatisch), für die Kontrolle der enteralen und parenteralen Ernährung sowie im Falle eines gestörten Wärmehaushalts. Es existiert auch ein Einfluß des Säure-Basen-Haushaltes auf den Umsatz, dessen klinische Relevanz jedoch nicht überschätzt werden sollte. Das Interesse für den Einsatz der indirekten Kalorimetrie im Bereich der Intensivstationen scheint zu wachsen.

Literatur

1. Bartlett RH, Dechert RE, Mault JR, Ferguson SK, Kaiser AH, Erlaudson EE (1982) Measurement of metabolism in multiple organ failure. Surgery 92:771
2. Bohrn SE, Högman B, Olson SG, Strandell T, Vinnars E (1980) A new device for continuous measurement of gas exchange during artificial ventilation. Crit Care Med 8:705
3. Braun U, Turner E, Freiboth K (1982) Ein Verfahren zur Bestimmung von O_2-Aufnahme und CO_2-Abgabe aus den Atemgasen beim beatmeten Patienten. Anaesthesist 31:307
4. Braun U, Turner E, Ackermann M (1983) Probleme der Narkoseausleitung (Postanästhesiologischer Stoffwechsel) In: Brückner JB (Hrsg) Kinderanästhesie (Anaesthesiologie und Intensivmedizin, Bd 157) Springer, Berlin Heidelberg New York Tokyo
5. Braun U, Berger C, Kunze E, Martell J, Schwarzkopf J, Trapp V, Kramer P (1985) Daily and nitrogen balance in acute renal failure. In: Sieberth HG, Mann H (eds) Continuous Arteriovenous Hemofiltration. Karger, Basel München Paris
6. Cain SM (1970) Increased oxygen uptake with passive hyperventilation of dogs. J Appl Physiol 28:4
7. Clowes GH, O'Donnell TF, Ryan NT, Blackburn GL (1984) Energy metabolism in sepsis. Ann Surg 179:684
8. Crowell JW, Smith EE (1964) Oxygen deficit and irreversible hemorrhagic shock. Am J Physiol 206:313
9. Danielson U, Arturson G, Wennberg L (1975) A new technique for the long-term stable measurement of energy expenditure. Burns 2:107
10. Danielson U, Arturson G, Wennberg L (1975) The elimination of hypermetabolism in burned patients. Burns 2:110
11. Duff JH, Groves AC, McLean APH, La Pointe R, MacLean LD (1969) Defective oxygen consumption in septic shock. Surg Gynecol Obstet 128:1051
12. Henderson AM, Mosse CA, Forrester PC, Halsall D, Armstrong RF (1983) A system of the continuous measurement of oxygen uptake and carbon dioxide in artificially ventilated patients. Brit J Anaest 55:791
13. Hochachka PW, Somero GN (1980) Strategien biochemischer Anpassung. Thieme, Stuttgart New York, S 200
14. Kayser C (1961) The Physiology of natural Hibernation. Pergamon Press, New York Oxford London Paris, S 92ff
15. Khambatta HJ, Sullivan SF (1973) Effects of Respiratory Alkalosis on Oxygen Concumption. Anesthesiology 38:53
16. Lyman CP, Willis JS, Malan A, Wang LCH (1982) Hibernation and Torpor in Mammals and Birds. Academic Press, New York London Paris, S 237ff.
17. Neuhof H, Wolf H, Rothermundt R, Glaser E, Lasch HG (1971) Die Sauerstoffaufnahme des Organismus im hämorrhagischen Schock. Z Kardiol 62:663
18. Neuhof H, Hey D, Glaser E, Wolf H, Lasch HG (1973) Schocküberwachung durch kontinuierliche Registrierung der Sauerstoffaufnahme und anderer Parameter. Dtsch med Wschr 98:1227
19. Rahn H, Reeves RB (1982) Hydrogen ion regulation during hypothermia: from the Amazon to the operating room. In: Prakasch O (ed) Applied Physiology in Clinical Respiratory Care. Nijhoff Publishers, The Hague Boston London
20. Rothe CF (1968) Oxygen deficit in hemorrhagic shock in dogs. Am J Physiol 214:436
21. Schmitz JE (1984) Untersuchungen über den Einfluß einer umsatzorientierten Substratzufuhr auf den Energie- und Proteinstoffwechsel polytraumatisierter Beatmungspatienten. Infusionstherapie 11:205

22. Spitzer JJ (1976) Metabolic changes in dogs during anaphylactic shock. Life Sciences 17:1855
23. Turner E, Hilfiker O, Braun U (1984) Steigerungen der postoperativen Sauerstoffaufnahme und ihre Gefahren. In: Schara J (Hrsg) Deutscher Anaesthesiekongreß 1982, (Anaesthesiologie und Intensivmedizin, Bd. 161:76) Springer, Berlin Heidelberg New York Tokyo
24. Turner E, Drobnik L, Jordanow K, Mönks R, Braun U, Kettler D (1984) Abschwächung der postoperativen Streßreaktion durch Wiedererwärmung in Lachgasanalgesie: Plasmakatecholaminverhalten und Gesamtsauerstoffaufnahme. Anaesthesist 33:470
25. Turner E, Radke J, Hilfiker O, Stafforst D, Braun U, Kettler D (1984) Wiedererwärmung bei mittlerer bis tiefer Hypothermie: Plasma-Katecholamin-Verhalten, Metabolismus und Kreislauffunktion. Anaesthesist 33:311
26. Turner E, Hilfiker O, Braun U, Wienecke W, Rama B (1984) Metabolic and hemodynamic response to hyperventilation in patients with head injuries. Intensive Care Med 10:127
27. Turner E (1985) Energieumsatz, Wärmehaushalt und Kreislauffunktion bei Risikopatienten während und nach Abdominalchirurgie. Habilitationsschrift, Fachbereich Medizin, Georg-August-Universität Göttingen
28. Usinger W, Spaich P (1970) Sauerstoffverbrauch und Kreislauf bei akuten Änderungen des pH. Int Z Angew Physiol 28:181
29. Wilmore DW (1977) The metabolic management of the critically ill. Plenum Medical Book Comp., New York London, S 159
30. Siegel JH, Greenspan M, Del Guerico LRM (1967) Abnormal vascular tone, defective oxygen transport and myocardial failure in human septic shock. Ann Surg 165:504

Kombiniertes EEG-EP-Monitoring*

G. Pfurtscheller

Die Überwachung zerebraler Funktionszustände und neuronaler Systeme beim anästhesierten oder komatösen Patienten ist nur über eine fortlaufende Ableitung und

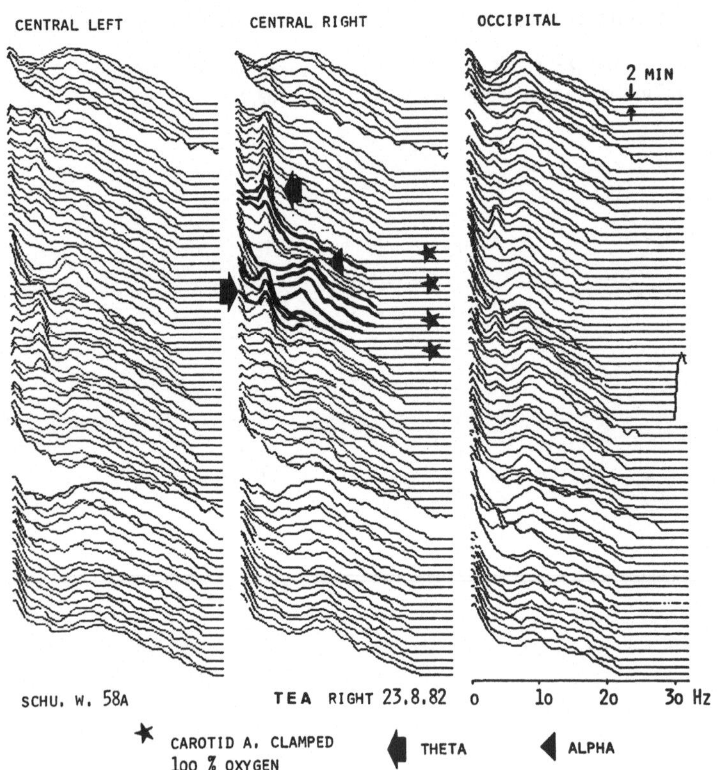

Abb. 1. Compressed-EEG-Spektren von drei Hirnregionen während einer Karotisendarterektomie
rechts. Für die Berechnung jedes Spektrums – geplottet wurden die logarithmierten Spektren – wurden
2 min EEG verwendet. Beachte die Ausbildung eines Theta-Peaks bei Abklemmung der A.carotis und
die folgende Verschiebung in das Alpha-Band nach Oxygenierung (100% O_2). Diese spektralen Änderungen weisen die stärkste Ausprägung über der betroffenen Hemisphäre in der rechten zentralen Ableitung auf

---

* Mit Unterstützung durch den Fonds zur Förderung der wissenschaftlichen Forschung, Projekt 5241

Quantifizierung bioelektrischer Hirnaktivitätsänderungen möglich. Dabei unterscheidet man zwischen spontanen Hirnaktivitätsänderungen, dem EEG, und durch exogene Reize ausgelösten Aktivitätsänderungen, den evozierten Potentialen (EP). Das EEG eignet sich dabei besonders für die Überwachung der Hirnrindenfunktion; eine kortikale Ischämie resultiert in charakteristischen Frequenzverschiebungen (Sulg et al. [11]). Die evozierten Potentiale können, je nach Reizmodalität, für die Überwachung von Nervenbahnen oder ganzen neuronalen Systemen (z. B. visuelles, auditorisches und somatosensorisches System) und integrativen, kortikalen Aktivitäten, die im wachen Zustand zur Auslösung einer Empfindung oder Wahrnehmung führen, verwendet werden.

Die bekannteste EEG-Monitoring-Technik ist das „compressed spectral array (CSA)"-Verfahren, das bereits 1972 von Bickford et al. [1] beschrieben und sowohl intraoperativ als auch für das Coma-Monitoring (Bricolo et al. [2]) eingesetzt wurde. Es werden dabei aus kurzen EEG-Abschnitten Leistungsspektren berechnet und in einer komprimierten Form geplottet oder am Sichtschirm dargestellt. Ein Beispiel hierfür, registriert bei einer Karotisendarterektomie im Bereich der Neurochirurgischen Universitätsklinik in Graz (Vorstand: Prof. Heppner) ist in Abb. 1 dargestellt.

Bei den evozierten Potentialen unterscheidet man zwischen verschiedenen Reizmodalitäten, wobei sowohl visuelle (VEP), auditorische (AEP) und somatosensorische Potentiale (SEP) für Monitoringzwecke benützt werden können (Grundy [4], Pfurtscheller et al. [7]). Die derzeit weiteste Anwendung finden die frühen SEP, wobei über die Messung der Latenzdifferenz zwischen dem zervikalen SEP und der ersten negativen, kortikalen Komponente, bekannt als N20, die „Central Conduction Time" (CCT) er-

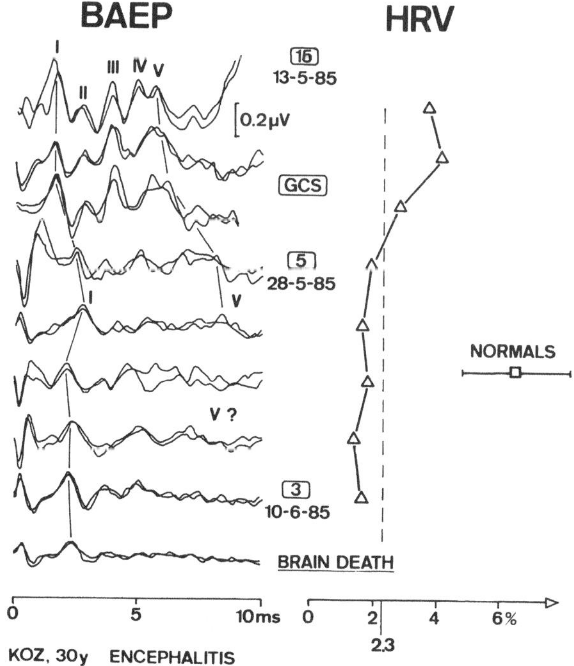

Abb. 2. Akustische Hirnstammpotentiale von einem Intensivpatienten mit Enzephalitis. Bilaterale Stimulation mit 10/s und ca. 80 dB SPL. Jede Kurve stellt den Mittelwert über 2000 Antworten dar, 2 Durchläufe pro Messung. Verlaufsmessungen über einen Zeitraum von 4 Wochen mit zunehmender Verschlechterung und letalem Ausgang. GCS = Glasgow Coma Scale. Die Peaks I bis V der ersten Messung sind markiert; sie entsprechen annähernd denen von Gesunden. Beachte die mit klinischer Verschlechterung zunehmenden Peak-Latenzen und das Verschwinden der Wellen V, IV und III mit fortschreitender Hirnstammschädigung. Der Peak I war auch noch nach klinischer Feststellung des Hirntodes vorhanden. Im Bild rechts der Verlauf der Herzfrequenzvariabilität (HRV) mit Markierung des Normalbereiches (Mittelwert +/− Streuung)

mittelt werden kann, die eng mit der regionalen Hirndurchblutung im Bereich der sensorischen Rinde korreliert ist (Symon et al. [12]). CCT-Messungen sind nicht nur bei neurochirurgischen Eingriffen von besonderem Interesse, sondern können auch nach Schädel-Hirn-Trauma für prognostische Aussagen genützt werden (Cant, [2]).

Mit Hilfe der akustisch evozierten Hirnstammpotentiale (BAEP) kann die Hirnstammüberleitungszeit, definiert als zeitlicher Abstand zwischen der Aktivierung des N.acusticus (Komponente I im BAEP) und der Aktivierung diverser neuronaler Strukturen im Mesenzephalon (Komponenten IV/V im BAEP), gemessen werden; es ist damit eine Funktionsüberwachung verschiedener Hirnstammstrukuren möglich (Starr und Achor, [10]). Die BAEP können sowohl bei Eingriffen im Bereich der hinteren Schädelgrube als auch bei der Überwachung komatöser Patienten eingesetzt werden, wobei allerdings die richtige Funktion des mittleren und inneren Ohres (Haarzellen, Ganglion spirale) sichergestellt sein muß. Bei Patienten mit Schädel-Hirn-Trauma ist bei einem großen Prozentsatz das Innenohr geschädigt und somit kein BAEP ableit-

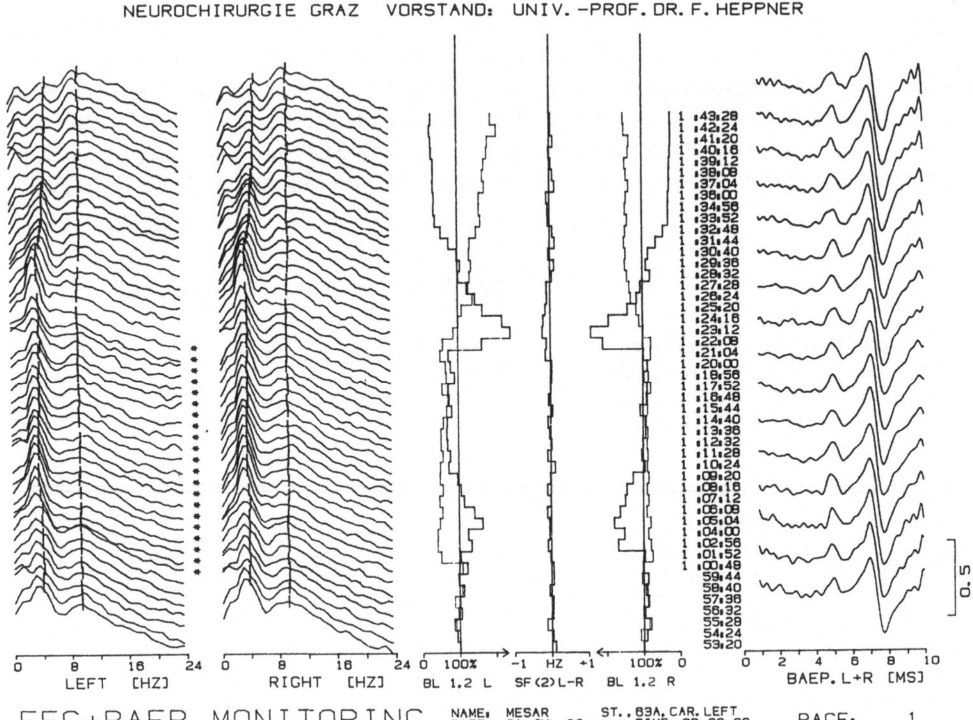

Abb. 3. Kombiniertes EEG-Hirnstammpotentialmonitoring bei einer Karotisendarterektomie rechts. Die logarithmierten Spektren und die Hirnstammpotentiale sind in komprimierter Form über einen Zeitraum von 50 min geplottet; die „*" markieren die Zeit der Karotisabklemmung. EEG/BAEP-Ableitung (1,5Hz–2kHz) von C_4–A_2 und C_3–A_1, akustische Stimulation computergesteuert nach jedem 4. EEG-Abtastwert (technische Details siehe Maresch und Pfurtscheller [5]). Zwischen EEG-Spektren und Hirnstammpotentialen sind die Trendkurven für die Theta- und Alpha-Leistung geplottet. Auf die gute Qualität der Hirnstammpotentiale bei Ableitung im Operationssaal und Extraktion aus der EEG-Ableitung sei hingewiesen

bar. Akustisch evozierte Hirnstammpotentiale an einem Patienten mit Enzephalitis und letalem Ausgang, registriert über mehrere Wochen, sind in Abb. 2 zusammengestellt. Man erkennt sehr deutlich das langsame Verschwinden der Komponenten IV/V mit fortschreitender Hirnstammfunktionsstörung und das Übrigbleiben der Komponente I, selbst nach klinischer Feststellung des Hirntodes.

Obwohl man derzeit noch allgemein von der Resistenz der BAEP gegegüber Pharmaka überzeugt ist, und gerade diese Eigenschaft als großer Vorteil der BAEP gegenüber den meisten anderen evozierten Potentialen gilt, zeigen neueste Untersuchungen, daß die Komponenten III und V bei verschiedenen Inhalationsanästhetika (z.B. bei Isofluran) eine deutliche Latenzzunahme zeigen (Thornton et al. [13]). Diese Eigenschaft der BAEP deutet auf zukünftige Möglichkeiten hin, die „compressed BAEP" für das Monitoring der Narkosetiefe einzusetzen.

Nachdem die große Bedeutung des EEG-Monitorings (compressed spectra) und BAEP-Monitoring im OP-Bereich und der Intensivstation vielfach dokumentiert ist (Bickford et al. [1], Bricolo et al. [2]) war es naheliegend, daran zu denken, beide Überwachungsmethoden zu kombinieren und sie simultan durchzuführen. Eine solche simultane, on-line-Überwachung von neuronalen Strukturen in der Hirnrinde und im Hirnstamm wurde erstmals von Maresch und Pfurtscheller 1983 [5] realisiert und inzwischen mehrfach im intraoperativen Einsatz erprobt. „Compressed EEG spectra"

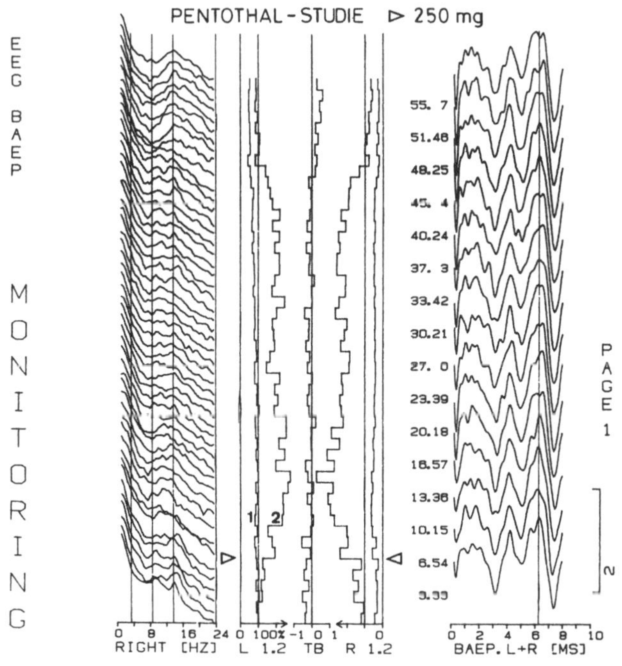

Abb. 4. Kombiniertes Monitoring von EEG und Hirnstammpotentialen bei einem Intensivpatienten mit Schädel-Hirn-Trauma bei Pentothalgabe. Weitere Erklärung siehe Abb. 3. Beachte die Veränderung der EEG-Leistung (vgl. Trendkurven in Bildmitte) nach Pentothalapplikation bei relativ konstant bleibenden Hirnstammpotentialen

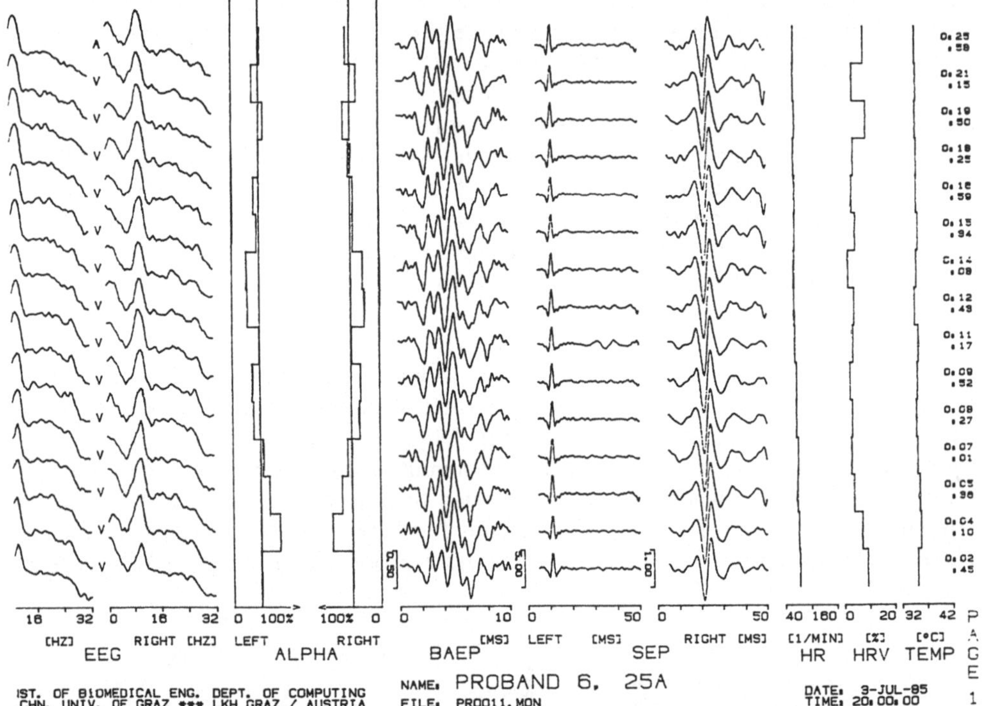

Abb. 5. Kombiniertes Monitoring von EEG, akustischen Hirnstammpotentialen und SEP über 20 min an einem gesunden Probanden. Ableitung: EEG C_z–A_1 und C_z–A_2, BAEP C_z–A_2, SEP. Erbscher Punkt und sensorischer Cortex. Frequenzbänder: EEG 1,5–30 Hz, BAEP 200 Hz–2 kHz, SEP 30 Hz–1 kHz; Abtastfrequenzen: EEG 64 Hz, BAEP 5 kHz, SEP 2,5 kHz. Mittelung: EEG 2 s-FFT über 80 s, BAEP Abtastlänge 10 ms und 800 Stimuli, SEP Abtastlänge 50 ms und 400 Stimuli. Rechts im Bild Trendkurven von Herzfrequenz (HR), Herzfrequenzvariabilität (HRV) und Temperatur (TEMP)

und „compressed BAEP", abgeleitet von beiden Hemisphären während einer Karotisendarterektomie an der Neurochirurigschen Universitätsklinik Graz sind in Abb. 3 geplottet.

Ein anderes Beispiel vom simultanen EEG/BAEP-Monitoring kann der Abb. 4 entnommen werden. An der Intensivstation des Institutes für Anästhesiologie der Universität Graz (Vorstand: Prof. List) wurden EEG und BAEP vor, während und nach einer Pentothalgabe registriert und in einer „compressed" Form dargestellt (Abb. 4). Die aus den EEG-Spektren ermittelten Trendkurven für Theta- und Alpha-Leistungen zeigen eine medikamentenkorrelierte Zunahme über ca. 40 min, die BAEP erscheinen dagegen nahezu unverändert.

Ein weiterer Schritt im Hirnfunktionsmonitoring ist die Kombination von EEG, BAEP und SEP, d.h. die simultane, on-line-Registrierung und Verarbeitung von so verschiedenen elektrophysiologischen Signalen wie EEG (0–32 Hz), BAEP (200 Hz–2 kHz) und frühen SEP (30 Hz–1 kHz). Dieser komplexe Verarbeitungsschritt ist erst kürzlich gelungen (Maresch et al. [6]) (Abb. 5) und erlaubt es erstmals, so verschiedene neuronale Strukturen bzw. Systeme wie Hirnrinde, Hirnstamm und somatosensorische Leitungsbahn und darüber hinaus die „Central Conduction Time" simultan zu überwachen. Neben den genannten elektrophysiologischen Signalen können noch bis zu 8 langsame Parameter (Herzfrequenz, Blutdrucke, Temperatur, etc.) verarbeitet und überwacht werden. Dieses System stellt momentan (Stand 1985) den umfassendsten Stand im Hirnfunktionsmonitoring dar und wird derzeit im klinischen Einsatz im Bereich der Grazer Universitätskliniken getestet.

Auf die Bedeutung von gemeinsamen EEG- und multimodalen EP-Untersuchungen bei komatösen Patienten und bei der Feststellung des Hirntodes soll nur kurz hingewiesen werden. Über diese Thematik wurde erst kürzlich berichtet (Pfurtscheller et al. [8, 9]).

Literatur

1. Bickford RG, Billinger TW, Fleming N, Stewart L (1972) The compressed spectral array (CSA). A pictorial EEG. Proc San Diego biomed. Symp 11:365–370
2. Bricolo A, Turazzi S Faccioli F, Odorizzi F, Sciaretta G, Erculiani P (1978) Clinical application of compressed spectral array in long-term EEG monitoring of comatose patients. Electroenceph clin Neurophysiol 45:211–225
3. Cant BR (1985) Evoked potential monitoring of posttraumatic coma and its relation to outcome. Electroenceph clin Neurophysiol 61:9
4. Grundy BL (1983) Intraoperative monitoring of sensory-evoked potentials. Anesthesiology 58:72–87
5. Maresch H, Pfurtscheller G (1983) Simultaneous measurement of auditory brain stem potentials and EEG-spectra. Electroenceph clin Neurophysiol 56:531–533
6. Maresch H, Gonzalez A, Pfurtscheller G (1985) Intraoperative patient monitoring including EEG and evoked potentials. Med & Biol Engng & Computing. Vol 23, Suppl Part 1, 776–777
7. Pfurtscheller G, Schwarz G, Gravenstein N (1985) Clinical relevance of long-latency SEPs and VEPs during coma and emergence from coma. Electroenceph clin Neurophysiol 62:88–98
8. Pfurtscheller G, Schwarz G, List W (1985) Braindeath and bioelectrical brain activity. Intensive Care Med 11:149–153
9. Pfurtscheller G, Schwarz G, List W, Gravenstein N (1985) EEG and multimodality EP measurements in comatose patients. Electroenceph clin Neurophysiol 61:38
10. Starr A, Achor J (1975) Auditory brain stem responses in neurological disease. Arch Neurol 32:761–768
11. Sulg IA, Sotaniemi KA, Tolonen U, Hokkanen E (1981) Dependence between cerebral metabolism and blood flow as reflected in the quantitative EEG. Adv biol Psychiat 6:102–108
12. Symon L, Hargadine JR, Zawirski M, Branston NM (1979) Central conduction time as an index of ischemia in subarachnoid haemorrhage. J Neurol Sci 44:95–103
13. Thornton C, Heneghan CPH, Navaratnarajah M, Bateman PE, Jones JG (1985) The effect of general anaesthetics on the brain-stem and early cortical components of the auditory evoked response. Electroenceph clin Neurophysiol 61:67

Analgesimetrie mit Hilfe schmerzkorrelierter evozierter Potentiale während der Narkose*

G. Kobal, H.-D. Kamp und M. Brunner

Einleitung

Die Bestimmung der Narkosetiefe mit Hilfe neurophysiologischer Methoden scheint sich in zunehmendem Maße als sinnvolle Ergänzung eines Narkose-Monitorings anzubieten. Die Analyse des EEGs und die Ableitung sensorisch evozierter Potentiale stehen dabei im Vordergrund (siehe dazu G. Pfurtscheller: Kombiniertes EEG-EP-Monitoring, S. 34 ff.).

In diesem Zusammenhang interessierte uns die Frage, ob es möglich ist, die Schmerzfreiheit eines Patienten während der Narkose anhand objektiver Parameter zu erfassen. Eine Grundvoraussetzung für ein solches Meßverfahren ist allerdings, daß spezifische Schmerzreize gesetzt und spezifische Schmerzreaktionen beim Patienten registriert werden können. Spreng und Ichioka [20] haben als erste versucht, evozierte Potentiale auf schmerzhafte elektrische Stimulation der Zahnpulpa abzuleiten, die diesen Anforderungen genügten. Seitdem waren aber noch viele Untersuchungen erforderlich, um diese Reizantworten genauer zu charakterisieren [7, 9, 17] und insbesondere die Reizapplikationen methodisch sauber vornehmen zu können [16]. Später konnten pharmakologische Einflüsse auf das Zahnpulpa-evozierte-Potential (ZEP) nachgewiesen werden. Benedetti et al. [1] gelang es z. B., die amplitudenvermindernde Wirkung von Lachgas auf das ZEP zu zeigen. Aber auch der antwortvermindernde Effekt des zentral wirksamen Fentanyl [8] oder peripher wirksamer Analgetika wie Acetylsalicylsäure [10], Metamizol und anderer [18, 19] konnten nachgewiesen werden. Eine andere Reizform, die elektrische Stimulation der Haut, erfreut sich vor allem wegen der geringen technischen Anforderungen großer Beliebtheit [2, 4]. Es sei an dieser Stelle kritisch angemerkt, daß unserer Ansicht nach kaum ein anderer für die Potentialregistrierung verwendeter Schmerzreiz ähnlich viele schmerzunspezifische somatosensorische Begleiterregungen aufweist. So konnten Bromm et al. [2] zeigen, daß beim Übergang von schmerzloser taktiler Empfindung zu schmerzhafter taktiler Empfindung lediglich eine Amplitudenzunahme aufgrund der erforderlichen höheren Reizintensität zu verzeichnen war. Keineswegs konnte am Potential irgendeine schmerzspezifische Komponente, z. B. ein zusätzlicher „Peak", ausgemacht werden.

Neuere Reizformen, die aufgrund der bisherigen Beobachtungen weit spezifischer das nozizeptive System erregen, sind die Stimulation mit Laserstrahlenhitze [3, 5, 6] und die von Kobal [11, 12] entwickelte Methode der Reizung mit hochkonzentrierten CO_2-Impulsen, die auf die Oberfläche der Nasenschleimhaut aufgebracht werden.

---

* Herrn Prof. Dr. med. E. Rügheimer zum 60. Geburtstag gewidmet

Diese chemische Schmerzauslösung konnte ebenfalls für die Ableitung evozierter Potentiale herangezogen werden. In umfangreichen Untersuchungen ist gezeigt worden [14], daß sie für die Algesimetrie geeignet sind: Bei Steigerung der Reizintensität erhöhten sich korrespondierend sowohl die psychometrischen Schätzwerte der Probanden als auch die Amplituden der chemisch somatosensorisch evozierten Potentiale (CSEP), wobei sich die Latenzzeiten verkürzten. Die analgetische Wirkung von Fentanyl konnte anhand von Veränderungen der Potentialamplitude und -latenz [13] nachgewiesen werden. Aber auch schwächer zentral wirksame Analgetika wie das Pentazocin und die peripher wirksame Acetylsalicylsäure zeigten an 10 Probanden statistisch signifikante Amplitudenverringerungen und Latenzzeitveränderungen (G. Kobal, C. Hummel und B. Nürnberg, unveröffentlichte Daten).

In der vorliegenden Studie wurde nun erstmals versucht, das durch chemische Reizung gewonnene schmerzkorrelierte Potential vor und während der Narkose abzuleiten und erste Ergebnisse über seine Beeinflußbarkeit durch die dabei verwendeten Pharmaka zu gewinnen.

Material und Methoden

Die Schmerzreizung erfolgte durch eine Apparatur, mit der zeitlich und quantitativ definierte chemische Schmerzreize erzeugt werden können. Die Schaltmimik erlaubte es, einem konstanten, angewärmten und angefeuchteten Trägergasstrom (Luft) eine bestimmte chemische Substanz – in diesem Falle geruchloses Kohlendioxid als schmerzhafte Reizsubstanz – zuzumischen. Die frei wählbare Konzentration des Reizstoffes wurde dabei innerhalb von 20 ms erreicht. Technische Details sind bereits an anderer Stelle ausführlich beschrieben [11, 12].

Die Konzentrationen der Reize lagen zwischen 50 und 100% v/v Kohlendioxid bei einer Reizdauer von 200 ms. Die Temperatur des ausströmenden Gases betrug 36,5 °C. Über einen ca. 10 cm langen Teflonschlauch mit einem flexiblen Zwischenstück aus Silikongummi wurde die warme, angefeuchtete Luft (80% rel. Feuchtigkeit) bzw. der kurzdauernde Reizstrom in die Nasenhöhle der Patienten geleitet. – Obwohl die Reize in Abhängigkeit von Konzentration und Dauer sehr schmerzhaft sein können, führen sie zu keinerlei Schäden an der Schleimhaut. Diese Aussage stützt sich auf mehrjährige Erfahrungen bei mehr als 90 Probanden in vielen Versuchswiederholungen. – Die wachen Patienten atmeten dabei durch den geöffneten Mund und wurden außerdem angewiesen, einen Punkt im Raum (meist an der Decke des Operationssaals) anzuschauen und sich ruhig und so entspannt wie möglich zu verhalten. Das EEG wurde von 3 Positionen der internationalen 10/20 Klassifikation Fz, Cz und Pz gegen Al abgeleitet. Die Augenbewegungen wurden über eine Ableitung von Fp2 kontrolliert und EEG-Abschnitte, die durch Augenzwinkern etc. kontaminiert waren, automatisch durch das Aufnahmeprogramm des Rechners (PDP11/23) verworfen. Die weitere Auswertung der evozierten Potentiale erfolgte mit dem Programmpaket DATAN (U. Brandl, unveröffentlicht) und OFFLAB [11]. Die Aufnahmefrequenz betrug 200 Hz und das analysierte Zeitfenster 2048 ms.

Die Hintergrundaktivität wurde mittels Powerspektren des EEGs beurteilt, die fortlaufend zusätzlich zu den evozierten Potentialen am Bildschirm dargestellt wurden.

Die Reize wurden in der Regel mit großen Zeitabständen von 30–40 s wiederholt, um Adaptations- und Habituationsphänomene vollständig zu vermeiden.

Die erste Messung wurde präoperativ an den wachen Patienten durchgeführt. Sie waren mit Benzodiazepinderivaten prämediziert. Die Narkose wurde in allen Fällen mit einer Gabe von 0,2 mg Fentanyl eingeleitet und unmittelbar nach Injektion die zweite Messung vorgenommen. In 8 Fällen wurde nach erfolgter Messung ein weiteres Mal 0,2 mg Fentanyl injiziert und erneut eine Potentialregistrierung durchgeführt. In allen anderen Fällen wurde sofort nach Gabe von Etomidat (0,2 mg/kg KG) und Succinylcholin intubiert. Während der Narkose (kontrollierte Beatmung mit O_2 (40%)/ Luftgemisch, Relaxation mit Alcuronium) wurde bei klinischen Schmerzreaktionen Fentanyl in variabler Dosierung nachgegeben. Zur Gewährleistung einer Bewußtlosigkeit wurde entweder eine Dauerinfusion von Etomidat (0,5 mg/min) verabreicht oder dem Atemgasgemisch das Inhalationsanästhetikum Enfluran (0,4% v/v) zugefügt.

12 freiwillige und informierte Patienten (8 männliche, 4 weibliche) nahmen an der Untersuchung teil.

Ergebnisse

Zwei Fragen interessierten uns in dieser Studie vorrangig:

1. Sind unter der Narkose schmerzkorrelierte Potentiale überhaupt ableitbar und gibt es Hinweise, die ihr Verhalten unter verschiedenen Operationssituationen erklären können?
2. Sind die an freiwilligen Probanden [13] gewonnenen Ergebnisse über die Wirkung des Fentanyls unter meßtechnisch weit schwierigeren Bedingungen im Operationssaal reproduzierbar?

Alle 12 Patienten zeigten die uns aus eigenen Voruntersuchungen bekannte Potentialform [14], bevor das Analgetikum Fentanyl appliziert wurde. Die erschwerten Meßbedingungen im Operationssaal konnten gut beherrscht werden. Die Patienten und das übrige Personal wurde nicht über Gebühr durch die Messungen beansprucht. Es kann davon ausgegangen werden, daß mit entsprechend miniaturisierter Apparatur ein EEG-EP-Monitoring ohne Schwierigkeiten auch routinemäßig durchführbar ist.

Ebenfalls alle Patienten zeigten eine deutliche Reduzierung der Antworten nach der Applikation von 0,2 mg Fentanyl. Die Amplitudenreduktion trat unmittelbar nach der Injektion des Analgetikums auf, was an dem verminderten Wachstum des evozierten Potentials abgelesen werden konnte. Bei 4 Patienten war bereits nach dieser Dosierung das Potential vollkommen verschwunden. Bei 6 Patienten konnte es nach einer weiteren Gabe von 0,2 mg Fentanyl etwa 15 min nach der Erstinjektion vollkommen ausgelöscht werden. Ein typischer Verlauf der Potentialveränderungen ist in Abb. 1 dargestellt. Man sieht dort in der untersten Spur (−40′) 40 min vor der Intubation ein deutlich erkennbares Potential auf Reizung mit Kohlendioxid, das nach der Injektion von 0,2 mg Fentanyl (−20′) fast völlig verschwindet. Zehn Minuten nach Intubation, die unter zusätzlicher Gabe von Etomidat durchgeführt wurde, konnte man in der Regel ein, wie im Beispiel gezeigt, relativ großes Potential registrieren, das eine deutlich längere Latenzzeit aufwies als die Potentiale der wachen Patienten. Zuweilen sahen die

Abb. 1. Chemo-somatosensorisch evozierte Potentiale CSEP vor und während der Narkose. Reizdauer 200 ms Kohlendioxid 70% v/v, Reizintervall 40–50 s. Rechts: Zeiten bezogen auf die Intubation. 40 min (−40′) vor der Intubation das schmerzkorrelierte Potential vor Applikation von Fentanyl. Nach Applikation von 0,2 mg Fentanyl ist das CSEP, das am Ende der Reizmarke nach etwa 200 ms beginnt, fast völlig (−20′) verschwunden. Nach Etomidat (Bolus und Dauerinfusion) taucht es wieder auf (−10′) und bleibt während der ganzen Narkose mehr oder weniger deutlich sichtbar. Es wurde kein Inhalationsnarkotikum verwendet

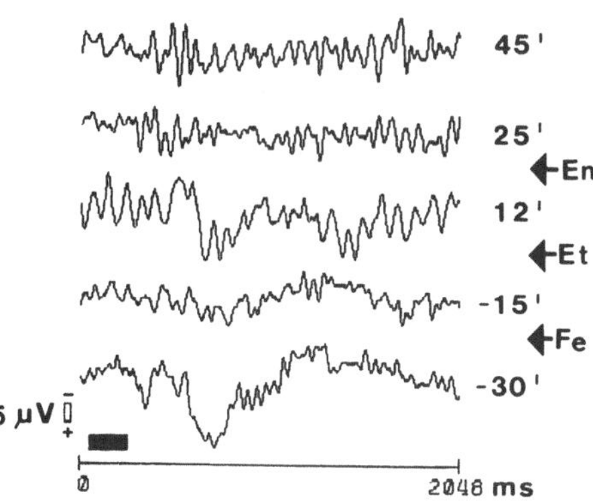

Abb. 2. Chemo-somatosensorisch evozierte Potentiale CSEP vor und während der Narkose. Reizdauer 200 ms Kohlendioxid 70% v/v, Reizintervall 40–50 s. Rechts: Zeiten bezogen auf die Intubation. EN = Enfluran, ET = Etomidat, FEN = Fentanyl (0,2 mg). Typisches Verhalten der CSEPs. Sie werden kleiner nach Fentanyl, erscheinen stark verändert – spät, groß und plump – nach Etomidat und verschwinden nach Enfluran

Potentiale nach Applikation von Etomidat wie eine Umpolung der vorher abgeleiteten Antwort aus.

Tauchte ein solches spätes Potential nach Etomidat auf, so wurde es in allen Fällen durch die Applikation des Inhalationsanästhetikums Enfluran (Abb. 2) ausgelöscht.

In einigen Fällen waren im Verlauf der Narkose zu späteren Zeitpunkten wieder Reizantworten zu registrieren. In den bisherigen Untersuchungen konnte allerdings ein sicherer Zusammenhang von klinisch beobachteten Schmerzzuständen der Patienten mit dem Auftreten der Potentiale nicht hergestellt werden. Aus ethischen Gründen mußten in den meisten Fällen beim Verdacht auf Schmerzen des Patienten Gegenmaßnahmen getroffen werden. Daher wird diese entscheidende Frage erst nach Abschluß des Forschungsprojektes, wenn ausreichend viele Messungen vorliegen, beantwortbar sein.

So konnten wir z.B. in einigen Fällen eine Blutdruckerhöhung und einen Anstieg der Pulsfrequenz beobachten, die nicht mit einer Änderung im Potentialverhalten oder einer Änderung der Hintergrundaktivität (Powerspektren) einherging. Aus diesem Grunde wurden, solange wie es klinisch vertretbar war, keine zusätzlichen Analgetika verabreicht. Tatsächlich normalisierten sich in diesen Fällen Herzfrequenz und Blutdruck von selbst, ohne daß eine deutliche Änderung im Operationsgeschehen zu verzeichnen gewesen wäre.

44   G. Kobal et al.

Diskussion

Es konnten erstmals vor und während der Narkose durch Kohlendioxid ausgelöste evozierte Potentiale registriert werden, die beim wachen Patienten eindeutig mit Schmerzen korrelieren. In früheren Experimenten war dieser Zusammenhang von Potentialamplitude und -latenz statistisch auf dem 1%-Niveau gesichert worden [14].

Der aus Probandenversuchen bekannte Effekt der Amplitudenverminderung durch zentral wirksame Analgetika (Fentanyl: 13, Pentazocin: Kobal, Hummel, Nürnberg, unveröffentlichte Daten) konnte für Fentanyl an allen untersuchten Patienten nachgewiesen und damit gesichert werden. Die noch wachen Patienten gaben an, der Schmerz in der Nasenhöhle sei zwar noch zu verspüren, aber er sei schwächer geworden oder störe nicht mehr. Eine genaue Psychometrie wurde aufgrund der Gegebenheiten während dieser Studie hauptsächlich aus Zeitgründen nicht durchgeführt. Es bleibt anzumerken, daß in dieser Pilotstudie eine exakte Quantifizierung der Wirkung des Fentanyls nicht angestrebt werden konnte. Dennoch ergab sich bereits jetzt sehr deutlich, daß eine weitere Injektion des Analgetikums zu einer weiteren Abnahme der Schmerzreizantworten führte, so daß eine Dosisabhängigkeit der Amplitudenreduktion sehr wahrscheinlich ist.

Für den interessanten Befund, daß die Applikation von Etomidat zu vergrößerten späten Potentialen führte, die dann durch die Gabe von Enfluran wieder ausgelöscht wurden, möchten wir an dieser Stelle noch keine Interpretation wagen. Weitere Untersuchungen mit beiden Substanzen allein und in Kombination werden in Zukunft Aufschluß über dieses Verhalten der schmerzkorrelierten evozierten Potentiale geben.

Literatur

1. Benedetti C, Chapman CR, Colpitts YH, Chen AC (1982) Effect of nitrous oxide concentration on event-related potentials during painful tooth stimulation. Anesthesiology 56:360–364
2. Bromm B, Scharein E (1982) Principal component analysis of pain-related cerebral potentials to mechanical and electrical stimulation in man. Electroenceph clin Neurophysiol 53:94–103
3. Bromm B, Treede RD (1984) Nerve fibre discharges, cerebral potentials and sensations induced by CO_2 laser stimulation. Human Neurobiol 3:33–40
4. Buchsbaum MS, Davis GC, Coppola R, Naber D (1981) Opiate pharmacology and individual differences. II. Somatosensory evoked potentials. Pain 10:367–377
5. Carmon A, Mor J, Goldberg J (1976) Evoked cerebral responses to noxious thermal stimuli in humans. Exp Brain Res 25:103–107
6. Carmon A, Friedman Y, Coger R, Kenton B (1980) Single trial analysis of evoked potentials to noxious thermal stimulation in man. Pain 8:21–32
7. Chapman CR, Chen ACN, Harkins SW (1979) Brain evoked potentials as correlates of laboratory pain: a review and perspective. In: Bonica JJ, Liebeskind JC, Albe-Fessard DG (eds) Advances in pain research and therapy Vol. 3 Raven press, New York, p 791–803
8. Chapman CR, Colpitts YM, Benedetti C, Butler S (1982) Event-related potential correlates of analgesia: comparison of fentanyl, acupuncture, and nitrous oxide. Pain 14:327–337
9. Chatrian GE, Canfield RC, Knauss TA, Lettich E (1975) Cerebral responses to electrical tooth pulp stimulation in man. Neurology (Minneap) 25:745–757
10. Chen ACN, Chapman CR (1980) Aspirin analgesia evaluated by event-related potentials in man: possible central action in brain. Exp Brain Res 38:359–364
11. Kobal G (1981) Elektrophysiologische Untersuchungen des menschlichen Geruchssinns. Thieme, Stuttgart, S 171

12. Kobal G (1985) Pain-related electrical potentials of the human respiratory nasal mucosa elicited by chemical stimulation. Pain 22:151–163

13. Kobal G (1985) Schmerzquantifizierung durch elektrophysiologische Methoden. In: Rügheimer E, Pasch T (Hrsg) Notwendiges und nützliches Messen in Anästhesie und Intensivmedizin. Springer, Berlin Heidelberg New York Tokyo, S 62–71

14. Kobal G, Müller G (in Vorbereitung) Pain-related cerebral evoked potentials elicited by various concentrations of carbon dioxide applied to the human nasal mucosa

15. Lowitsch K, Maurer K, Hopf HC (1983) Evozierte potentiale in der klinischen Diagnostik. Thieme, Stuttgart, S 365

16. Raab WHM (1983) Gemittelte Hirnrindenpotentiale des Menschen nach elektrischer Reizung der Zahnpulpa und des Parodontiums: Methodik und Intensitätsabhängigkeit. Med. Dissertation, Universität Erlangen-Nürnberg

17. Reeh PW (1981) Gemittelte Hirnrindenpotentiale und Kaumuskelreflexe, hervorgerufen durch Zahnpulpareize. Med. Dissertation, Universität Erlangen-Nürnberg

18. Rohdewald P, Derendorf H, Drehsen G, Elger CE, Knoll O (1982) Changes in cortical evoked potentials as correlates of the efficacy of weak analgesics. Pain 12:329–341

19. Rohdewald P, Drehsen G, Milsmann E, Derendorf H (1983) Relationship between saliva levels of matamizol metabolites, bio-availability and analgesic efficacy. Arzneim Forsch/ Drug Res 33(II)7:985–988

20. Spreng M, Ichioka M (1964) Langsame Rindenpotentiale bei Schmerzreizung am Menschen. Pflügers Arch 279:121–132

Bewertung der thermalen Meßtechnik zur quantitativen Bestimmung des extravaskulären Lungenwassers beim Intensivpatienten*

E. Zadrobilek, I. Schindler, H. Jantsch, H. Gilly, W. Mauritz, P. Sporn und K. Steinbereithner

Die Messung des extravaskulären thermalen Volumens (EVTV) mit der Doppelindikatormethode [1] unter Verwendung von Kälte und Farbstoff ermöglicht eine quantitative Bestimmung des extravaskulären Lungenwassers (EVLW). Tierexperimentell konnte eine sehr gute Korrelation zwischen EVTV und gravimetrisch ermitteltem Lungenwassergehalt nachgewiesen werden [2]. Die bisherigen Erfahrungen lassen diese Methode auch unter klinischen Bedingungen geeignet erscheinen [3].

In der vorliegenden Untersuchung wurde eine klinische Bewertung der thermalen Meßtechnik zur Quantifizierung des EVLW versucht. Für den klinischen Vergleich wurde die röntgenmorphologische Differenzierung des Lungenwassergehaltes herangezogen. Besonderes Ziel der Studie war es, die Eignung des Thermo-Farbstoff-Meßverfahrens bezüglich einer quantitativen Früherfassung des interstitiellen Lungenödems zu prüfen.

Patienten und Methodik

Die Untersuchung umfaßt 159 sequentielle Meßwerterhebungen bei 22 chirurgischen Intensivpatienten (septische Abdominalerkrankungen: 8, Mehrfachverletzungen: 5, postoperativer Verlauf nach Lebertransplantation: 9). Die Bestimmung des EVLW erfolgte nach der Indikatorverdünnungsmethode mit Kälte und Indozyaningrün. Dazu wurden die beiden Indikatoren (5 mg Indozyaningrün in 10 ml eisgekühlter Glucoselösung) unter hoher Injektionsgeschwindigkeit manuell über einen pulmonalarteriellen Einschwemmkatheter in den rechten Vorhof eingebracht. Für den simultanen Nachweis der Indikatoren wurde Blut unter sterilen Bedingungen über einen femoralarteriellen Thermodilutionskatheter (Edwards Lung Water Catheter 96B-020-5F) mittels einer Pumpe (Waters Dye Dilution Pump SW-367) kontinuierlich mit 30 ml/min abgezogen und am Ende des Meßvorganges wieder arteriell rückgeführt. Dabei wurde das Temperatursignal intraluminal und der Konzentrationsverlauf des Farbstoffes extrakorporal über eine Durchflußküvette (Waters Cuvette DC-410 und Densitometer D-402A) registriert. Das EVTV als Differenz der Verteilungsvolumina des diffusiblen thermalen Indikators und des intravasal verbleibenden Farbstoffes wurde vom verwendeten Meßsystem (Edwards Lung Water Computer 9310) direkt ausgewertet. Die EVLW-Werte wurden aus jeweils drei Einzelmessungen ermittelt. Weiter wurden der

---

* Mit Unterstützung des Bundesministeriums für Gesundheit und Umweltschutz

pulmonalkapilläre Verschlußdruck (PCWP), der kolloidosmotisch-pulmonalkapilläre Druckgradient (COP-PCWP), die alveolararterielle Sauerstoffdifferenz (AaDO$_2$) und das intrapulmonale Shuntvolumen ($\dot{Q}s/\dot{Q}t$) ausgewertet.

Vor jeder Meßwerterhebung wurde mit einem mobilen Röntgenaufnahmegerät (Siemens Mobilett) eine Lungenübersichtsaufnahme (Lysholm Parrallelraster, Kodak Lanex Regular Folie, Kodak Ortho-G Film) am halbliegenden Patienten angefertigt. Durchschnittliche Expositionswerte waren dabei 133 kV, 0,8–1,6 mAs und 150 cm Film-Fokusabstand unter maximaler Einblendung des Nutzstrahlenbündels. Die Beurteilung der Lungenübersichtsaufnahmen wurde immer von derselben Person (HJ) bei Kenntnis des Krankheitsverlaufes und Vergleich mit früheren Befunden, jedoch ohne die EVLW-Werte zu kennen, durchgeführt. Die röntgenmorphologische Differenzierung des Lungenwassergehaltes erfolgte nach den in der Tabelle 1 angegebenen Bewertungskriterien.

Die EVLW-Meßergebnisse wurden entsprechend der röntgenologischen Bewertung aufgelistet und verglichen (U-Test nach Wilcoxon, Mann und Whitney; Korrekturverfahren nach Bonferroni). Zusammenhänge zwischen EVLW-Meßwerten und ausgewerteten Variablen wurden mittels des Rang-Korrelationskoeffizienten bzw. Korrelationstests nach Spearman geprüft. Als Signifikanzschranke wurden ein p-Wert < 0,001 angenommen.

Ergebnisse

Das quantitativ bestimmte EVLW zeigte bei normalem Flüssigkeitsgehalt, aber auch über den weiten klinischen Bereich der verschiedenen Ödemformen eine gute Übereinstimmung mit der Röntgenmorphologie (siehe Abb. 1). Bei röntgenologisch normal bewertetem Flüssigkeitsgehalt der Lunge fand sich ein durchschnittlicher EVLW-Wert von 4,8 ml/kg (Bereich: 2,7–6,8 ml/kg). Frühformen des interstitiellen Lungenödems wurden mit 6,9 (3,4–10,2) ml/kg EVLW (p < 0,001 im Vergleich zum Normalbefund)

Tabelle 1. Röntgenologische Beurteilungskriterien zur Quantifizierung des Lungenwassergehaltes

Normaler Flüssigkeitsgehalt (Bewertung 0)	Bandförmige, scharf begrenzte Gefäßschatten der Hilusregion verschmälern sich nach peripher kontinuierlich, lateral und apikal vor der Lungenoberfläche verdämmernd
Geringgradig vermehrter Flüssigkeitsgehalt (Bewertung 1)	Verschleierung der Hilusschatten, beidseitige Verbreiterung der Gefäßkonturen mit unscharfer Begrenzung bis in die Lungenperipherie verfolgbar; Ringschatten durch Bronchialwandödem
Deutliche interstitielle Flüssigkeitsvermehrung (Bewertung 2)	Röntgenmorphologie wie bei geringgradig vermehrtem Flüssigkeitsgehalt, zusätzlich stark vermehrte netzig-feinstreifige Lungenstrukturzeichnung und diffuse schleierartige Trübung besonders zentraler und basaler Lungenabschnitte
Interstitielles Lungenödem mit alveolärer Füllung (Bewertung 3)	Röntgenmorphologie wie bei deutlicher interstitieller Flüssigkeitsvermehrung, zusätzlich bilaterale fleckig-konfluierende Verschattungen

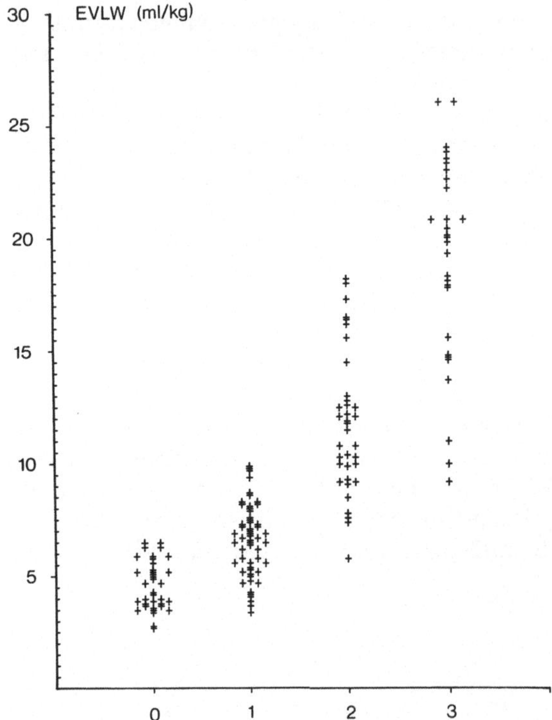

Abb. 1. Verteilung der EVLW-Meßwerte entsprechend der graduellen röntgenologischen Bewertung des Lungenwassergehaltes. Numerisch idente EVLW-Werte wurden versetzt aufgetragen

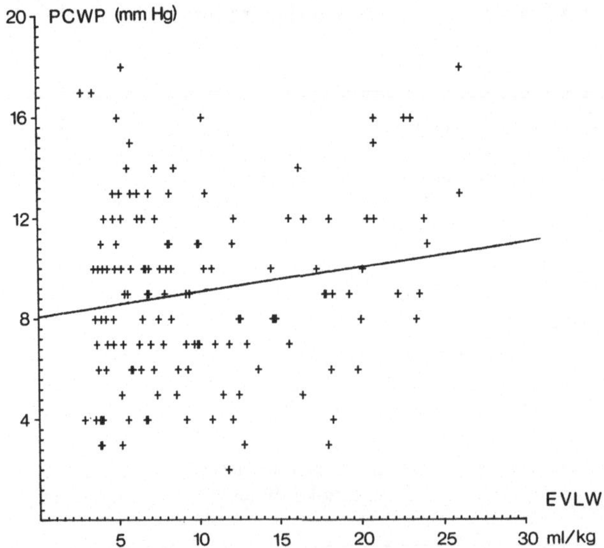

Abb. 2. Zusammenhang zwischen EVLW und PCWP (Rang-Korrelationskoeffizient: 0,1043; Testergebnis: nicht signifikant)

erfaßt. Bei deutlicher interstitieller Flüssigkeitsvermehrung und alveolärem Lungenödem ergaben sich EVLW-Werte von 11,5 (5,8–18,3) ml/kg bzw. 19,1 (9,2–26,0) ml/
kg. Bei der Prüfung auf Zusammenhänge zwischen EVLW-Meßwerten und den ausgewerteten Variablen konnte nur für die $AaDO_2$ eine signifikante Korrelation gefunden werden.

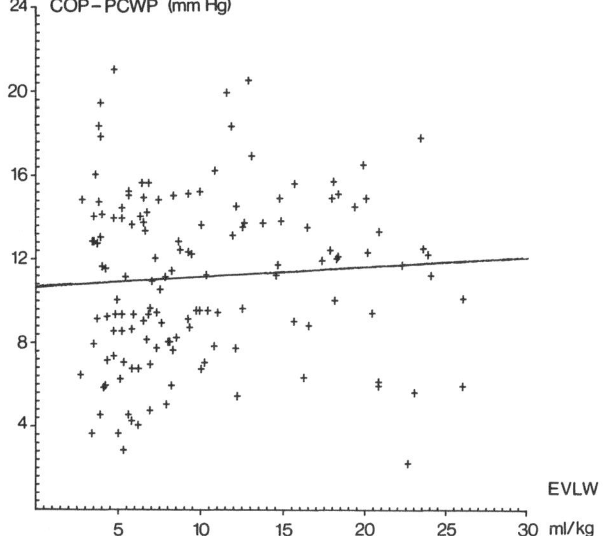

Abb. 3. Zusammenhang zwischen EVLW und COP-PCWP (Rang-Korrelationskoeffizient: 0,0926; Testergebnis: nicht signifikant)

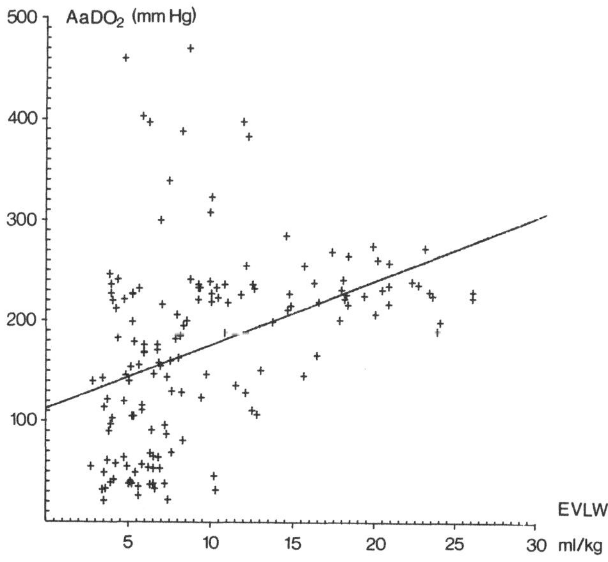

Abb. 4. Zusammenhang zwi-schen EVLW und $AaDO_2$ (Rang-Korrelationskoeffizient: 0,5042; Testergebnis: p < 0,001)

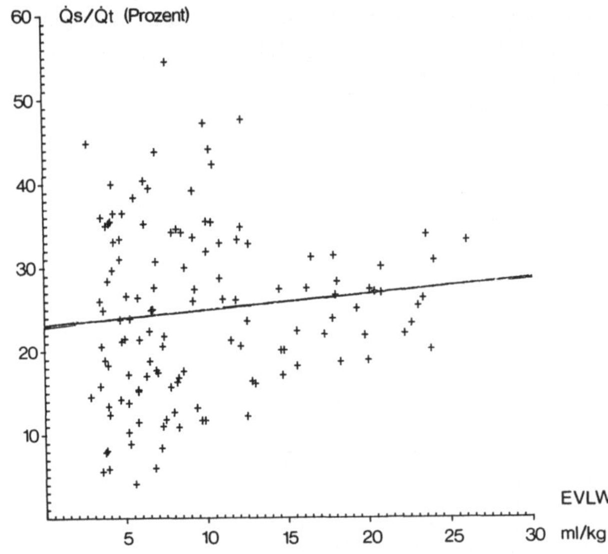

Abb. 5. Zusammenhang zwischen EVLW und Q̇s/Q̇t (Rang-Korrelationskoeffizient: 0,1356; Testergebnis: nicht signifikant)

Diskussion

Das Thermo-Farbstoff-Meßverfahren zur quantitativen Bestimmung des EVLW ist wie alle Flußmessungen auf Indikatorverdünnungsbasis methodisch limitiert; erst Änderungen von mehr als 15–20 Prozent des Normalwertes sind als signifikant unterschiedlich zu werten. Trotz dieser etwas eingeschränkten Empfindlichkeit ist nach unseren Ergebnissen eine sichere Früherfassung des interstitiellen Lungenödems möglich. Auch bei höherem Lungenwassergehalt wird eine für klinische Fragestellungen durchaus genügende Meßwertgenauigkeit erreicht, wenngleich die prinzipielle Beeinflussung des EVLW-Meßwertes durch Diffusionslimitierung des thermalen Indikators speziell bei hohem Herzzeitvolumen bzw. regionalen Störungen der Lungenperfusion nicht ausgeschlossen werden kann [4]. Dies könnte einen Einfluß auf die Absolutgröße des gemessenen EVLW haben, ist jedoch für klinische Verlaufsbeobachtungen zu vernachlässigen.

Bei den untersuchten Patienten konnte kein kausaler Zusammenhang zwischen PCWP und den entsprechenden EVLW-Meßwerten gefunden werden (Abb. 2). Erhöhte EVLW-Werte waren demnach bei durchweg im Normbereich liegendem PCWP vorwiegend auf Störungen der Kapillarintegrität zurückzuführen. Auch für den Gradienten COP-PCWP, der von einigen Arbeitsgruppen als wesentliche Einflußgröße transvaskulärer Flüssigkeitsbewegungen angesehen wird, konnte aus unseren Meßergebnissen keine Korrelation mit dem quantitativ bestimmten EVLW abgeleitet werden (Abb. 3). Dies zeigt deutlich, daß dieser Gradient nur eine eher grobe Vereinfachung der Starlingschen Gleichung darstellt und die klinisch nicht meßbaren interstitiellen Kräfte vollkommen unberücksichtigt läßt [5].

Weiter zeigten unsere Untersuchungsergebnisse, daß Änderungen des extravaskulären Flüssigkeitsvolumens nicht zwangsläufig mit einem entsprechenden Verhalten von

$AaDO_2$ und $\dot{Q}s/\dot{Q}t$ einhergehen müssen. Trotz der großen Streubreite in den beiden unteren Bewertungsgruppen ergab sich dennoch eine signifikante Korrelation zwischen $AaDO_2$ und EVLW beim Vergleich sämtlicher Meßwertpaare (Abb. 4). Zumindest hohe $AaDO_2$-Werte ließen Rückschlüsse auf den Schweregrad des Lungenödems zu. Dagegen waren in Übereinstimmung mit den Ergebnissen anderer Untersucher [3, 6] zwischen $\dot{Q}s/\dot{Q}t$ und EVLW keine Zusammenhänge zu erkennen (Abb. 5). Somit sind $AaDO_2$ und $\dot{Q}s/\dot{Q}t$ nicht geeignet, mit Sicherheit ein interstitielles Lungenödem nachzuweisen.

Zusammenfassend kann gesagt werden, daß beim Intensivpatienten die Bestimmung des EVLW mit der Doppelindikatormethode quantitativ befriedigende Ergebnisse liefert. Derzeit steht keine bessere Meßmethode mit einigermaßen begrenztem meßtechnischen Aufwand zur Verfügung. Durch die sichere Früherfassung des interstitiellen Lungenödems werden neue Möglichkeiten in der Diagnostik und Therapiesteuerung eröffnet. Beim akuten Lungenversagen mit schwerer Permeabilitätsschädigung kann das quantitativ bestimmte EVLW als wertvolle Meßgröße für die zu behandelnde Störung angesehen werden. Verlaufbeobachtungen des EVLW stellen durch die Invasivität der Methode eine nicht unerhebliche Belastung dar; die Umsetzungsmöglichkeit der Meßergebnisse rechtfertigt dies, können doch differenzierte Behandlungsmaßnahmen (z. B. Volumentherapie mit kolloidalen oder Elektrolytlösungen) durch Quantifizierung des EVLW objektiv beurteilt werden. Die radiologische Bewertung des Lungenwassergehaltes genügt nur bedingt den klinischen Erfordernissen und eignet sich höchstens für eine Trendbeurteilung.

Literatur

1. Lewis FR, Elings VB, Sturm JA (1979) Bedside measurement of lung water. J Surg Res 27:250
2. Mihm FG, Feeley TW, Rosenthal MH, Lewis F (1982) Measurement of extravascular lung water in dogs using the thermal-green dye indicator dilution method. Anesthesiology 57:116
3. Sturm JA (1984) Entwicklung und Bedeutung der Lungenwassermessung in Klinik und Experiment. In: Bergmann H, Gilly H, Steinbereithner K, Sturm J (Hrsg) Lungenwasserbestimmung. Teil II: Klinische Bedeutung. Maudrich, Wien München Bern, S 15
4. Gilly H (1984) Flow- und Volumsbestimmungen mittels Dilutionsverfahren. In: Bergmann H, Gilly H, Steinbereithner K, Sturm J (Hrsg) Lungenwasserbestimmung. Teil II: Klinische Bedeutung. Maudrich, Wien München Bern, S 40
5. Civetta JM (1979) A new look at the Starling equation. Crit Care Med 7:84
6. Sibbald WJ, Warshawski FJ, Short AK, Harris J, Lefcoe MS, Holliday RL (1983) Clinical studies of measuring extravascular lung water by the thermal dye technique in critically ill patients. Chest 83:725

Veränderungen von Atemparametern bei Säuglingen unter Halothan-Narkose

W. Büttner, W. Finke und H.-D. Papenfuß

Die Annahme, daß es bei Säuglingen vertretbar ist, bei reiner Inhalationsanästhesie die Spontanatmung bis zu einer Dauer von maximal 30 min zu tolerieren, beruht auf Empirie. Sie wird gestützt durch Blutgasanalysen, die in aller Regel im Laufe einer Narkose unter Spontanatmung einen steigenden pCO_2 und einen sinkenden pH zeigen. Da es bisher keine technische Möglichkeit gab, Atemzugvolumen, maximale Atemstromstärke und Atemminutenvolumen unter Narkosebedingungen zu messen, ohne durch die Meßmethode diese Parameter zu beeinflussen, liegen keine verwertbaren Informationen darüber vor, wie und wann sich diese Parameter im Laufe einer inhalatorischen Narkose unter Spontanatmung verändern. Die bisher einzige praktikable Meßmethode, die Pneumotachographie nach Fleisch [4] geht mit einer Widerstandserhöhung und mit einer Totraumvergrößerung einher, die gerade bei Neugeborenen und Säuglingen einen erheblichen Einfluß auf die alveoläre Ventilation haben können. Das Ausmaß dieses Einflusses ist nicht zu erfassen.

Mit der Rechner-gestützten Hitzdrahtanemometrie steht uns eine Methode zur Verfügung, die es erlaubt, die inspiratorische und expiratorische Atemstromstärke getrennt voneinander und damit gleichzeitig die entsprechenden Atemzugvolumina ohne Totraumvergrößerung und ohne Veränderung der Strömungswiderstände im Narkosesystem mit einer Meßwertabweichung von unter 5% zu messen (Büttner [1, 2]). Damit konnten wir bei Neugeborenen und Säuglingen das Atemzug- und Atemminutenvolumen unter Inhalationsanästhesie in Spontanatmung in Abhängigkeit der Narkosetiefe und Narkosedauer verfolgen.

Material und Methode

Bei 26 Neugeborenen, Säuglingen und Kleinkindern mit einem Körpergewicht zwischen 2,8 und 18,5 kg ($\bar{x}=9{,}24\pm5{,}1$ kg) wurden Atemfrequenzen, inspiratorisches Atemzugvolumen und Atemminutenvolumen sowie kapilläre Blutgaswerte aus der hyperämisierten Fingerbeere zu folgenden Zeitpunkten erfaßt:

Zeitpunkt A: nach 2 min Spontanatmung in Sauerstoff/Lachgas-Narkose (sog. „Ausgangswert");

Zeitpunkt B: unter Spontanatmung in Sauerstoff-Lachgas-Narkose und steigender Halothanzufuhr zu dem Zeitpunkt, an dem eine Intubation möglich wäre (Muskelerschlaffung, keine Schmerzreaktion, Pupillen mittelweit und parallelstehend);

Zeitpunkt C: nach Operationsende in Spontanatmung unter Sauerstoff/Lachgas und Halothan in gleicher Konzentration wie zum Zeitpunkt B;

Zeitpunkt D: unter Spontanatmung in Sauerstoff/Lachgasanästhesie ohne Halothanzusatz zu Narkoseende; d.h. bei spontan auftretenden, ungezielten Abwehrbewegungen und zum spätest möglichen Zeitpunkt, an dem die Kinder die Maske tolerierten.

Die FiO_2 betrug immer 0,33. Alle Narkosen wurden als Maskennarkosen durchgeführt. Bei Säuglingen mit einem Körpergewicht bis zu 8 kg wurde ein Jackson-Rees-System verwandt, bei Kleinkindern mit höherem Gewicht ein halbgeschlossenes Narkosekreissystem mit Rüsch-Kinder-Schläuchen und adäquatem Y-Stück.

In 9 Fällen wurde in der Nacht vor der Operation die Atemfrequenz beim tief schlafenden, unprämedizierten Kind erfaßt.

Die Gaswerte wurden nach Luftdruck, Hb-Gehalt und Temperatur korrigiert. Säuglinge mit einem Körpergewicht unter 5000 g waren mit 0,05 mg Atropin i.m. ca. 15 min vor Narkosebeginn intramuskular prämediziert. Alle anderen hatten als Prämedikation Midazolam 0,6 mg/kg rektal und nachfolgend Ketanest 2 mg/kg mit Atropin 0,02 mg/kg erhalten (Czorny [3]).

Bei 7 Säuglingen mit einem mittleren Körpergewicht von $11,6 \pm 5,6$ kg wurden nach 2 min Inhalationsnarkose mit Sauerstoff/Lachgas mit einer FiO_2 von 0,33 unter Zusatz von 0,5 Vol.-% Halothan die inspiratorischen Atemzugvolumina bestimmt. Ohne Änderung der Narkoseparameter wurden die Messungen nach weiteren 4 und 8 min wiederholt.

Bei den operativen Eingriffen handelte es sich ausschließlich um einseitige Herniotomien oder Zirkumzisionen. Die statistische Auswertung erfolgte mit Hilfe des Student t-Testes für unverbundene Stichproben. Signifikanz wurde angenommen bei $p < 0,1$.

Ergebnisse

Die Atemzugvolumina zu Beginn der Narkose zeigten eine Abhängigkeit vom Körpergewicht, die am genauesten durch eine Exponentialfunktion wiedergegeben wird (Abb. 1); ihr Korrelationskoeffizient ist mit 0,948 praktisch identisch mit demjenigen der ebenfalls in einer Exponentialgleichung darstellbaren Abhängigkeit des Zugvolumens von der Körperoberfläche (Abb. 2); deren Korrelationskoeffizient betrug 0,95. Der Bezug auf das Körpergewicht ist damit befriedigend genau und erlaubt auch im vorliegenden Fall den Vergleich der Säuglinge und Kleinkinder unterschiedlichen Alters.

Die Atemfrequenzen lagen in ungestörtem Schlaf immer niedriger als zu Narkosebeginn (Abb. 3).

Während einer 8minütigen oberflächlichen Lachgas-Sauerstoffnarkose unter 0,5 Vol.-% Halothan nahm das Atemzugvolumen innerhalb der ersten 4 min signifikant von 7,9 ml/kg auf 7,15 ml/kg und nach weiteren 4 min auf 6,7 ml/kg ab. Das Atemminutenvolumen sank während der 8 min signifikant von 0,28 l/kg auf 0,22 l/kg (Abb. 4).

54   W. Büttner et al.

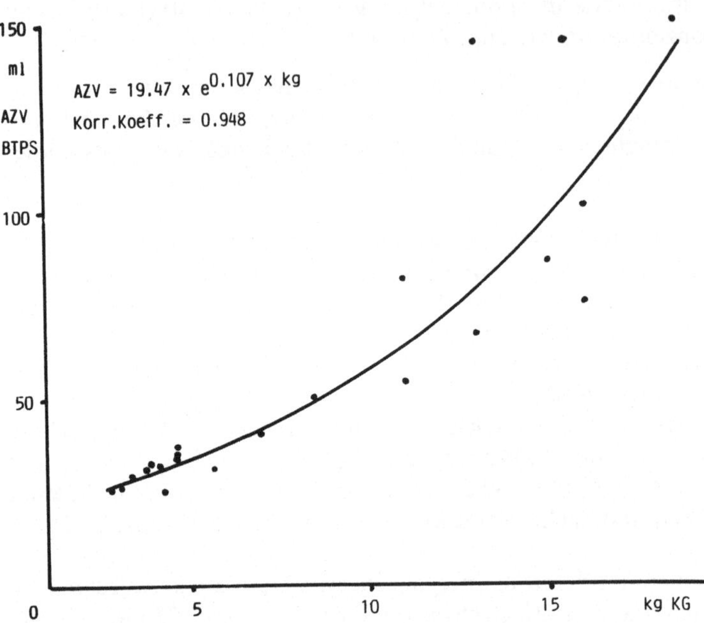

Abb. 1. Abhängigkeit des Atemzugvolumens zu Narkosebeginn („Ausgangswert") vom Körpergewicht

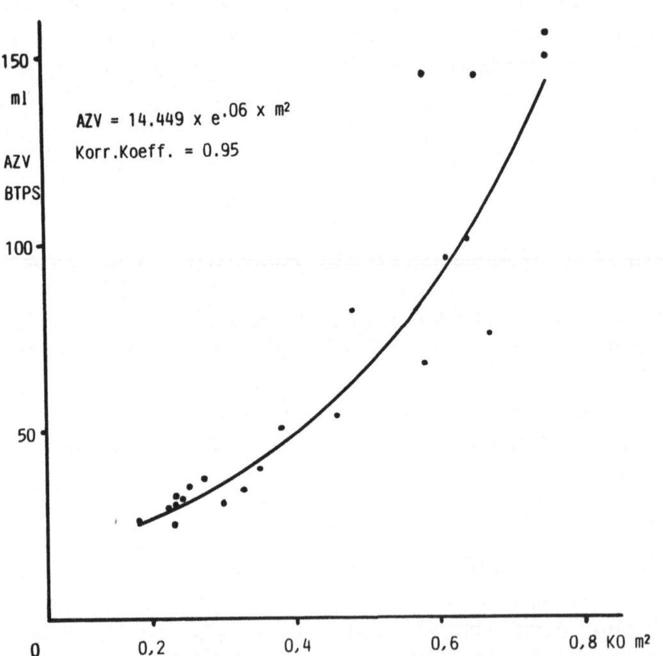

Abb. 2. Abhängigkeit des Atemzugvolumens zu Narkosebeginn („Ausgangswert") von der Körperoberfläche

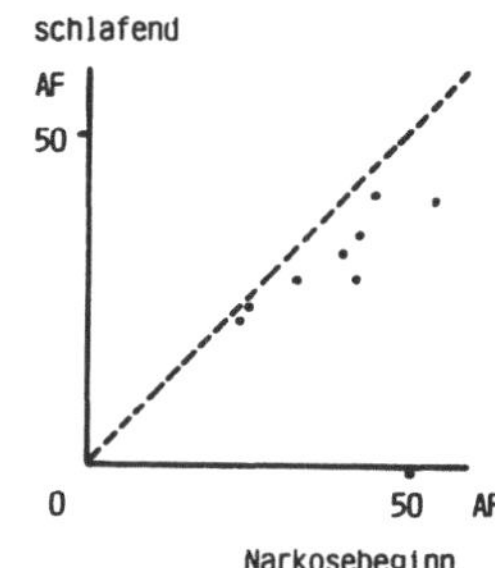

Abb. 3. Zuordnung der Atemfrequenzen bei 9 Säuglingen zu ungestörtem nächtlichem Schlaf und zum Zeitpunkt des Narkosebeginns („Ausgangswert")

Die Änderungen der Atemfrequenzen und des Atemminutenvolumens während des gesamten Narkoseablaufes waren weder in der Gruppe der Säuglinge unter 6000 g Körpergewicht noch in der Gruppe der höhergewichtigen Kleinkinder signifikant. Der Verlauf dieser Änderungen war in beiden Gruppen identisch (Abb. 5). Das Atemzugvolumen nahm bis zum Ende der Narkoseeinleitung in beiden Gewichtsgruppen signifikant ab, stieg bis zum Operationsende wieder und erreichte mit Narkoseende wieder den Ausgangswert.

Gegenläufig verhielt sich die Atemfrequenz, so daß das Atemminutenvolumen nur eine geringe Abnahme während der Narkoseeinleitung zeigte, danach wieder stieg und zu Narkoseende ebenfalls nahezu den Ausgangswert erreichte. Dementsprechend zeigten die kapillären Gaswerte eine deutliche Zunahme des pCO_2, zum Ende der Narkoseeinleitung, die sich bis zum Operationsende noch fortsetzte und dann mit $p < 0,1$ signifikant wurde (Tabelle 1). Zum Narkoseende lag der pCO_2 in beiden Gewichtsgruppen geringfügig, nicht signifikant über dem Ausgangswert. Der kapilläre pO_2 der Säuglinge mit einem Körpergewicht unter 6000 g lag zu Beginn der Narkose mit 78,9 $\pm 0,6$ mmHg hochsignifikant ($p < 0,01$) niedriger als bei der Gruppe der höhergewichtigen Kleinkinder, der zum gleichen Zeitpunkt $120 \pm 11,4$ mmHg betrug. Die Änderungen des pO_2 waren in beiden Gewichtsgruppen nicht signifikant (Tabelle 1). Die Abnahme des pH im Laufe der Narkose wurde zum Zeitpunkt des Operationsendes in beiden Gewichtsgruppen signifikant. Zum Narkoseende erreichte der pH in beiden Gruppen wieder annähernd den Ausgangswert (Tabelle 1).

Die Narkosedauer betrug in der Gruppe der Säuglinge unter 6000 g Körpergewicht 63 ± 11 min, in der höher gewichtigen Gruppe 50 ± 11 min.

Diskussion

Der Verlauf des CO_2-Partialdruckes weist auf die partielle Gefährdung durch reine Spontanatmung in Inhalationsanästhesie hin, obwohl die Pufferkapazitäten offenbar auch nach längerer Narkose nicht eingeschränkt sind. Aus den nicht signifkanten Änderungen des Sauerstoffpartialdruckes läßt sich eine derartige Gefährdung nicht erkennen; denn unter einer FiO_2 von 0,33 sinkt er nie auf bedrohliche Werte. Auffälligerweise halten gerade Säuglinge unter 6000 g Körpergewicht den pO_2 auch in tiefer Inhalationsanästhesie in Spontanatmung auf dem Ausgangsniveau. Da unter Halothan die ventilatorische Kompensation einer metabolischen Acidose aufgehoben ist (Knill

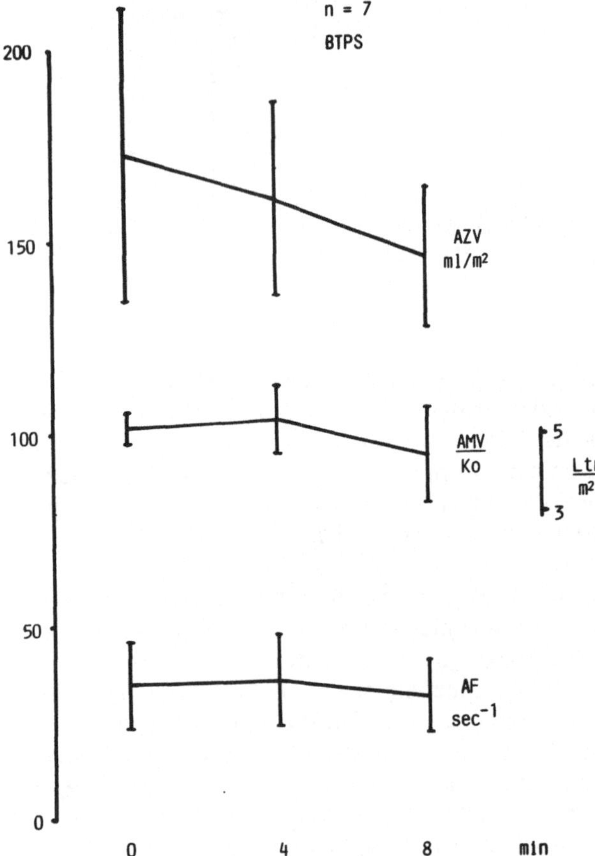

Abb. 4. Veränderungen von Atemzugvolumen, Atemfrequenz und Atemminutenvolumen bei 7 Säuglingen unter oberflächlicher Lachgas-Sauerstoff-Narkose von 8 min Dauer unter 0,5 Vol.-% Halothan. FiO_2 = 0,33, Spontanatmung, BTPS

Tabelle 1. Veränderung der kapillären Blutgaswerte bei Säuglingen unter Spontanatmung in $N_2O/O_2/$ Halothananästhesie. A = Narkosebeginn; B = Guedel III; C = Operationsende; D = Narkoseende. Werte in BTPS-Norm. Säuglinge mit einem Körpergewicht unter 6000 g zeigen einen deutlich anderen Verlauf des pO_2 als höher gewichtige Kinder

	< 6000 g KG				> 6000 g KG			
pO_2	78,9	89,3	78,7	84,9	120,4	113,1	106,8	107,0
	±9,6	±12,9	±13,0	±10,6	±11,4	±11,0	±19,1	±20,7
pCO_2	38,0	47,7	51,9*	45,2	37,2	45,8	47,7*	41,4
	±3,1	±10,4	±11,5	±7,0	±4,1	±6,5	±5,4	±6,0
pH	7,35	7,28	7,26*	7,30	7,36	7,31	7,29*	7,3
	±0,03	±0,05	±0,05	±0,03	±0,05	±0,03	±0,03	±0,03
BE	−3,67	−4,35	−4,73	−4,33	−3,55	−3,69	−4,27	−4,18
	±2,5	±2,2	±1,4	±1,4	±2,3	±2,1	±1,8	±1,7
	A	B	C	D	A	B	C	D

* $p < 0,1$

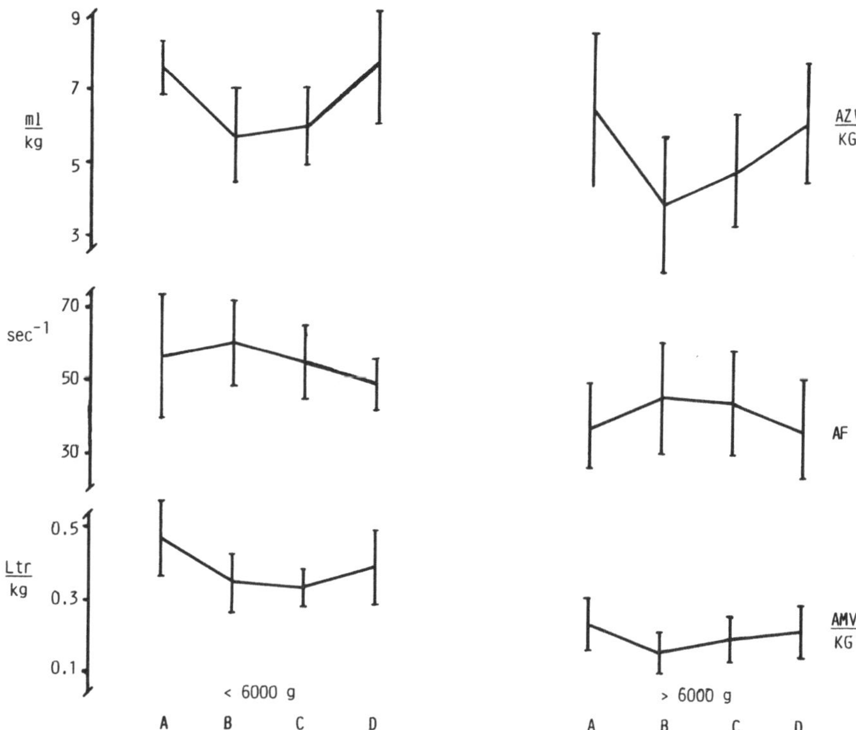

Abb. 5. Veränderungen von Atemzugvolumen/kg, Atemfrequenz und Atemminutenvolumen in Abhängigkeit des Körpergewichtes und des Narkoseablaufes

[6]), kommt dem signifikanten Absinken des pH nach längerer Narkosedauer besondere Bedeutung zu.

Der ausgeprägte Abfall des Zugvolumens während der Einleitung der Narkose läßt keine Aussage über seine Ursache zu. Zum einen kann es zu additiven Effekten von Lachgas und Halothan kommen, zum anderen ist unbestimmt, ob die „Ausgangswerte" den eigentlichen Ruhewerten nahekommen. Das letztere ist zu bezweifeln, denn die Atemfrequenzen zu Narkosebeginn liegen immer höher als in nicht medikamentös beeinflußtem Schlaf. Die von Wawersik [8] und Henneberg [5] mit Hilfe der Pneumotachographie ermittelten Werte sind nicht vergleichbar, weil die Meßzeitpunkte und Situationen nicht gleichwertig sind und durch die Meßmethode selbst verändert sind.

Während der 6–9 min dauernden Einleitungsphase kann es nicht zu einem alveolokapillären Equilibrium von Lachgas und Halothan gekommen sein (Salanitre [7]), so daß sowohl zu Beginn der Narkose als auch am Ende der Einleitung keine stabile (= steady-state) Stoffwechselsituation bestand. Wenn man unterstellt, daß die als „Ausgangswert" gemessenen Atemzugvolumina trotz Prämedikation nicht unter idealen Ruhebedingungen zustande kamen, dann gilt es abzuschätzen, welcher Anteil der Abnahme während der Narkoseeinleitung auf einen direkten Effekt des Halothans auf das Atemzentrum zurückzuführen ist und welcher Anteil auf eine physiologische Anpassungsreaktion auf einen verringerten Gesamtstoffwechsel. Dies ist aus den vorliegenden Ergebnissen nicht zu eruieren. Auffälligerweise findet die Reduktion des Atemzugvolumens unabhängig vom Alter bereits in der frühen Narkosephase statt, ohne sich bei länger dauernder Narkose fortzusetzen.

Zu Narkoseende erreichen die Zugvolumina immer den „Ausgangswert" oder überschreiten ihn sogar. Da zu diesem Zeitpunkt das Halothan bei weitem nicht vollständig eliminiert ist, muß angenommen werden, daß die Anpassung des Zugvolumens an den Stoffwechsel und den Sauerstoffbedarf auch unter Halothan ein wesentlicher Faktor bleibt.

Die durchschnittlich 31%ige Abnahme des Zugvolumens während der Narkoseeinleitung bei gleichzeitiger durchschnittlicher Zunahme der Atemfrequenz um 15% bedeutet bei einem physiologischen Totraum von 2,2 ml/kg eine Verringerung der alveolären Ventilation um ca. 37%. Dem entspricht der dabei deutlich gestiegene kapilläre pCO_2, nicht jedoch der nur geringfügig gesunkene pO_2. Dieser wird offenbar auch unter Halothan weitgehend vom Atemminutenvolumen bestimmt. Wieweit dabei auch eine Verschiebung des Perfusions-Respirations-Verhältnisses beteiligt ist, ist aus den vorliegenden Daten nicht zu entnehmen, wiewohl der nur geringfügig sinkende pO_2 andeutet, daß es zugunsten der Perfusion verschoben sein kann.

Zusammenfassung

Bei 26 Neugeborenen, Säuglingen und Kleinkindern bis zu einem Körpergewicht von 18,5 kg wurden inspiratorische Atemzugvolumen, Atemfrequenz und Atemminutenvolumen im Verlauf einer Sauerstoff-Lachgas-Halothan-Narkose unter Spontanatmung gemessen. Dabei wurde die totraumfreie Rechner-gestützte Hitzdrahtanemometrie patientenfern in Inspirationsschenkeln eines halbgeschlossenen Narkosekreissystems mit kindgerechten Schläuchen verwendet.

Bereits während der Einleitung reduzierte sich das Atemzugvolumen um durchschnittlich 31%, während das Atemminutenvolumen nur um 26,1% sank. Bis zum Operationsende nahmen sowohl Atemzugvolumen wie auch Atemminutenvolumen wieder zu und erreichten mit Narkoseende wieder die Ausgangswerte oder überstiegen diese. Da nicht auszuschließen ist, daß die Werte zu Beginn der Narkoseeinleitung nicht selten Ruhewerten entsprechend, ist zu unterstellen, daß die Reduktion der alveolären Ventilation während der Narkoseeinleitung um durchschnittlich 37% sowohl durch die direkte zentral wirkende atemdepressorische Wirkung des Halothans als auch durch eine Anpassungsreaktion an einen verminderten Gesamtstoffwechsel hervorgerufen wird.

Literatur

1. Büttner W, Papenfuß H-D (1983) Die Messung des Atemstromes beim Neugeborenen und Säugling mit Hilfe eines Computer-gestützten Meßprinzips. Anaesthesist, Suppl 32:134–135
2. Büttner W, Papenfuß H-D, Henn N, Finke W (1985) Die Rechner-gestützte Hitzdrahtanemometrie im Vergleich zum Fleischkopf bei der Messung von Atemzugvolumina bei Neugeborenen und Säuglingen. ZAK Graz, 10.–14. Sept., Posterdemonstration P II, Anaesthesist 34:316
3. Czorny-Rütten M, Büttner W, Finke W (1986) Rektale Gabe von Midazolam als Adjuvans zur Prämedikation von Kleinkindern. Anaesthesist 35:197–202

4. Fleisch A (1925) Der Pneumotachograph; ein Apparat zur Geschwindigkeitsregistrierung der Atemluft. Pflügers Arch Ges Physiol 209:713
5. Henneberg U (1968) Kontrolle der Ventilaltion in der Neugeborenen- und Säuglingsanästhesie. Anaesthesiologie u. Wiederbelebung, Springer, Berlin Heidelberg 29
6. Knill RL, Clement RN (1985) Ventilatory Responses to Acute Metabolic Acidemia in Humans Awake, Sedated, an Anesthetized with Halothane. Anesthesiology 62:745–753
7. Salanitre E (1982) The kinetics of inhalation gas exchange in children. Monographics in Anaesthesiology. In: Steward DJ Some Aspects of Pediatric Anaesthesia. Excerpta Medica 10:21–58
8. Wawersik J (1967) Ventilation und Atemmechanik bei Säuglingen und Kleinkindern unter Narkosebedingungen. Anaesthesiologie u. Wiederbelebung, Springer, Berlin Heidelberg 24

What Is Minimal Monitoring?

J. S. Gravenstein

During the first half century of anesthesia administration, the standards of monitoring were never discussed. The status of the patient was described in terms of the patient's breathing (free or stertorous, slow or fast), color of skin (dry and warm or cold and clammy), and mucus membranes (pale or engorged, pink or cyanotic) and pulse (rapid or slow, full or thready). Then anesthetists began to count and record heart rate and frequency of breathing and to measure and plot the arterial pressure. Many years passed before the electrocardiogram was added to these variables. It was not until much later, well after World War II, that monitoring became so well accepted and universally adopted that one could speak of a standard of monitoring represented by community practice.

The concept of community practice profoundly influences the practice of medicine. Whether or not community practice can be shown to improve the patient's chances of recovery does not enter into it: anyone who neglects to adopt methods that have been adopted by the community runs the risk of being branded negligent unless he has substantial data to show that his method is superior to that established by the community. However, even this defense won't help the physician should a patient suffer a complication under such experimental care.

The definition of what the standards of monitoring are in 1986 should be of considerable interest to anesthesiologists. Clearly, these standards will vary with geography, the standards in the United States being different from those in many other countries. It is noteworthy that the standards tend to be uniform within the United States and that in matters of minimal monitoring small community hospitals, for instance, in the rural south, are held to the same standards as the largest teaching hospitals in Boston or San Francisco.

The example of the current minimal monitoring equipment required for administration of a general anesthetic to a healthy young man for an uncomplicated surgical procedure, such as an arthroscopy or herniorrhaphy, will provide an opportunity to discuss the different monitors that are now generally accepted in the United States. We can divide them into monitors that check the equipment and monitors that check the patient.

Equipment monitors. There are not regulating agencies that issue design standards, such as ANSI Z-79 [1]. However, regardless of these design standards which are of particular interest to equipment manufacturers, it is the physician who establishes the community practice. If a feature of an anesthesia machine is used by an overwhelming majority of anesthesiologists, it will assume the role of an accepted community standard without having been so designated by a regulating agency.

Modern anesthesia machines carry pressure gauges and flow meters, all of which are designed to monitor the delivery of anesthetic gases and oxygen. New anesthesia machines deliver a minimum continuous flow of oxygen and make it impossible for the anesthesiologist to administer a mixture that is less than 25 or 30% oxygen. The ratio of oxygen to nitrous oxide is monitored automatically, and should it fall to less than about 25% oxygen, an alarm is sounded or visually displayed. Older machines that are still in use today lack this system, however, once the majority of them have been replaced the systems preventing the administration of hypoxic mixtures will become a minimal standard. Modern ventilators are also automatically monitored. Most have a device to sense pressure in the breathing circuit and to give an alarm should the pressure exceed a safe limit or fail to reach the preset level. Many modern ventilators have additional alarms sensing adequacy of flow and negative pressures in the breathing circuit. Again, once the old ventilators lacking these features have been replaced, the devices monitoring the function of ventilators will assume the status of a minimal community standard.

The measurement of oxygen in the breathing circuit bridges equipment monitoring and patient monitoring. Oxygen analyzers, usually to monitor inspiratory values, are now accepted as a standard for minimal anesthetic care. These analyzers are designed to discover the rare instance when the oxygen pipeline carries an incorrect gas, an occurrence that has killed several patients in new hospitals or operating rooms where the pipes had been connected inappropriately. The oxygen analyzer also gives a warning if an anesthetist using an old machine selects gas flows that contain less than 21% oxygen. It does not discover the instant when the concentration is adequate, but ventilation or total gas flow inadequate. Only oxygen analyzers in the breathing circuit can detect if the gas is oxygen.

Monitoring of the patient. Surprisingly, the first monitor that requires discussion is not a machine or a device, but a person. Who can monitor the patient once anesthesia is safely established and all vital signs are stable? Is it adequate to turn the observation of a patient and the equipment over to a nurse or attendant not specifically and formally trained in anesthesia? These questions need to be addressed because some anesthetists do leave the operating room and their anesthetized patient for brief (and sometimes not so brief) moments in the care of a nurse who is not qualified in anesthesia. They also leave specific instructions as to what must be monitored. In the United States such practices are rare and they are considered unacceptable, at least when the patient has not been warned before-hand that his physician might desert him during anesthesia for brief moments. But even if the patient was to consent to such treatment, serious questions would have to be raised about the quality of anesthesia care in the light of the prevailing community standard.

In the United States there seems to be general agreement on several monitors that should be applied to a healthy patient even for a minor operation under general anesthesia. These include a blood pressure measuring device and an electrocardiograph. Interestingly enough, we have no scientific evidence tht the use of these devices has reduced the morbidity or mortality of anesthesia for patients of low risk. Nevertheless, there is a generally supported opinion that changes in blood pressure need to be detected and that the depth of anesthesia must be adjusted to maintain the arterial pressure in a normal range. In a study by Amaranath et al. [2] it was found that an increase in systolic pressure was as often responsible for changes in anesthetic management as a decrease in pressure. However, we have no information on what would have happened if the adjustment in depth of anesthesia had not been made in response to swings in arterial pressure.

The electrocardiogram is well established as a minimal monitoring essential. In case of a circulatory collapse, the ECG helps to differentiate a cardiac standstill from ventricular fibrillation or from a beating heart with circulatory arrest. We do not have sufficient positive evidence as to how helpful the electrocardiogram is in the care of healthy patients undergoing routine operations. We estimate that the rate at which the electrocardiogram makes a difference in the outcome of most patients is quite low [3]. But the cost of this monitor is also low and thus it has established itself as a minimal monitoring essential. This raises interesting questions for dentists who use intravenous sedation and inhalation with nitrous oxide, often bringing their patients close to general anesthesia.

For patients with heart disease the recent paper by Slogoff and Keats [4] establishes the value of the ECG as a detector for cardiac ischemia. However, these authors dealt with high risk patients and not with cases that required only minimal monitoring.

In some institutions the precordial or esophageal stethoscope is added to the list of minimal monitoring essentials. Its proponents point out that the simple device operates independently of electricity, is quite inexpensive, and offers information not only on cardiac but also respiratory function. It is often the first monitor to which the anesthesiologist turns when the electronic monitors indicate trouble. If respiratory and cardiac function sound normal in the esophageal stethoscope, the situation cannot be too serious. Critics of the stethoscope recount stories where anesthetists were unaware that somebody had clamped the tubing running from the stethoscope to the anesthetist's ear. The claim is made that the clinician becomes so accustomed to the monotonous sound of heart beat and respiration that he can no longer discover changes. Whether or not the precordial stethoscope will join the rank of the accepted minimal monitoring essentials remains to be seen.

While many anesthesiologists use a finger plethysmograph to monitor peripheral circulation and heart rate, in some areas of the country this is not customary, therefore, it will not be included as a minimal monitoring device.

Another monitor in question as part of the minimal monitoring routine is the temperature probe. Some advocate its routine use. They point out that the cost for thermometry is trivial and that the rate of finding significant changes is also low, but that detection of the occasional case of malignant hyperpyrexia makes it all worthwhile, particularly since the measurement is so inexpensive. For this reason, I assume that thermometry will be included as a minimal monitoring essential.

The monitors that assess the neuromuscular junction are also somewhat in dispute as to their importance in routine cases. The proponents again point to their low cost, their utility in all cases where relaxants are used and the need to establish beyond a doubt by the application of more than one monitoring method the fact that muscle paralysis has been reversed before a patient is returned to the recovery room. Many clinicians, however, still don't employ these simple devices and point out that they have enough clinical signs to assess the adequacy of ventilation and muscle power. An interesting party has joined this debate: the pharmaceutical houses manufacturing atracurium and vecuronium recommend the use of twitch monitors when their drugs are employed. Since the federal Food and Drug Administration has to review and approve the recommendations given by the manufacturers of such drugs, the statement in the drug insert assumes a fairly official endorsement of their use. I predict that these devices will be called for as minimal monitoring essentials whenever relaxants are used.

Two other monitors that are likely to join this elite of minimal monitoring instruments are the capnograph and the pulse oximeter.

Capnography has been well described in the 50s but a least in the United States, it was used almost exclusively in selected cases. Now the picture is changing and more and more anesthesiologists are including capnographs for routine monitoring. They are realizing that the device will not only help to confirm the correct placement of an endotracheal tube, and facilitate the adjustment of ventilators, but will also yield information on the function of valves, the adequacy of CO_2 absorption, and finally, of increased CO_2 production as it occurs with malignant hyperpyrexia, or reduced CO_2 elimination when pulmonary blood flow decreases either because of cardiac depression or embolism with air or clots.

One of the most striking success stories in monitoring is that of the pulse oximeter. It is currently the single device that, noninvasively, allows a rapid assessment of the adequacy of oxygenation. The device is applied to a finger or an earlobe (or an infant's foot or hand), and records with every heart beat the percent saturation of hemoglobin with oxygen. Since it combines a plethysmograph with an oximeter, it also yields information on heart rate. When the pulse oximeter fails, it heightens the clinician's concern about the adequacy of peripheral circulation. Many concerns about oxygenation are assuaged by the pulse oximeter. I believe that in the near future this device will become part of the minimal monitoring standard for routine anesthesia.

The automated anesthesia record is another device whose eventual inclusion in the minimal monitoring standard must be mentioned. The advantages of having mechanical instruments automatically record vital signs and permit the easy timing of events and drug administrations enhance the safety of the patient. Just as the aviation industry was forced to accept flight recorders and voice recorders on commercial airliners, so anesthesiologists may one day be forced to accept the automated record.

Summary

The definition of what constitutes minimal monitoring rests not so much on a scientific analysis of physiologic variables and their specificity, sensitivity, and predictiveness, but more on a usage pattern in a given community or country. In the United States, the minimal monitoring standards accepted in the majority of institutions and used for routine anesthesia care of patients not classified as high risk include

1. the alert anesthesiologist or nurse anesthetist observer,
2. an electrocardiogram,
3. a blood pressure measuring device, and
4. an oxygen analyzer in the breathing curcuit.

To this basic cluster of monitors can be added a finger plethysmograph, a neuromuscular junction monitor, a temperature probe, and an esophageal/precordial stethoscope which are used in many communities. In the near future we expect to see a capnograph and a pulse oximeter added to this list, and later on the automated anesthesia record.

References

1. Spraker, T (in press) Biomedical standards. In: Gravenstein JS, Newbower RS, Ream AK, Smith NT (eds) Automated Records and Alarms, Stoneham, Massachusetts, Butterworths
2. Amaranath L, Burke P, Kruel J, et al (1978) Why monitor? In: Gravenstein JS, Newbower RS, Ream AK and Smith NT (eds) Monitoring Surgical Patients in the Operating Room. Springfield IL, Charles C Thomas, pp 19–30
3. Hur D, Gravenstein JS (1979) Is ECG monitoring in the operating room cost effetive? Biotelem Patient Monit 6:200
4. Slogoff S, Keats AS (1985) Does perioperative myocardial ischemia lead to postoperative myocardial infarction? Anesthesiology 62:107–114

II Schwere Schädel-Hirn-Verletzung

Leitung: K. Steinbereithner und W. Dick

Einleitung

K. Steinbereithner

In den letzten Jahren ist es um das Schädel-Hirn-Trauma (SHT) ein wenig still geworden. Forscht man nach den Gründen, so ist man mangels klarer Aussagen eigentlich nur auf Vermutungen angewiesen: Liegt es an einer gewissen therapeutischen Resignation, bedingt u. a. durch die enttäuschenden Ergebnisse der Kortikoidtherapie und verschiedener Verfahren zur sog. „zerebralen Protektion"? Oder meint man evtl. umgekehrt, bereits über optimale Richtlinien des Managements zu verfügen? Letzteres ist sicher zu verneinen, sind wir doch zweifellos von Idealbedingungen weit entfernt, wie u. a. die stark divergierenden Mortalitätsziffern belegen.

In einer solchen Situation scheint es wenig angebracht, erneut nur Erfolgs- (oder Mißerfolgs-) Bilanzen zu präsentieren, vielmehr möchten wir versuchen, aus neuen Erkenntnissen zur Pathophysiologie, einer Darlegung aktueller intensivtherapeutischer Aspekte unter Einbeziehung zeitgemäßer Überwachungsmethoden einige aktuelle Hinweise zur Betreuung dieser extrem kritisch gefährdeten Fälle abzuleiten (der Verzicht auf eine Diskussion der eminent wichtigen notfallmedizinischen Problematik ergibt sich aus der Abhandlung dieses Fragenkreises in einem eigenen Workshop auf dieser Tagung).

Besonderen Stellenwert glaubten wir schließlich jenen Verfahren einräumen zu müssen, deren diagnostische Ergebnisse (im weitesten Sinne) Voraussagen über das weitere Schicksal der Kranken – sowohl akut wie im späteren Verlauf – ermöglichen. In der Weiterentwicklung und Verfeinerung dieser Methoden dürfen wir ohne Zweifel auch ein gesundheitspolitisches und -ökonomisches Anliegen erblicken.

Wir hoffen, daß dieser Workshop seiner Zielsetzung, den derzeitigen Stand unseres Wissens ("state of the art") aufzuzeigen, wenigstens einigermaßen gerecht zu werden vermag.

Neuere Aspekte zur Pathophysiologie des Schädel-Hirn-Traumas*

A. Unterberg, A. Baethmann und W. R. Lanksch

Eine Verbesserung der Behandlungsergebnisse von Patienten mit Schädelhirnverletzungen erfordert noch intensivere Bemühungen um die präklinische Primärversorgung, eine differenziertere klinische Therapie und den Ausbau sowie Aufbau von klinischen Einrichtungen zur Rehabilitation. Voraussetzung für die Entwicklung bzw. Weiterentwicklung von spezifischen Behandlungsmethoden in der präklinischen, klinischen und Rehabilitationsphase sind möglichst umfassende Kenntnisse der pathophysiologischen Mechanismen, die nach einer Gewalteinwirkung im intrakraniellen Raum ablaufen. Es ist wohl keine Frage, daß die derzeit vorhandenen Möglichkeiten der ersten Hilfe, der Diagnostik und klinischen Therapie noch nicht ausgeschöpft sind, es ist aber auch keine Frage, daß unsere Kenntnisse der Pathophysiologie der Schädelhirnverletzung noch unzureichend sind.

Die mechanische Gewalteinwirkung auf den Gehirnschädel kann eine Kettenreaktion von pathophysiologischen Folgezuständen auslösen, die sich am Beispiel eines epiduralen Hämatoms wie folgt abspielt:

Gewalteinwirkung → Schädelbruch → Durazerreißung → Ruptur einer intraduralen Arterie → epidurale Blutung → intrakranielle Volumenvermehrung und Drucksteigerung mit konsekutiver Massenverschiebung → transtentorielle Herniation → Mittelhirnkompression sowie Kompression drainierender Venen → sekundäre Ischämie usw.

Aus dieser Kettenreaktion, die ohne therapeutisches Eingreifen zum Tod des Patienten führen kann, lassen sich zwei wesentliche Aspekte herausgreifen:

1. die extrazerebrale Primärläsion (Gefäßruptur) und
2. der extradurale Sekundärschaden (epidurale Blutung), der in Abhängigkeit von Ausmaß und Dauer des Bestehens zur ischämischen Hirnläsion führt.

Daraus ergibt sich: Je früher das epidurale Hämatom operativ entleert wird, desto größer ist die Chance, daß eine sekundäre Hirnschädigung vermieden werden kann. Die Sonderstellung der epiduralen Blutung unter allen anderen Schädelhirnverletzungen mit wesentlich schlechterer Prognose besteht darin, daß es sich primär um keine Hirnläsion handelt.

Alle anderen Folgezustände nach stumpfer oder scharfer Gewalteinwirkung auf den Gehirnschädel führen zu einer primären Hirnläsion, aus der sich sekundäre Hirnschä-

---

* Mit Unterstützung durch die Deutsche Forschungsgemeinschaft Ba 452/6–3

den entwickeln können. Zum Beispiel läuft beim akuten subduralen Hämatom folgende Kettenreaktion ab:

Gewalteinwirkung mit hoher kinetischer Energie auf den frei beweglichen oder fixierten Schädel (sog. Beschleunigungstrauma) → Ruptur von Brückenvenen oder Arterien im Bereich kortikaler Gewebsläsionen → Entwicklung einer subduralen Blutung (in der Regel über der gesamten Hemisphäre) → gleichzeitige Volumenzunahme des Hirnparenchyms unter der subduralen Blutung; Blutung plus Volumenzunahme im Parenchym führen zur intrakraniellen Drucksteigerung und Hirnmassenverschiebung zur Gegenseite (transtentorielle Herniation) → Mittelhirnkompression; bei weiterer Drucksteigerung erfolgt eine Hirnmassenverschiebung koaxial zum Hirnstamm in Richtung auf das Foramen occipitale magnum; dem Mittelhirnsyndrom folgt das Bulbärhirnsyndrom mit letalem Ausgang.

Das Subduralhämatom ist die typische Verletzungsfolge, bei der sich der primären Hirnläsion der zerebrale Sekundärschaden aufpfropft. Die Primärläsion besteht in der Brückenvenenruptur bzw. in der Ruptur von kortikalen arteriellen und/oder venösen Gefäßen im Bereich einer mechanischen Gewebszerstörung (hämorrhagischer Kontusionsherd); der frühe Sekundärschaden besteht in der vehementen Entwicklung einer raumfordernden subduralen Blutung.

Vergleicht man die phasenhaften Abläufe bei epiduralen und subduralen Hämatomen bis zur klinischen Manifestation im Computer-Tomogramm, dann wird deutlich, daß bei Diagnose eines epiduralen Hämatoms möglicherweise noch keine Hirnläsion vorliegt, daß aber bei Diagnose eines subduralen Hämatoms im Computer-Tomogramm bereits der Nachweis einer sekundären Hirnschädigung gegeben ist. Daraus ergibt sich, wie schon oben erwähnt, die wesentlich günstigere Prognose für Patienten mit epiduralen Hämatomen (Gesamtletalität 22%) im Gegensatz zu denen mit subduralen Hämatomen (Gesamtletalität 37%) (Lanksch [12]).

Aus der Sicht des Neurochirurgen lassen sich aus dem bisher Gesagten folgende Konsequenzen ableiten:

1. Im Falle eines Epiduralhämatoms kann die Entwicklung eines zerebralen Sekundärschadens verhindert werden, wenn die operative Entlastung zum frühestmöglichen Zeitpunkt erfolgt.
2. Im Falle einer primären Hirnschädigung müssen die neurochirurgisch behebbaren Sekundärschäden ebenfalls zum frühestmöglichen Zeitpunkt angegangen werden, damit die deletären Folgeerscheinungen verhindert oder abgeschwächt werden können.

Damit konzentriert sich das klinisch-wissenschaftliche Interesse auf die Differenzierung des zerebralen Primär- und Sekundärschadens. Zur primären Hirnschädigung zählen, wie oben erwähnt, die traumatische Gefäßläsion, der hämorrhagische Kontusionsherd sowie diffuse Axonschäden; sie entstehen im Augenblick des Unfalls und sind weitgehend irreversibel. Daraus entwickeln sich zerebrale Sekundärschäden, wie akute subdurale und intrazerebrale Hämatome und das traumatische Hirnödem, die ihrerseits als intrakranielle raumfordernde Prozesse einen Anstieg des intrakraniellen Drucks mit lebensbedrohlichen Komplikationen durch Hirnmassenverschiebung und zerebrale Ischämie bedingen können.

Neben den intrakraniellen Ursachen gibt es auch extrakranielle Faktoren wie die Atem- und Kreislaufinsufizienz mit arterieller Hypoxie und Blutdruckabfall, die zu zerebralen Sekundärschäden führen können (Jennett u. Teasdale [8]). – Diese Differenzierung der primären und sekundären Prozesse ist von erheblicher klinischer Relevanz, weil erste Hilfe und klinische Therapie im Grunde danach trachten, zerebrale Sekundärschäden zu verhindern; da die Primärläsion grundsätzlich irreversibel und therapeutisch nicht beeinflußbar ist, hängt die Frage, inwieweit Morbidität und Mortalität des schweren Hirntraumas zu beeinflussen sind, davon ab, inwieweit sich zerebrale Sekundärschäden verhindern lassen.

Am Beispiel des akuten subduralen Hämatoms wurde bereits darauf hingewiesen, daß neben der extrazerebralen raumfordernden Blutung eine Volumenvermehrung des Hirnparenchyms im Computer-Tomogramm festgestellt werden kann. Die Morphogenese ist ungeklärt. Einerseits könnte es sich um ein im Computer-Tomogramm nicht faßbares Hirnödem (isodense Dichtewerte) handeln (Lanksch et al. [11]), andererseits wird eine Volumenzunahme infolge Vasodilatation diskutiert (Zimmermann u. Bilaniuk [17]).

Eine wichtige Form der primär-traumatischen Läsion stellt die direkte Schädigung der Nervenfasern in den langen auf- und absteigenden Bahnen der weißen Substanz von Groß-, Mittel- und Stammhirn dar, die als „diffuser Axonschaden" bezeichnet wird (Adams [1], Strich [14], Gennarelli et al. [5]). Die Schädigung entsteht durch Zerrung und Scherung der Nervenfasern im Augenblick der traumatischen Gewalteinwirkung. Ausgedehnte Formen eines diffusen Axonschadens (auch als diffuser Hirnschaden benannt) gehen mit primärer Bewußtlosigkeit einher, der computertomographische Befund gibt in der Regel keinen Hinweis auf Traumafolgen (Lanksch et al. [11]). Adams [1] hat darauf hingewiesen, daß Hinweise für fokale Läsionen fehlen können und der intrakranielle Druck nicht erhöht sein muß. Die Diskussion über die Bedeutung und Häufigkeit des diffusen Axonschadens hält an. Adams et al. [2] fanden unter 151 neuropathologisch untersuchten Schädelhirnverletzten mit tödlichem Ausgang 19 Verletzte, bei denen ein diffuser Axonschaden morphologisch eindeutig nachgewiesen werden konnte. Gennarelli et al. [4] sind dagegen der Auffassung, daß diffuse Axonschäden bei etwa 50% aller Schädelhirnverletzungen entscheidend beteiligt sind und bei 35% aller tödlich verlaufenden Schädelhirnverletzungen sogar eine führende Rolle spielen.

Diffuse Axonschäden manifestierten sich im Untersuchungsgut von Adams et al. [2] als diskrete Gewebsläsionen im rostralen Hirnstamm und Corpus callosum, in den Bahnen der oberen Kleinhirnschenkel sowie als diffuse Veränderungen in der weißen Substanz der Hemisphärenmarklager. Die histologisch typischen Merkmale des diffusen Axonschadens sind Auftreibungen der myelinisierten Nervenfasern ("retraction balls") und Veränderungen der Gliazellen ("microglial stars"). Gennarelli [6] vermutet, daß reaktive Veränderungen der in ihrer Kontinuität unterbrochenen Axone Ursache der kolbigen Nervenfaserauftreibungen sind. Auch wenn derartige histopathologische Veränderungen nicht unmittelbar nach dem Unfall, sondern erst nach einem Intervall erkennbar sind, handelt es sich um keinen Sekundärschaden, da die Manifestation der histologischen Veränderungen des diffusen Axonschadens, offensichtlich bedingt durch begleitende degenerative, traumatisch bedingte Veränderungen der Nervenfasern, Zeit benötigt.

Bei der Beurteilung diffuser Axonschäden werden Läsionen mit und ohne Unterbrechung der Faserkontinuität unterschieden. Läsionen ohne Kontinuitätsunterbrechungen der Nervenfasern sind u. U. reversibel. Es wird jedoch vermutet, daß auch dadurch anhaltende neurologische Ausfälle und Störungen des Bewußtseins hervorgerufen werden. Langfitt et al. [10] diskutieren, daß derartige Schädigungen der Nervenfasern als Ursache für sogenannte postkommotionelle Beschwerden bis hin zu ausgeprägten Defiziten unterschiedlicher zerebraler Leistungen in Betracht kommen.

Das traumatische, perifokale vasogene Hirnödem stellt exemplarisch einen zerebralen Sekundärschaden nach einer primär-traumatischen Hirnläsion dar. Als Fokus kommen sowohl der traumatische Kontusionsherd als auch das akute subdurale Hämatom und letztlich auch das extradurale epidurale Hämatom in Betracht. Die grundlegenden Untersuchungen von Klatzo et al. [9] belegen, daß die Störung der Blut-Hirnschranke, die den Übertritt von intravasalen Plasmaproteinen in das Hirnparenchym ermöglicht, auf einen umschriebenen Grenzbereich der Primärläsion (Kontusionsherd) beschränkt bleibt. Das heißt nur die Ödemflüssigkeit, nicht aber die Störung der Blut-Hirnschranke breitet sich in die Peripherie aus. Die experimentellen Untersuchungen von Klatzo et al. bestätigen die unter klinischen Bedingungen gefundene Dynamik der Entwicklung und Rückbildung dieses Ödemtyps. Das durch eine fokale Kältenekrose erzeugte vasogene Hirnödem erreicht nach ein bis zwei Tagen seinen Höhepunkt und bildet sich danach zurück, vorausgesetzt, daß die intrakranielle Raumforderung begrenzt ist und nicht zum deletären intrakraniellen Druckanstieg führt.

Die gefährlichste Manifestation eines zerebralen traumatischen Sekundärschadens intrakranieller Ursache ist der intrakranielle Druckanstieg mit konsekutiver Reduktion des zerebralen Perfusionsdrucks. Tierexperimentelle Untersuchungen von Maier-Hauff et al. [13] belegen, daß nach fokaler Kälteläsion der Hirnrinde läsionsbedingte intrakranielle Druckanstiege zu verzeichnen sind, die den zerebralen Perfusionsdruck auf 0 mmHg senken können. In dieser Versuchsgruppe wurden Einklemmungen des Temporalhirns im Tentoriumschlitz mit entsprechender Kompression des Mittelhirns autoptisch gesichert. Die experimentellen Versuchsabläufe demonstrieren eindrucksvoll, wie schnell sich aus einer begrenzten zerebralen Primärläsion lebensbedrohliche Sekundärkomplikationen entwickeln können.

Als klinisches Pendant einer solchen katastrophalen Entwicklung sei das Computer-Tomogramm eines Patienten vorgestellt, bei dem sich infolge einer epiduralen Blutung mit entsprechender intrakranieller Drucksteigerung eine Drosselung des venösen Abflusses mit konsekutiver Ischämie des gesamten rechten Okzipitallappens entwickelte (s. Abb. 1). Bei rechtzeitiger Hämatomentleerung hätte sich der letale Verlauf vermutlich vermeiden lassen.

Tabelle 1 zeigt die Häufigkeit einer sekundären zerebralen Ischämie beim Schädelhirntrauma mit tödlichem Ausgang. Graham et al. [7] fanden bei insgesamt 151 Patienten in mehr als 90% der Fälle sekundär-ischämische oder anoxische Hirngewebsveränderungen, wie ischämische Nervenzellnekrosen und Infarkte. Als Ursache dominieren mit 80% der intrakranielle Druckanstieg und mit 75% hypoxische Episoden. Intrakranielle Hämatome waren mit 60% beteiligt. Die Autoren stellen fest, daß in ca. ⅓ der Fälle die sekundär-ischämischen Komplikationen extra- wie intrakranieller Genese vermeidbar gewesen wären, d.h. daß bei entsprechender Beachtung und Korrektur von Ventilations- und Kreislaufkomplikationen und rechtzeitiger Beseitigung intrakranieller raumfordernder Hämatome der fatale Ausgang erheblich hätte reduziert werden können.

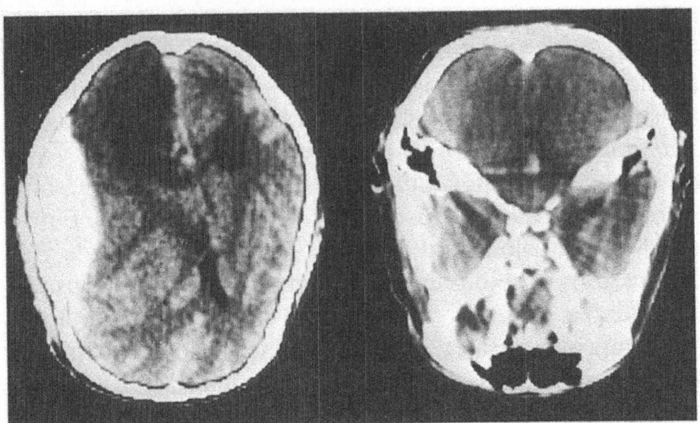

Abb. 1. Kraniales Computer-Tomogramm eines 22jährigen Patienten; die Untersuchung wurde 18 h nach dem Unfall durchgeführt. Der Patient blieb für 2 h wach und verlor während der Nacht unbemerkt sein Bewußtsein und kam mit den Zeichen eines kompletten Mittelhirnsyndroms zur Aufnahme. Das CT zeigt rechts temporal ein mächtiges epidurales Hämatom, eine Verlagerung des Septum pellucidum und der Vorderhörner um 20 mm nach links sowie eine Infarzierung des gesamten rechten Okzipitallappens infolge einer Kompression der drainierenden Venen. Die basale Schicht des Computer-Tomogramms zeigt eine sekundäre Einblutung in den erweichten Hirnstamm

Tabelle 1. Die Häufigkeit zerebraler Ischämien bei 151 Patienten, die eine schwere Schädelhirnverletzung nicht überlebt haben. (Nach [7])

	[n]	[%]
Sekundär-ischämische Komplikationen	138	91,4
– davon:		
IKD ↗	119	78,8
Hypoxische Episoden	113	74,8
Intrakranielle Hämatome	91	60,3
Mittellinienshift	59	39,1
Luzides Intervall	52	34,4
Begleitverletzungen	50	33,1

Abschließend soll auf chemische Mediatorsubstanzen eingegangen werden, die möglicherweise bei der Entwicklung des vasogenen und zytotoxischen Hirnödems, Veränderungen der Blut-Hirnschrankenfunktion, Störungen der Mikrozirkulation usw., eine pathophysiologische Funktion haben (Baethmann et al. [3], Maier-Hauff et al. [13]). Mediatoren sind hoch aktive Substanzen, die unter physiologischen Bedingungen im Gehirn oder in bestimmten Kompartimenten des Hirngewebes nicht vorkommen, aber im Bereich einer Primärläsion, z.B. eines Kontusionsherdes, freigesetzt werden oder aus dem Intravasalraum in das Hirngewebe übertreten und dort pathophysiologische Prozesse verursachen oder verstärken. Die Aufklärung und Identifizierung von Mediatoren und ihren Wirkungen ist kompliziert, weil im Bereich einer Hirngewebsnekrose mit der Bildung einer Vielzahl von Substanzen gerechnet werden muß. Die Überführung von Gewebs- oder Plasmafaktoren als Mediatoren des zerebralen

Sekundärschadens beansprucht wegen der möglichen therapeutischen Konsequenzen großes klinisches Interesse (Baethmann, Maier-Hauff, Unterberg [3]).

Der Nachweis, daß die zerebrale Applikation eines Mediators pathophysiologische Vorgänge wie ein Hirnödem oder Störungen der Blut-Hirnschranke hervorruft, gilt als ein entscheidendes Kriterium. Darüber hinaus wird von einem Mediator gefordert, daß er im Gehirn unter pathologischen Bedingungen, z. B. nach einem Trauma, freigesetzt wird. Besonders interessant für die Ausbreitung des vasogenen Hirnödems sind in diesem Zusammenhang Kinine und Arachidonsäure.

Die Münchner Arbeitsgruppe hat in experimentellen Untersuchungen nachweisen können, daß bei Überschichtung der Pia-Arachnoidea mit Arachidonsäure grobe Schäden der Blut-Hirnschrankenfunktion verursacht werden. Die Freisetzung von Arachidonsäure bei zerebralen Insulten kann daher sogar an primär intakten Gefäßen eine Störung der Blut-Hirnschrankenfunktion provozieren und damit die Ausdehnung des vasogenen Hirnödems verstärken. Weitere experimentelle Untersuchungsergebnisse der Arbeitsgruppe belegen, daß Bradykinin und Arachidonsäure – in geringem Umfang auch freie Radikale – durch Eröffnung der Blut-Hirnschranke und durch eine arterielle Dilatation die Ausbreitung des Hirnödems unterstützen. Leukotriene könnten hingegen durch ihre vasokonstriktiven Eigenschaften eine zerebrale Ischämie verstärken, sie haben allerdings keinen Effekt auf die Permeabilität (Unterberg et al. [15]).

Tabelle 2 zeigt den Stand der experimentellen Beweisführung für die Mediatorfunktion verschiedener Systeme bei zerebralen sekundären Prozessen. Bei allen aufgeführten Substanzen ist als erste Stufe eine neurotoxische Wirkung erwiesen sowie daß diese Substanzen bei fokalen Läsionen tatsächlich freigesetzt werden (zweite Stufe). Der Beweis, daß durch die spezifische Inhibition von Mediatoren eine Verminderung des Sekundärschadens erzielt werden kann (dritte Beweisstufe), ließ sich bisher nur für das Kallikrein-Kinin-System und möglicherweise auch für Arachidonsäure führen (Baethmann et al. [3], Unterberg et al. [16]).

Für die Freisetzung und Aktivierung von Mediatoren und dadurch ausgelöste pathophysiologische Prozesse gilt derzeitig folgendes Konzept: Eine traumatische oder ischämische Nekrose führt zur Eröffnung der Blut-Hirnschranke und zum Untergang

Tabelle 2. Derzeitiger Kenntnisstand der Mediatorfunktion verschiedener biochemischer Faktoren und Systeme. Für die in der Tabelle aufgeführten Substanzen und Systeme ist eine neurotoxische Wirkung sowie ihre Aktivierung oder Freisetzung im geschädigten Hirngewebe erwiesen, eine spezifische Inhibition von Freisetzung oder Wirkung aber nur für das Kallikrein-Kinin-System (Nach [3])

Mediator	I. Stufe Neurotoxische Wirkung	II. Stufe Nachweis der Aktivierung oder Freisetzung	III. Stufe Spezifische therapeutische Inhibition
KK-System	+	+	+
Arachidonsäure	+	+	(+)
Glutamat	+	+	nicht geprüft
Serotonin	+	+	fraglich
Prostaglandine, freie Radikale	+	+	fraglich

von Zellen sowie zu Blutungen mit einer Aktivierung des Gerinnungssystems. Die Eröffnung der Blut-Hirnschranke gestattet plasmatischen Mediatoren wie dem Kinin-System den Übertritt ins Gewebe. Der Untergang von Zellen führt zur Freisetzung intrazellulärer Mediatoren wie Glutamat und von freien Fettsäuren. Mediatoren rufen im perifokalen Gewebe eine Verstärkung der Schrankenstörung sowie Störungen der Mikrozirkulation hervor und verursachen sekundäre toxische Effekte.

Zusammenfassung

Die Prognose und der klinische Verlauf einer Schädelhirnverletzung hängen vom Ausmaß, von der Lokalisation und von der Natur der Primärläsion sowie von den sich daraus entwickelnden zerebralen Sekundärschäden ab. Wichtige Primärläsionen beim Schädel-Hirn-Trauma sind die zerebrale Gefäßverletzung, der parenchymatöse Kontusionsherd sowie die diffuse Substanzschädigung der langen Bahnen in der weißen Substanz. Pathophysiologische Aspekte für die Entstehung von Sekundärschäden sind intrakranielle Blutungen und das perifokale Hirnödem, die über den intrakraniellen Druckanstieg zur zerebralen Ischämie und Herniation des Gehirns führen. Systemische Ursachen zerebraler Sekundärschäden sind Störungen von Atmung und Kreislauf. Eine Verbesserung der klinischen Ergebnisse erfordert eine effektivere Beeinflussung des zerebralen Sekundärschadens. Dies betrifft eine schnellere Beseitigung intrakranieller raumfordernder Blutungen sowie die Verhütung bzw. Beseitigung z. B. der arteriellen Hypoxie und des Blutdruckabfalles.

Daneben könnte eine spezifische Beeinflussung der im Gewebe ablaufenden pathophysiologischen Prozesse, z. B. durch Inhibition der Bildung und Freisetzung von Mediatoren, ein wichtiges therapeutisches Prinzip werden. Weitere Fortschritte lassen sich jedoch nur durch eine Vertiefung unserer pathophysiologischen Kenntnisse erreichen.

Literatur

1. Adams JH (1975) The neuropathology of head injuries. In: Vinken PJ, Bruyn GW (eds) Handbook of Clinical Neurology. North Holland Publ Co, Amsterdam Oxford, American Elsevier Publ Co, New York 23:35–65
2. Adams JH, Mitchell DE, Graham DI, Doyle D (1977) Diffuse brain damage of immediate impact type. Its relationship to primary brain-stem damage in head injury. Brain 100:489–502
3. Baethmann A, Maier-Hauff K, Unterberg A (1985) Pathophysiologische Aspekte der traumatischen Hirnläsion. In: Schürmann K (Hrsg) Der zerebrale Notfall. pp 30–39, Urban und Schwarzenberg, München Wien Baltimore
4. Gennarelli ThA, Thibault LE, Adams JH, Graham DI, Thompson CJ, Marcincin RP (1982) Diffuse axonal injury and traumatic coma in the primate. Ann Neurol 12:564–574
5. Gennarelli ThA, Spielman GM, Langfitt ThW, Gildenberg PL, Harrington T, Jane JA, Marshall LF, Miller JD, Pitts LH (1982) Influence of the type of intracranial lesion on outcome from severe head injury. J Neurosurg 56:26–32
6. Gennarelli ThA, Adams JH, Graham DI (1986) Diffuse axonal injury – a new conceptual approach to an old problem. In: Baethmann A et al. (eds) Mechanisms of Secondary Brain Damage. Plenum, London New York, pp. 15–28
7. Graham DI, Adams JH, Doyle D (1978) Ischaemic brain damage in fatal non-missile head injuries. J Neurol Sci 39:213–234

8. Jennett B, Teasdale G (1981) Management of head injuries. Contemporary Neurology Series 20, F A Davis Co, Philadelphia
9. Klatzo I, Wisniewski A, Smith DE (1965) Observations on penetration of serum-proteins into the central nervous system. In: DeRobertis EPD, Carrea R (eds) Biology of Neurologia Progr Brain Res 15:73–88
10. Langfitt TW, Gennarelli ThA, Obrist WD, Bruce DA, Zimmermann RA (1982) Prospects for the future in the diagnosis and management of head injuries: Pathophysiology, brain imaging and population-based studies. In: Clin Neurosurg Proc Congr Neurol Surg 1981, Williams & Wilkins, Baltimore, 353–376
11. Lanksch W, Grumme Th, Kazner E (1978) Schädelhirnverletzungen im Computertomogramm. Springer, Berlin Heidelberg New York
12. Lanksch W (1980) Diagnostik und Behandlung von schweren Schädelhirnverletzungen. Münch med Wschr 123:556–560
13. Maier-Hauff K, Baethmann A, Lange M, Schürer L, Unterberg A (1984) The kallikrein-kinin-system as mediator in vasogenic brain edema. Part II: Studies on kinin formation in focal and perifocal brain tissue. J Neurosurg 61:97–106
14. Strich SJ (1976) Cerebral trauma. In: Blackwood W, Corsellis JAN (eds) Greenfield's Neuropathology. Arnold, London, 327–360
15. Unterberg A, Wahl M, Hammersen F, Baethmann A (1986) Biochemical factors mediating blood-brain barrier damage in head injury and cerebral ischemia. Symposium: "Progress in the Understanding of Secondary Brain Damage", Mauls/Italy
16. Unterberg A, Dautermann C, Baethmann A, Müller-Esterl W (1986) The kallikrein-kinin system as mediator in vasogenic brain edema. Part 3: Inhibition of the kallikrein-kinin system in traumatic brain swelling. J Neurosurg 64:269–276
17. Zimmermann RA, Bilaniuk LT (1979) Diagnostic approaches. In: Odom GL (ed) Central Nervous System Trauma Research Status Report. pp 136–158, National Institute of Health, Washington

Überwachungsverfahren mit spezieller Berücksichtigung der kontinuierlichen Hirndruckmessung

G. Cunitz

Die Überwachung von Patienten mit einem schweren Schädel-Hirn-Trauma umfaßt selbstverständlich zunächst einmal Maßnahmen, die allgemein in der Intensivtherapie üblich sind und darüber hinaus spezielle Verfahren.

Tabelle 1 stellt die Methoden und Verfahren zusammen, welche zum jetzigen Zeitpunkt als praktikabel oder evtl. in Zukunft anwendbar bezeichnet werden können.

Ein adäquater systemischer Blutdruck und eine ausreichende Oxygenierung sind wesentliche Voraussetzungen für eine Wiederherstellung der zerebralen Funktion nach einem Schädel-Hirn-Trauma. Mitarbeiter unserer Abteilung konnten an 143 Patienten mit einem Schädel-Hirn-Trauma im Rahmen eines Polytraumas nachweisen, daß frühzeitige hämodynamische Instabilität, genau gesagt ein Schockindex bei Klinikaufnahme von > 1, später eine 2,5mal so hohe Mortalität zur Folge hat, verglichen mit Patienten, die bei der Klinikaufnahme normale Kreislaufverhältnisse zeigten (Singbartl [15]). Aber auch ein zu hoher Blutdruck, der nach McKay et al. [9] in 53% nach einem Schädel-Hirn-Trauma angetroffen wird, ist prognostisch ungünstig. Desgleichen ergibt sich bei Störungen des pulmonalen Gasaustausches, erkennbar an einem hohen $A-aDO_2/PAO_2$ Quotienten, nach Benzer eine erheblich höhere spätere Mortalität

Tabelle 1. Methoden der Überwachung nach einem schweren Schädel-Hirn-Trauma (SHT)

1. Systemischer Kreislauf
2. Pulmonaler Gasaustausch – Ventilation
3. Körpertemperatur
4. Neurologische Bewertungsverfahren
5. Hirndruckmeßmethoden
6. EEG-Ableitungen
7. Transkranieller Doppler (?)

Tabelle 2. Beurteilung von zerebralen Funktionsstörungen anhand von Komastadien. [WFNS Neurotraumatology Committee 1978]

Koma I	Bewußtlosigkeit ohne weitere zentrale neurologische Funktionsstörungen
Koma II	dazu Anisokorie und/oder Paresen
Koma III	und Strecksynergismen
Koma IV	Pupillen weit und reaktionslos, Extremitäten schlaff, Spontanatmung vorhanden

NAME:	ALTER:											MÄNNLICH:	
	TAG DER EINLIEFERUNG:											WEIBLICH:	
DATUM:	(GLASGOW-COMA-SCALE)	0^{00}	2^{00}	4^{00}	6^{00}	8^{00}	10^{00}	12^{00}	14^{00}	16^{00}	18^{00}	20^{00}	22^{00} 24^{*}
AUGEN ÖFFNEN	SPONTAN												
	NACH ANSPRECHEN												
	NACH SCHMERZREIZ												
	KEINE												
	NICHT TESTBAR												
VERBALE ANTWORT	ORIENTIERT												
	VERWIRRT												
	NICHT PASSEND												
	UNVERSTANDLICH												
	KEINE												
	NICHT TESTBAR												
MOTORISCHE ANTWORT	NACH AUFFORDERUNG												
	GEZIELTE BEWEGUNG												
	BEUGEN												
	STRECKEN												
	KEINE												
	NICHT TESTBAR												

Abb. 1. Glasgow-Coma-Scale zur Beurteilung der zerebralen Funktion

(Singbartl et al. [14]). Die Prognose-Parameter nach einem Schädel-Hirn-Trauma werden jedoch in einem gesonderten Referat noch ausführlich behandelt.

Wesentliche Grundlage jeglicher Überwachung bildet die *neurologische Beurteilung* des Patienten. Es sollte, von Ausnahmen abgesehen, unser therapeutisches Ziel sein, die Reaktionsfähigkeit des Patienten in etwa zu erhalten. Der Verlust der Reaktions- und Kontaktfähigkeit ist einer der Gründe, die gegen die auch vom Ergebnis her fragwürdige hochdosierte Barbiturattherapie sprechen. Es ist nicht notwendig, komplizierte Untersuchungsverfahren zur Anwendung zu bringen. In Tabelle 2 ist eine Einteilung in 4 zunehmende Schweregrade, welche von der World Federation of Neurosurgical Societies erarbeitet wurde, wiedergegeben: Koma III bedeutet schon Mittelhirnsyndrom. Ein Nachteil der Einteilung liegt darin, daß Koma eigentlich nur Bewußtlosigkeit heißt. Auch heute noch häufig benutzt wird ferner die sog. Glasgow-Coma-Scale (Abb. 1). Es werden 3 Qualitäten geprüft und in einem Punktesystem festgehalten, womit eine exakte Dokumentation möglich ist.

Nun soll die *intrakranielle Druckmessung* behandelt werden. Der klinische Verlauf eines Schädel-Hirn-Traumas wird außer durch die Lokalisation der Verletzung im Gehirn und allgemeine systemische Faktoren ganz erheblich durch den einsetzenden Hirndruck bestimmt. Besonders ein sich entwickelndes Mittelhirnsyndrom, welches eine ernste Warnung bedeutet, ist oft durch sekundäre Kompression des Hirnstammes bedingt; demgegenüber sind direkte primäre Hinrstammschädigungen nach einem Trauma sehr selten (Gaab [8]). In einer Zusammenstellung von Miller et al. [12], in welcher die intrakraniellen Drücke von 196 Traumapatienten ausgewertet wurden, waren bei 54% der Patienten erhöhte Drücke von mehr als 20 mmHg vorhanden. Bei denen, die operiert werden mußten, lag sogar bei 70% ein erhöhter Druck vor. Saul und Ducker [13] fanden eine etwas niedrigere Inzidenz (34 bzw. 25%) in 2 Kollektiven, allerdings erkannten sie erst intrakranielle Drücke von mehr als 25 mmHg als erhöht an.

Intrakranielle Volumensteigerungen können, generell gesprochen, ausgehen 1. von der Hirnsubstanz selbst, z.B. von einem Kontusionsherd; 2. vom zerebralen Gefäßsystem und 3. vom Liquor cerebrospinalis, z.B. bei Passagestörungen. Das Hirn hat eine begrenzte Möglichkeit, Volumenzunahmen auszugleichen. Man spricht hier, wie bei der Lunge, von Compliance $\Delta V/\Delta P$. Ist die Compliance gut, wird eine intrakranielle Volumenvermehrung gut kompensiert, ist sie es nicht, wird der intrakranielle Druck früher oder später ansteigen. Es ist bekannt, daß sich im Gehirn nach raumfordernden Erkrankungen Kompartimente mit unterschiedlichen Druckverhältnissen bilden können (Gaab [8]). Eine Konsequenz für die praktische Messung hat dieses Wissen bisher beim Menschen nicht.

Es gibt heute eine Reihe von Verfahren zur Ermittlung des intrakraniellen Druckes. An sie müssen idealerweise folgende Anforderungen gestellt werden:

- geringe Nullpunktdrift,
- lineare Messung und Anzeige,
- gute Temperaturkonstanz,
- ausreichende Frequenzauflösung,
- koplanarer Sitz,
- Eichung in vivo möglich,
- geringes Infektionsrisiko,
- Notwendigkeit eines nur kleinen Bohrloches.

Alle heute angewandten Methoden erfüllen diese Maximalforderungen noch nicht vollständig.

Der intrakranielle Druck kann grundsätzlich an verschiedenen Orten und mit unterschiedlichem technischem Ansatz gemessen werden. Eine Übersicht gibt Tabelle 3: Es kommen, nach Anlegen eines Bohrloches, folgende Lokalisationen in Frage: direkt auf der freigelegten Dura, subarachnoidal, in einem Seitenventrikel oder im Hirngewebe selbst; letztere Methode ist nur im Tierexperiment praktikabel. Bei Säuglingen wird eine Fontanelle punktiert. Epidurale Messungen scheinen heute die größte Rolle zu spielen. Benutzt werden Druckaufnehmer, welche auf dem Prinzip des Dehnungsmeßstreifens (z. B. Gaeltec, Hellige) auf Halbleiterbasis (Philips) oder auf fiberoptischem Strahlengang (Ladd) beruhen. Auch sog. „Cup"-Katheter werden gelegentlich einfach

Tabelle 3. Lokalisation und Methode der intrakraniellen Druckmessung

1. *Epidural*
   Dehnungsmeßstreifen
   Halbleiter-Transducer
   fiberoptischer Sensor
   telemetrische Transmitter, Nuklear-Sensor
   „Cup"-Katheter

2. *Subarachnoidal*
   „Cup"-Katheter
   Hohlschrauben bzw. -bolzen

3. *Intraventrikulär*
   Katheter
   Rickham-Kapsel

4. *Intrazerebral*
   „Cotton wick"-Katheter
   Tip-Katheter

auf die Dura gelegt. Es handelt sich hier um kleine, relativ starrwandige Katheter, die über eine Flüssigkeitsbrücke mit einem außerhalb liegenden Druckwandler verbunden werden. Dieses Verfahren wird vor allem im angloamerikanischen Raum angewandt, es ist billig, jedoch auch störanfällig und relativ ungenau. Die Abbildung zeigt, daß diese Cup-Katheter auch zur subduralen bzw. subarachnoidalen Messung herangezogen werden (Baker und Bishara [3]). Hierdurch wird die Qualität der Messungen verbessert. Benutzt werden auch Hohlschrauben (Richmond-Screw) oder hohle Bolzen (Leeds-Bolt) neben anderen technischen Abwandlungen, die bis in den Subarachnoidalraum vorgetrieben werden. Die Messungen erfolgen über Flüssigkeitsbrücken nach extern. – Immer noch werden auch intraventrikuläre Messungen, welche nach Plazierung eines Katheters in einen Hirnventrikel und externer Flüssigkeitsverbindung ermöglicht werden, praktiziert. Sie waren auch die ersten Verfahren, welche in der Klinik zur Ermittlung des intrakraniellen Druckes (zuerst von Lundberg [11]) beschrieben wurden. – Die intraventrikulären Drücke werden als die wahren intrakraniellen Drücke angesehen. Epidurale Drücke stimmen mit ihnen, wie zahlreiche Untersuchungen zeigten, ziemlich gut, wenn auch nicht ganz linear überein (Zierski [18]). Die epiduralen Werte liegen einige wenige Millimeter höher. Epidurale Druckmessungen bergen andererseits das geringste Infektionsrisiko in sich.

Abb. 2 zeigt den Aufbau des Gaeltec-Transducers ICT/b (Gaab et al. [7]). Sein Kopf ist 6·4·1,5 mm groß. Zu erkennen ist der Dehnungsmeßstreifen unter der dem Patienten zugewandten Membran. Der Druckwandler kann in situ auf null geeicht werden, indem Luft über einen zuführenden Stutzen gleichzeitig vor und hinter den Dehnungsmeßstreifen injiziert wird. Die Nullpunktdrift des Gaeltec beträgt 2–3 mmHg pro 24 h und ist damit zufriedenstellend. Das Bohrloch zur Implantation muß 6 mm groß sein. In Abb. 3 ist der Philips-Druckaufnehmer wiedergegeben (Beks et al. [4]), welcher auf Halbleiterbasis (Silicium) funktioniert. Es ist koplanar, hat eine sehr geringe Nullpunktdrift (weniger als 1 mmHg in 24 h) und ist in situ eichbar. Er benötigt ein 11 mm großes Bohrloch.

Abb. 4 demonstriert das Prinzip des Ladd-Sensors (Lewin [10]). Es beruht auf der Ablenkung von Lichtstrahlen an einem Spiegel, der unter der aufnehmenden Membran plaziert ist. Das System ist sehr widerstandsfähig, seine Nullpunktdrift ist minimal.

Von Nachteil ist eine relativ geringe Frequenzauflösung, so daß Pulsationen in der Registrierung nicht erkannt und intrakranielle Druckänderungen erst später als mit anderen Systemen sichtbar werden.

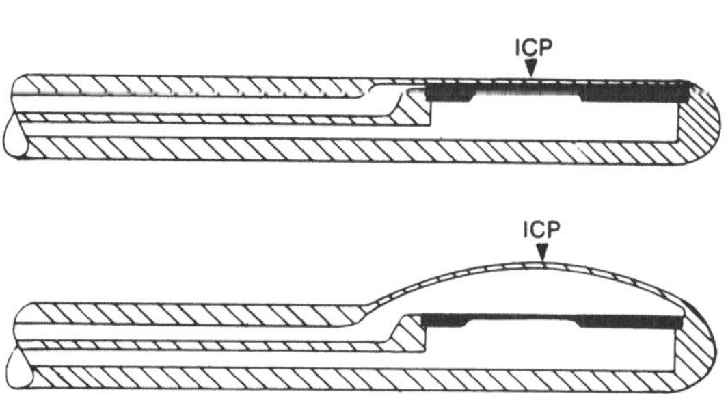

Abb. 2. Schematische Darstellung des Gaeltec Transducers ICT/b

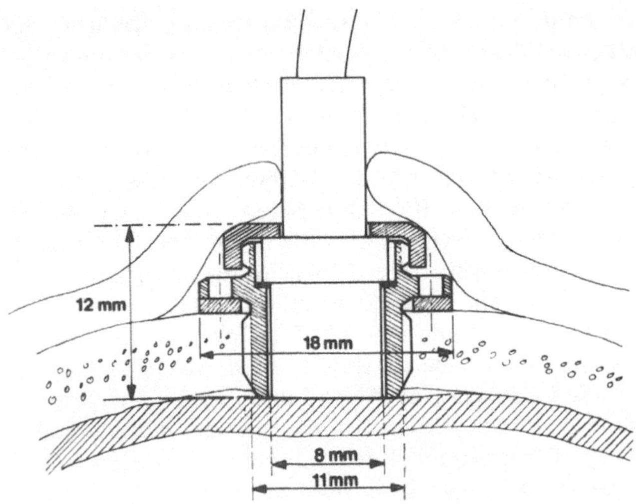

Abb. 3. Darstellung des Philips-Druckaufnehmers

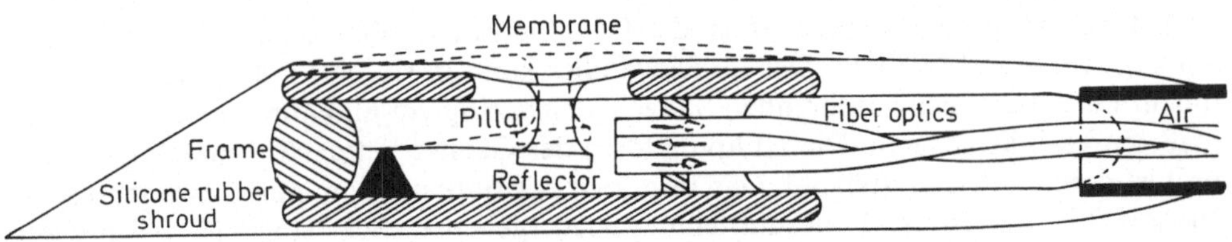

Abb. 4. Zum Prinzip des Ladd-Sensors

Gaeltec Transducer, Philips Druckaufnehmer, direkte Liquormessungen über Flüssigkeitsbrücken und vielleicht auch Ladd-Systeme scheinen heute die Methoden darzustellen, welche zur Messung des intrakraniellen Druckes am ehesten in Frage kommen (Übersichten bei Campkin und Turner [5] sowie Sullivan und Becker [17]).

Bei wem soll nun nach einem Schädel-Hirn-Trauma eine intrakranielle Druckmessung stattfinden? Obwohl hier sicherlich Neurochirurgen eine kompetentere Antwort liefern können, kann man vielleicht doch sagen: Es sind Patienten mit einem schweren Schädel-Hirn-Trauma, also bewußtlose Patienten, und unter ihnen besonders diejenigen, die ein nicht oder noch nicht operationsbedürftiges gedecktes Schädel-Hirn-Trauma erlitten haben. Die Ermittlung des intrakraniellen Druckes nach einem Schädel-Hirn-Trauma ist für die Prognose, die Erkennung von Komplikationen und für die Therapie von Bedeutung. Über die prognostische Bedeutung von intrakraniellen Drücken sei hier nur soviel ausgeführt: Anhaltend hohe Drücke bedeuten selbstverständlich auch eine schlechte Prognose. Intrakranielle Druckmessungen eignen sich auch gut zur frühzeitigen Aufdeckung von Blutungen aus Kontusionsherden, von Nachblutungen nach Operationen, von Hirnschwellungen auf der Grundlage von Hyperämien oder Ödemen. Der intrakranielle Druck steigt dabei früher an, als klinisch-neurologische Warnsignale, wie weite Pupille, Strecken oder Parese einer Extremität,

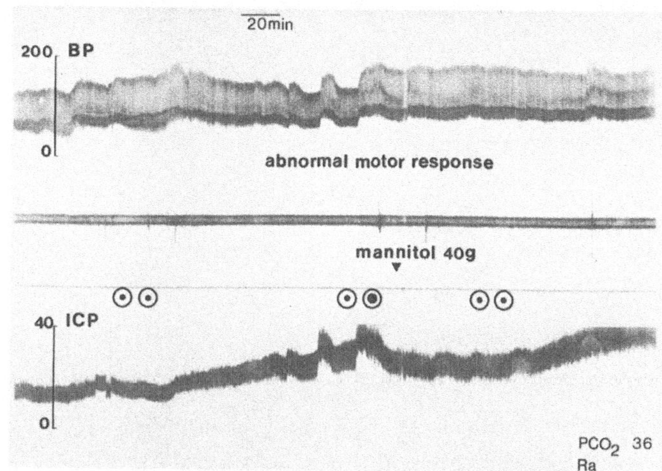

Abb. 5. Kontinuierliche Messung des intrakraniellen Druckes (ICP) und des Blutdruckes (BP) in mmHg bei einem 28jährigen Patienten mit frontaler Kontusion

manifest werden. Können technische Fehler ausgeschlossen werden (an die man immer denken muß), ist ein intrakranieller Druckanstieg eine frühzeitige Aufforderung, weitergehende diagnostische Maßnahmen wie die Anfertigung eines Computer-Tomogramms zu ergreifen. Eine Operationsindikation allein aufgrund eines gemessenen ansteigenden intrakraniellen Druckes ist unwahrscheinlich. In Abb. 5 sei ein praktisches Beispiel gegeben: Ein 28jähriger Patient (GCS 5) mit einem frontalen Kontusionherd wird kontinuierlich überwacht. Innerhalb von 1½ h steigt der intrakranielle Druck vom Normalbereich auf über 40 mmHg an. Der Patient streckt jetzt, was er vorher nicht getan hatte. Die rechte Pupille wird weit. Der Blutdruck zeigt in dieser kritischen Phase einige geringe Schwankungen, bleibt aber insgesamt konstant. Der Patient erhält 40 g Mannit, wodurch für etwa 1 h der Druck gesenkt werden kann. 8 h später wird er operiert.

Die kontinuierliche Registrierung erlaubt natürlich auch eine gute Beurteilung des Erfolges therapeutische Maßnahmen wie Hyperventilation, Sedierung, Lagerung und evtl. Osmotherapie. Im folgenden seien noch 2 praktische Beispiele demonstriert.

Bei einer beatmeten 60jährigen Patientin (Abb. 6) mit intrakranieller Blutung wird der mäßig erhöhte intrakranielle Druck prompt gesenkt, wenn die Patientin bis auf 30, 60 oder 90° aufgesetzt wird. Bei 90° ist der Effekt im allgemeinen inkonstant, es zeigt sich hier eine Tendenz zu Kompensation bzw. zum Wiederanstieg. Insgesamt ist die Oberkörperhochlagerung eine der wirkungsvollsten Maßnahmen zur Senkung des intrakraniellen Druckes (Cunitz [6]).

Ein 55jähriger Patient (Abb. 7) mit einer traumatischen intrakraniellen Blutung zeigt bei der Überwachung einen gefährlich hohen intrakraniellen Druck. Er erhält 22 g Mannit in 4 h, woraufhin der intrakranielle Druck abfällt. Da zu einem späteren Zeitpunkt der arterielle Druck ansteigt, wobei die Autoregulation aufgehoben ist, wird 0,15 mg Clonidin (Catapresan) appliziert. Außerdem erhält der Patient 30 mval Trispuffer. Intrakranieller Druck und Blutdruck liegen anschließend in einem zufriedenstellenden Bereich.

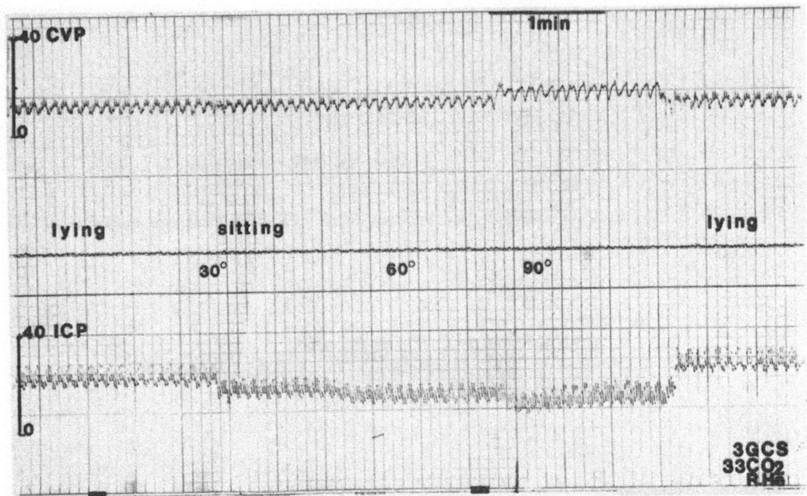

Abb. 6. Verhalten des intrakraniellen Druckes (ICP) und des zentralvenösen Druckes (CVP) in mmHg bei stufenweiser Aufrichtung des Oberkörpers des Patienten (60 Jahre, intrakranielle Blutung)

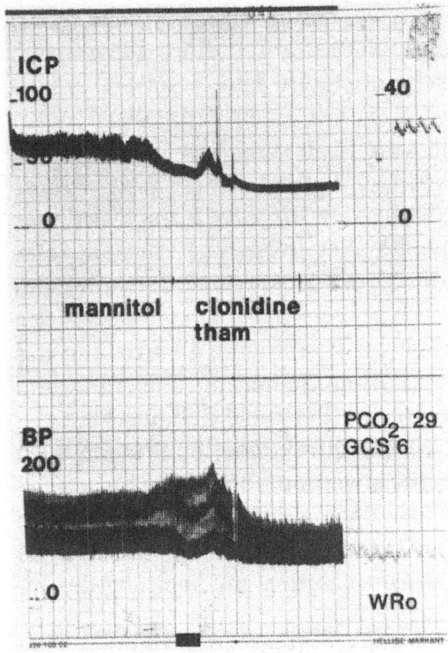

Abb. 7. Verhalten des Blutdruckes (BP) und des erhöhten intrakraniellen Druckes (ICP) nach Injektion verschiedener Pharmaka bei einem 55jährigen Patienten mit intrakranieller Blutung

Die Messung des intrakraniellen Druckes ist ein wertvolles, allgemein anerkanntes Verfahren, welches sich nach langjähriger klinischer Anwendung bewährt hat. Es gibt Hinweise auf Volumenverschiebungen und -vermehrung nach einem Schädel-Hirn-Trauma. Nicht vergessen sei, daß der intrakranielle Druck auch zur Ermittlung des zerebralen Perfusionsdruckes (= Blutdruck minus intrakranieller Druck) dient.

Das *EEG als Überwachungsverfahren* ist nur denkbar, wenn computerisierte Transformationen zur Darstellung gelangen, was nur in wenigen Zentren geschieht. Zur Anwendung kamen und kommen im wesentlichen Amplituden/Frequenzdarstellungen als sog. Power-Spectren, Registrierungen von komprimierten Amplituden und Frequenzfilterungen im Cerebral-Function-Monitor und evtl. Mediandarstellungen (Stoeckel et al. [16]). *Evozierte Potentiale* haben keinen praktischen Stellenwert, von bestimmten Fragestellungen bei der Untersuchung des Hirnstammes vielleicht abgesehen.

Schließlich soll noch kurz auf ein Verfahren eingegangen werden, welches zwar heute für einen kontinuierlichen Einsatz auf der Intensivtherapiestation noch nicht reif erscheint, aber doch einen interessanten neuen Weg aufzeigt: die transkranielle Doppleruntersuchung der basalen zerebralen Arterien, welche von Aaslid et al. [1] eingeführt wurde. Das Gerät mit einer gepulsten Schallemission von 2 MHz liefert bei temporaler Anwendung Signale, welche dem Strömungsprofil der Arterien entsprechen.

Aaslid et al. haben kürzlich auf dem 6. Internationalen Symposium über intrakraniellen Druck in Glasgow 1985 mitgeteilt, daß sie aus den Doppler-Antwortsignalen und dem arteriellen Systemblutdruck mit klinisch ausreichender Präzision den zerebralen Perfusionsdruck schätzen können (Korrelationskoeffizient 0,91).

Damit ist das Gerät, das bisher nur in der Karotischirurgie getestet wurde, einer praktischen Anwendung beim SHT wesentlich näher gekommen. Es kann vielleicht in Zukunft in Konkurrenz zur intrakraniellen Druckmessung treten.

Literatur

1. Aaslid R, Markwalder TM, Nornes H (1982) Noninvasive transcranial doppler ultrasound recording of flow velocity in basal cerebral arteries. J Neurosurg 57:769–774
2. Aaslid R, Lundar T, Lindegaard DF, Nornes H (1985) Estimation of cerebral perfusion pressure from arterial blood pressure & transcranial doppler recordings. 6. Intern Symposium über ICP, Glasgow
3. Baker AB, Bishara SN (1982) A simplified technique for measuring intracranial pressure. Intensive Care Med 8:291–293
4. Beks JWF, Albarda S, Gieles ACM, Kuypers MH, Flanderijn H (1977) Extradural transducer for monitoring intracranial pressure. Acta Neurochirurgica 38:245–250
5. Campkin TV, Turner JM (1980) Neurosurgical anaesthesia and intensive care, Butterworths, London
6. Cunitz G (1985) Lagerung, zerebrale Zirkulation und intrakranieller Druck. In: Menzel H (Hrsg) Cerebrale Protektion in Anästhesie, Intensiv- und Notfalltherapie. Zuckschwerdt, München
7. Gaab M, Knoblich OE, Dietrich K (1979) Miniaturisierte Methoden zur Überwachung des intrakraniellen Druckes. Langenbecks Archiv Chir 350:13–31
8. Gabb M (1982) Schädel-Hirn-Trauma und intrakranieller Druck. In: Bushe KA, Weis KH Schädel-Hirn-Trauma. Melsunger Med Mitteilungen, 54
9. McKay RD, Newfield P, Reves JG, Brummett C, Morawetz RB (1981) Hypertension and mortality in neuro ICU patients. Anesthesiology 55:A 101
10. Levin A (1977) The use of a fiberoptic intracranial pressure transducer in the treatment of head injuries. J Trauma 17:10
11. Lundberg N (1960) Continuous recording and control of ventricular fluid pressure in neurosurgical practice. Acta Psych Neurol Scand 36 Suppl 149
12. Miller JD, Butterworth JF, Gudeman SK, Faulkner JE, Sung CC, Selhorst JB, Harbison JW, Lutz HA, Young HF, Becker DP (1981) Further experience in the management of severe head injury. J Neurosurg 54:289–299

13. Saul TG, Ducker TB (1982) Effect of intracranial pressure monitoring and aggressive treatment on mortality in severe head injury. J Neurosurg 56:498–503
14. Singbartl G, Cunitz G, Hamrouni H (1982) Gestörter pulmonaler Gasaustausch bei Patienten mit cerebralem Trauma. Anaesthesist 31:228–233
15. Singbartl G (1986) Einfluß der präklinischen Erstversorgung auf die Prognose von Patienten mit schwerem Schädel-Hirn-Trauma. ZAK Graz 1985
16 Stoeckel H, Schwilden H, Lauven P, Schüttler J (1980) EEG parameters for evaluation of depth of anaesthesia. In: Vickers MD, Crul J (eds) Mass spectrometry in anaesthesiology. European Academy of Anaesthesiology
17. Sullivan HG, Becker DP (1980) Intracranial pressure monitoring and interpretation. In: Cottrell JE, Turndorf H (eds) Anesthesia and Neurosurgery. Mosby, St Louis Toronto London
18. Zierski J (1977) Die Messung des intrakraniellen Druckes und ihre klinische Anwendung. Medizinelektronik 5:2–7

Aktuelle Fragen in der Therapie des Schädel-Hirn-Traumatisierten

W. Dick und D. Duda

Ziel spezieller Maßnahmen der Intensivbehandlung des schädel-hirn-traumatisierten Patienten ist es vornehmlich, den Primärschaden zu begrenzen und Sekundärschäden zu vermeiden (Hypoxie, Hypotension, intrakranialer Druckanstieg, Herniation, Gefäßabklemmung) bzw. zu beseitigen [11], einen adäquaten mittleren arteriellen Blutdruck und damit einen ausreichenden zerebralen Perfusionsdruck aufrecht zu erhalten.

Grundlage jeder Intensivbehandlung, auch des schädel-hirn-traumatisierten Patienten, ist die allgemeine Grund- und Behandlungspflege. Daneben kommen einige spezielle Verfahren zur Anwendung, die den besonderen Aspekten des Schädel-Hirn-Traumas Rechnung tragen sollen.

Das Repertoir dieser konservativen Therapie beinhaltet physikalische und medikamentöse Maßnahmen.

Physikalische Verfahren

Darunter fallen in erster Linie die kontrollierte Hyperventilation und die Oberkörperhochlagerung.

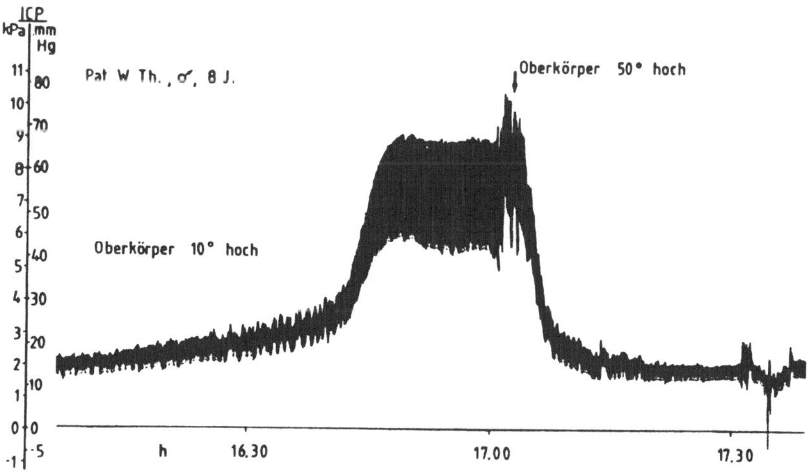

Abb. 1. Einfluß der Oberkörperhochlagerung auf den intrakraniellen Druck. (Aus [11])

Ein seit ca. 100 Jahren bekanntes spezielles Therapieprinzip [6] ist die Oberkörper-hochlagerung; sie dient der Reduktion des intrakraniellen Drucks über eine Verbesserung des venösen Abstroms aus dem Schädel bzw. einer Liquorverlagerung in den Spinalraum [42]. Als optimal kann eine Hochlagerung von 30° gelten [32] (Abb. 1).

Die kontrollierte *Hyperventilation* bis zu einem pCO_2-Wert von 25–30 mmHg [12] bewirkt über die Therapie der respiratorischen Azidose hinaus eine Vasokonstriktion in den gesunden Hirnarealen und führt über eine Reduktion des zerebralen Blutvolumens zur Senkung des intrakraniellen Druckes (Abb. 2), [11].

Der therapeutische Wert der kontrollierten Hyperventilation ist jedoch umstritten. Grenvik konnte bei vergleichenden Untersuchungen keine Unterschiede der Behandlungsergebnisse feststellen, Turner fand gar unter der kontrollierten Hyperventilation einen Anstieg des Sauerstoffverbrauchs, Gottstein warnt vor der unkritischen Routineanwendung der kontrollierten Hyperventilation wegen zerebraler Glucoseverwertungsstörungen.

Untersuchungen von Gisvold haben ergeben, daß im Tierexperiment die prolongierte Paralysierung und kontrollierte Ventilation keinen Effekt auf Ausmaß und Überlebensqualität nach Schädel-Hirn-Trauma hatten. Als Vergleich wurden gewählt prolongierte Paralyse und kontrollierte Beatmung über 48 h gegenüber kontrollierter Paralyse und Beatmung über 4–6 h. Ob diese tierexperimentellen Ergebnisse auf die Intensivtherapie der schädel-hirn-traumatisierten Patienten übertragbar sind, darf bezweifelt werden. Baethmann sowie Maier-Hauff empfehlen ihrerseits, eine kontrollierte Hyperventilation erst dann abzusetzen, wenn der intrakranielle Druck 3 Tage unter 15 mmHg gelegen hat.

Nicht selten ist das Schädel-Hirn-Trauma nur Teil einer Polytraumatisierung oder an ein Schädel-Hirn-Trauma schließt sich ein neurogenes Lungenödem an. Die dann vielfach angewandte PEEP-Beatmung kann ihrerseits zu intrakraniellen Druckanstiegen und systemischem Blutdruckabfällen führen. Solche Verfahren sollten daher an

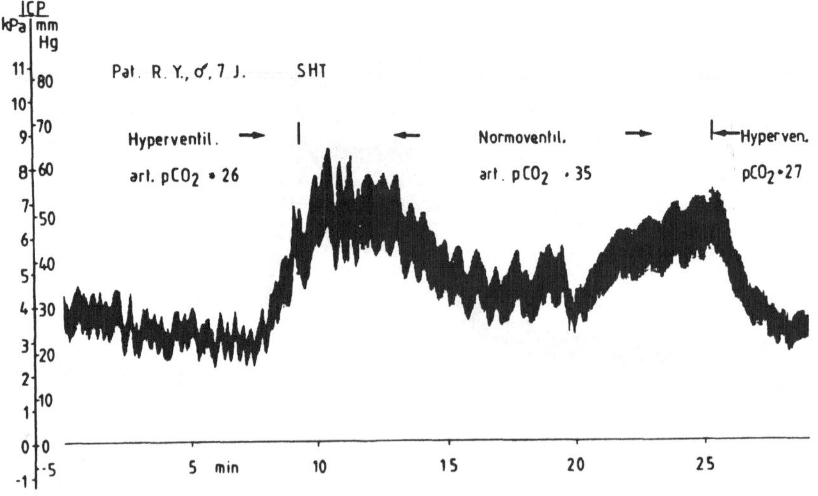

Abb. 2. Einfluß der Ventilation auf den ICP. (Aus [11])

die Überwachung des intrakraniellen Druckes und des systemischen Blutdrucks gebunden sein. Gaab [12, 13] hält allerdings die Beatmung mit positiv endexspiratorischen Drücken bis zu Werten von 10–15 cm H_2O für unbedenklich, eine Hirndruckwelle konnte gar durch akute Überdruckbeatmung abgefangen werden [12, 13]. Er und Kuhl erklären diese Beobachtung mit einer Verminderung des Blutrückstromes bei intrathorakalem Druckanstieg und damit einer akuten Reduktion des Hirnblutvolumens [12, 28, 31].

Ist die kontrollierte Hyperventilation mit positiv endexspiratorischem Druck kombiniert worden, so sollte dieser schrittweise reduziert werden, da andernfalls eine akute Autotransfusion durch abrupten Abfall des positiv endexspiratorischen Drucks ausgelöst werden kann, die ihrerseits zu plötzlichen intrakraniellen Druckanstiegen führen mag.

Medikamentöse Möglichkeiten

Die Prinzipien der medikamentösen Therapie dienen dem Ziel, zusätzlich zu den physikalischen Maßnahmen die Sauerstoffversorgung des Gehirns sicherzustellen, systemische für Normotension herzustellen, den intrakraniellen Druck zusätzlich zu senken; sie wird zudem unter der Vorstellung einer sogenannten „Hirnprotektion" eingesetzt.

Innerhalb des speziellen medikamentösen Repertoirs werden diskutiert:

1. Volumensubstitution und Katecholamine zur Wiederherstellung bzw. Aufrechterhaltung der Normotension;
2. Sedierung und Analgesie;
3. Einsatz von Kortikosteroiden zur Reduktion des traumatischen Ödems;
4. Osmodiurese bzw. Onkodiurese zur Reduktion des Hirnödems;
5. Einsatz von Membranstabilisatoren wie Lidocain oder Diphenylhydantoin;
6. Anwendung von Puffersubstanzen zur Behandlung einer metabolischen Azidose;
7. Einsatz von Kalziumantagonisten.

Zu 1.: Auf die Notwendigkeit, das zirkulierende Volumen und damit den systemischen Blutdruck im Normbereich zu halten bzw. leicht über diesen anzuheben, haben insbesondere Safar und Gisvold hingewiesen. Dies läßt sich entweder durch vorsichtige Applikation von Volumenersatzmitteln oder bzw. und durch den Einsatz von Katecholaminen gewährleisten.

In diesem Zusammenhang ist jüngst von Albright der Begriff der „onkodiuretischen Therapie" eingeführt worden, der Diuretika mit intravasaler Applikation von Hydroxyäthylstärke zur Aufrechterhaltung des zirkulierenden Blutvolumens kombiniert.

Zu 2.: Der Einsatz von Hypnotika und Analgetika dient dem Ziel, den Metabolismus zu dämpfen und die Durchblutung zu selektionieren. Der zusätzliche Einsatz von Analgetika kann ggf. dazu benutzt werden, den erhöhten Sympathikustonus zu dämpfen.

Indikationen für den Einsatz von Hypnotika wie Barbiturate oder Etomidate sehen einige Autoren für alle Formen einer inkompletten Ischämie und für fokale regionale

Durchblutungsstops, wie sie z. B. beim Schädel-Hirn-Trauma vorkommen [26]. Folgende Mechanismen sollen für die Wirkung entscheidend sein:

- Reizabschirmung und damit Schutz vor Hirndruckanstiegen, z. B. bei endotrachealem Absaugen, endotrachealer Intubation, Physiotherapie und Lagerung.
- Unterdrückung bzw. Behandlung von Krampfanfällen, Verminderung des konvulsionsbedingten Hypermetabolismus [4].
- Senkung des zerebralen Sauerstoffbedarfs durch Senkung des zerebralen Stoffwechsels auf ca. 50%. Die intrakranielle Drucksenkung tritt ein durch Verminderung der globalen Hirndurchblutung bzw. des intrakraniellen Blutvolumens [40, 45]. Ein dadurch entstehendes „inverse steal"-Phänomen führt zur Verbesserung der Durchblutung in vorher minder perfundierten Hirnarealen.
- Membranstabilisierung unter Phenobarbital [1, 2], erkenntlich u. a. an der Verminderung des Kaliumausstroms aus ischämischem Gehirn.
- Senkung der zerebralen Glykolyserate und Verbesserung der Glukoseutilisation, dadurch Vermeidung einer intrazellulären Hyperosmolarität [22, 29].

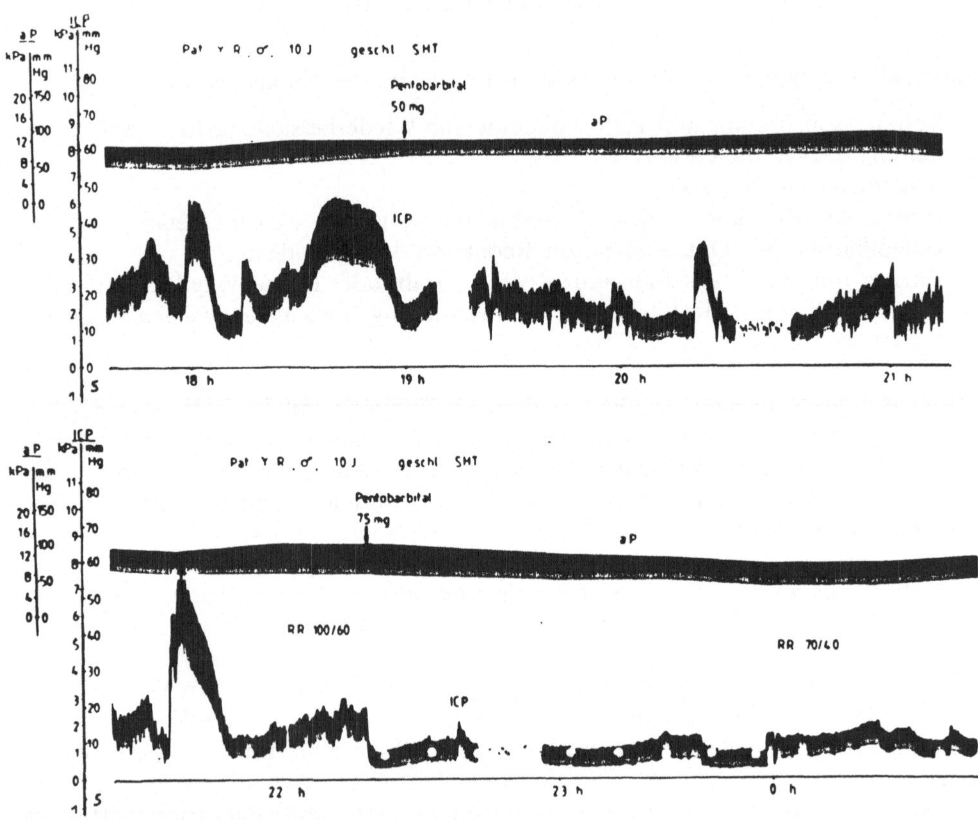

Abb. 3. ICP-Beeinflussung durch Barbiturate. (Aus [11])

Beim behandlungsbedürftigen schädel-hirn-traumatisierten Patienten, der ohnehin einer Sedierung bedarf, eignen sich Hypnotika bestens; sie unterstützen dabei per se die anderweitigen therapeutischen Bemühungen zur Hirndrucksenkung. Auch zur Behandlung bereits eingetretener intrakranieller Druckerhöhungen finden Barbiturate Anwendung (Abb. 3). Bei welcher Dosierung die protektiven Wirkungen auftreten, wird kontrovers beurteilt. In den tierexperimentellen Ergebnissen von Gaab et al. [14] mit Barbituraten scheinen sie an das Vorhandensein der Nebenwirkungen geknüpft zu sein, d. h. sie treten erst auf bei Dosierungen, die eine Atemdepression, einen Blutdruck- und Herzzeitvolumenabfall, einen Temperaturabfall und eine Abnahme der Lungencompliance [7, 41] zur Folge haben.

Angesichts der zum Teil erheblichen hämodynamischen Komplikationen wird einerseits vorgeschlagen, die Dosierung an der Unterdrückung von Krampfaktivitäten oder an der intrakraniellen Drucksenkung auszurichten und das burst-suppression-EEG als äußerstes Dosierungsziel zu betrachten. Wiedemann neigt eher dazu, Barbiturate nur dann einzusetzen, wenn alle anderen Maßnahmen der intrakraniellen Drucksenkung versagt haben, und dies nur unter intrakranieller Druckkontrolle.

Etomidat konnte bis vor kurzem als brauchbare Alternative zu den Barbituraten gelten [24], die Substanz führt zur Reduzierung des zerebralen Sauerstoffverbrauchs und der Hirndurchblutung, desgleichen zur Senkung eines erhöhten intrakraniellen Drucks [37, 39]. Die kardiodepressorischen Nebenwirkungen sind deutlich geringer als bei Barbituraten oder machen sich erst bei größerem Volumenmangel bemerkbar [36]. Wegen der beobachteten fraglichen Nebennierenrindensuppression stehen die entsprechenden Zubereitungen von Etomidat derzeit nicht mehr zur Verfügung.

Zu 3.: Kortikosteroide: Eine ähnlich große Unsicherheit besteht hinsichtlich der Indikationsstellung für Kortikosteroide beim Schädel-Hirn-Verletzten. Die vor einigen Jahren propagierte hochdosierte längerfristige Dexamethasontherapie [8, 19, 20] ist (bei fraglichem therapeutischem Effekt) mit der Gefahr nicht unerheblicher Nebenwirkungen behaftet, wie Magen-Darm-Ulzera, Blutzucker- und Elektrolytentgleisungen, Zunahme der Infektionshäufigkeit, besonders Pneumonien, Kortisonpsychosen etc. [35].

Erwartet wurde von dieser Therapie eine Prophylaxe der Hirnschwellung [19], bedingt etwa durch Schutz der Bluthirnschranke, Verminderung der Freisetzung lysosomaler Enzyme [10]. Klinisch wurde unter sehr hohen Dexamethasondosen eine Abnahme der Hirndruckanstiege über 50 mmHg beobachtet sowie eine Senkung der Gesamtmortalität [19, 20]. Die klinischen Erfolge sind jedoch weniger überzeugend, wenn nicht nur die Überlebensrate allein, sondern auch die Zahl der Apalliker mitberücksichtigt wird. Zudem konnten die klinischen Erfolge nicht von allen Untersuchern bestätigt werden. Auch tierexperimentell ist z. B. eine Applikation von Dexamethason nach dem Trauma ohne therapeutischen Effekt. 1982 berichtet Gaab [11] über eine Studie an Patienten, die jeglichen Effekt der hochdosierten Dexamethasontherapie vermissen ließ.

Ähnliche Beobachtungen machte Grenvik. In den von Solemann im März 1985 veröffentlichten Ergebnissen [43] zeichnet sich gar ab, daß eine Behandlung mit Dexamethason für die Gesamtprognose eine eher ungünstige Wirkung besitzt. In einem Übersichtsartikel aus dem Jahre 1983 in „Emergency Medicine" wird daraufhin gewiesen, daß Kortikosteroidtherapie beim Schädel-Hirn-Trauma ein Analogschluß aus der Behandlung des Hirnödems und der Hirnschwellung nach Hirntumoren sei.

Ein aktueller Kompromiß besteht darin, 100 mg Dexamethason sobald wie möglich nach dem Trauma zu verabreichen, danach jedoch auf jede weitere Kortisontherapie zu verzichten.

Zu 4.: Osmo-Onkotherapie: Als Indikation zum Einsatz von Osmo- und Onkotherapeutika gelten akute Situationen mit erhöhtem intrakraniellen Druck, bei denen z. B. die Zeit zwischen Diagnostik und operativer Therapie bei drohender Mittel- oder Stammhirneinklemmung überbrückt oder bei denen Hirndruckspitzen coupiert werden müssen [12, 19]. Wegen ihrer z. T. inversen Wirkungen (Abb. 4), wie Reboundphänomen, paradoxem Hirndruckanstieg, Tachyphylaxie etc., sind Osmotherapeutika grundsätzlich nur bei intakter Bluthirnschranke, nicht aber bei schrankengestörten Hirnarealen indiziert [5, 12, 17, 38]. Sie verbieten sich also vielfach beim Schädel-Hirn-Trauma per se. Besteht hingegen eine Indikation, so werden am häufigsten Mannitol 20%, Sorbit 40% oder auch die Kombination beider Substanzen sowie zunehmend Glycerin 10%ig eingesetzt. 40%iges Sorbit hat eine sehr hohe Osmolalität und damit ausgeprägte hirndrucksenkende Wirkungen. Diese Wirkungen sind jedoch nur kurz, da die Substanz renal ausgeschieden und rasch über Fructose metabolisiert wird. Eine Stunde post infusionem ist kaum noch Substanz nachweisbar [23].

Mannit 20%ig hat eine geringere Osmolalität, ist weniger ausgeprägt wirksam; die Wirkung setzt später ein, hält aber genauso lange oder länger an, da Mannit nur renal ausgeschieden wird; nach 6 h ist es noch im Blut nachweisbar. Mannit sollte wie Glycerin zur Vermeidung osmotischer Venenwandschäden nur über zentral-venöse Katheter verabreicht werden.

Glycerin 10%ig soll im Vergleich zu allen anderen osmotisch wirkenden Substanzen den Vorteil einer extrem geringen Passage der Bluthirnschranke haben [44], und im Gegensatz zu Mannit- oder Sorbit-Gemischen kaum ein Reboundphänomen hervorrufen. Nach schweren Schädel-Hirn-Trauma wurde zusätzlich eine Normalisierung des erhöhten Glukosespiegels durch Glycerin gesehen. Derzeit ist noch offen, ob dieser Effekt auf einer Stoffwechselwirkung oder auf die Hirndrucksenkung zurückzuführen

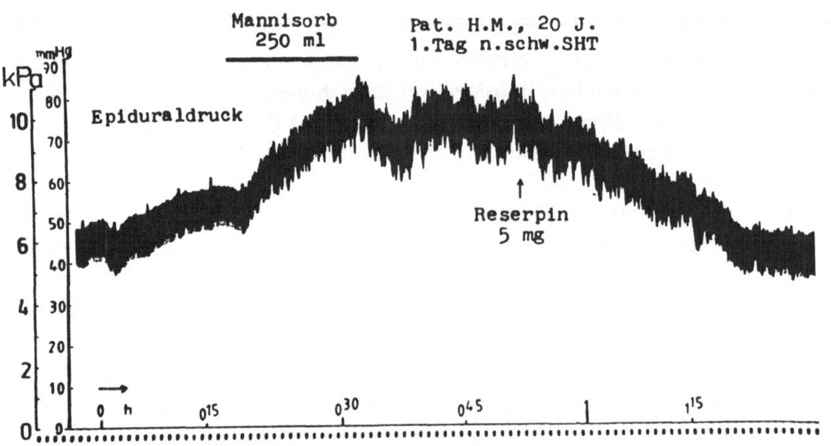

Abb. 4. Inverse Wirkung der Osmotherapie auf den ICP. (Aus [11])

ist [18]. In höheren Konzentrationen birgt Glycerin die Gefahr der osmotischen Hämolyse mit entsprechenden renalen Folgen und die der Intoxikation in sich. Für 10%iges Glycerin in einer Dosierung bis zu 1 g/kg und einer Infusionsgeschwindigkeit von 5 ml/min sind bisher Komplikationen nicht bekannt geworden [18].

Albright et al. haben jüngst anhand tierexperimenteller Untersuchungen das Therapieprinzip der Onkodiurese zur Diskussion gestellt. Sie verabreichten insbesondere bei Polytraumatisierten mit Schädel-Hirn-Trauma zunächst ein kolloidales Volumenersatzmittel wie Hydroxyäthylstärke in der Vorstellung, das intravasale Volumen zu normalisieren und im Anschluß daran durch den Einsatz von Furosemid die Ödembereiche zu dehydrieren. Sie geben vor, mit diesem Procedere die hämodynamischen Folgen der sonst üblichen Flüssigkeitsrestriktion (500–800 ml Defizit/24 h zur Vermeidung einer Ödementwicklung) zu verhindern.

Der intrakranielle Druck allerdings wird weder durch Einzelinjektionen noch durch hochdosierte Infusionen von Furosemid gesenkt [15, 19]. Furosemid wie Azetazolamid (Diamox) senken zwar die Liquorproduktion; dieser Effekt scheint beim Schädel-Hirn-Trauma jedoch ohne Bedeutung zu sein [9].

Im Gegensatz zur Osmotherapie wird durch Zunahme der Blutviskosität zusätzlich die Mikrozirkulation verschlechtert. Saluretika sollten deshalb in der Intensivtherapie des Schädel-Hirn-Traumas nur zur Korrektur einer positiven Flüssigkeitsbilanz dienen [19].

Zu 5.: Einsatz von membranstabilisierenden Medikamenten: Diphenylhydantoin gilt als Medikament mit membranstabilisierenden Eigenschaften und als Antikonvulsivum. Durch Abschwächung eines ischämiebedingten Kaliumausstroms soll es in der Lage sein, die Ausbildung eines zytotoxischen Zellödems zu verhindern [3]. Diese Aussage wurde für Situationen nach zerebraler Anoxie getroffen; inwieweit sie für schädelhirn-traumatisierte Patienten Gültigkeit besitzt, ist ungeklärt.

Auch das Lokalanästhetikum Lidocain vermag den Kaliumausstrom um ca. 50% zu senken. Die für diese Zwecke empfohlene Dosierung von 160 mg/kg [2] erscheint jedoch wegen kardialer Auswirkungen nicht vertretbar. Zur Vermeidung akuter Hirndruckanstiege wird die Substanz vor einer endotrachealen Intubation oder Umintubation als Bolus bis zu 100 mg intravenös verabreicht [10].

Zu 6.: Puffertherapie: Metabolische wie respiratorische Azidosen gefährden den schädel-hirn-traumatisierten Patienten durch Erhöhung der zerebralen Durchblutung und Anstieg des intrakraniellen Drucks. Während die respiratorische Azidose durch die kontrollierte Hyperventilation beseitigt wird, kommen für die Therapie der metabolischen Azidose neben Natriumbikarbonat insbesondere Trispuffer in Betracht. Natriumbikarbonat führt ganz generell zur Erhöhung der Osmolalität, zu intrakraniellen Druckanstiegen und zu Hirnblutungen. Der intrakranielle Druckanstieg in der Frühphase nach einem Schädel-Hirn-Trauma ist weniger durch ein Gewebsödem als vielmehr durch Verlust der vasogenen Autoregulation bedingt, dadurch ist wiederum eine zerebrale Hypervolämie mit entsprechenden Auswirkungen auf den intrakraniellen Druck möglich [30].

Auslösende Faktoren für die Vasoparalyse sind neben lokaler Schädigung in Form einer Kontusion eine Steigerung der anaeroben Glykolyse als Ausdruck einer diffusen Dysregulation. Die Akkumulation saurer Valenzen wiederum führt zur azidotischen

Vasoparalyse – ein Circulus vitiosus entsteht. Beim Polytraumatisierten kommt eine extrazerebrale Azidose hinzu [33].

Bei gleicher Dosierung von Bikarbonat und Trispuffer in Höhe von 1 mmol/kg ist unter Tham ein signifikanter intrakranieller Druckabfall festzustellen, nicht jedoch unter Bikarbonat (33). Darüber hinaus konnte die Arbeitsgruppe um Gaab [14, 16, 25] eine geringere Ödemausbildung auch im geschädigten Gebiet nachweisen. Der Mechanismus der Trispufferwirkung besteht aus mehreren Komponenten:

- Trispuffer vermag aus dem Intravasalraum in intra und extrazelluläre Verteilungsräume zu penetrieren und dort die azidotische Stoffwechsellage und damit auch das Gewebsödem zu bessern.
- Anders als mit Bikarbonat entsteht bei der Pufferreaktion kein freies CO_2, das abgeatmet bzw. ventiliert werden müßte.
- Der Gefäßtonus normalisiert sich, die intrazerebrale Hypervolämie und der intrakranielle Druck nehmen ab.

Unter Trispuffer konnten bei sonst therapieresistenter Hirnschwellung noch positive Effekte beobachtet werden [19].

Gewarnt werden muß vor der Trispufferanwendung ohne kontrollierte Ventilation. Unter Spontanatmung muß, bedingt durch Atemdepression, mit einer zusätzlichen Schädigung durch Hypoxie gerechnet werden [14, 16, 25].

Zu 7.: Für Kalziumantagonisten werden 2 günstige Effekte beschrieben:

- die Substanz verhindert einen Vasospasmus in der Reperfusionsphase nach kardiozerebraler Reanimation [46],
- die Substanz hemmt die kalziumvermittelte Aktivierung des Enzyms Phospholipase in den Neuronen; dadurch soll wiederum die Freisetzung von freien Fettsäuren aus Membranen reduziert und so eine Gewebsschädigung günstig beeinflußt werden [47].

So positiv diese beiden Eigenschaften theoretisch sind, für den Einsatz beim Schädel-Hirn-Trauma haben Kalziumantagonisten den entscheidenden Nachteil der reaktiven intrakraniellen Drucksteigerung [21]. Das gilt für den alten Kalziumantagonisten Verapamil ebenso wie für das sogenannte „hirngefäßspezifische" Nimodipin. Der zerebrale Perfusionsdruck wird um 30% reduziert [35]. Die Gabe von Kalziumantagonisten beim Schädel-Hirn-Trauma kann deshalb derzeit nicht befürwortet werden.

Selten sind die intensivtherapeutischen Bemühungen beim Schädel-Hirn-Verletzten nur auf den „Kopf" ausgerichtet. Besondere Probleme wie Diabetes insipidus, Verbrauchskoagulopathie nach Schädel-Hirn-Trauma oder zerebraler Ischämie [27, 34], neurogenes Lungenödem, Hirndruckverhalten unter Dialyse seien der Vollständigkeit halber erwähnt. Auch die Tatsache, daß ca. 30% der Schädel-Hirn-Traumen mit einer Thoraxverletzung verknüpft sind, weist auf die komplexe Aufgabe hin, die sich dem Intensivmediziner bei der Diskussion spezieller intensivtherapeutischer Maßnahmen des schädel-hirn-traumatisierten Patienten stellt.

Literatur

1. Astrup J, Nordström CH, Rehncrona S (1977) Rate of rise in extracellular potassium in the ischaemic rat brain and the effect of preischemic metabolic rate: eveidence for a specific effect of phenobarbitone. Acta neurol scand 56 Suppl 64:148
2. Astrup J, Møller W, Sørensen P, Rahbeck Sørensen H (1981) Inhibition of cerebral oxygen and glucose consumption in the dog by hyperthermia, Pentobarbital and Lidocaine. Anesthesiology 55:263
3. Artru AA, Michenfelder JD (1981) Anoxic cerebral potassium accumulation reduced by Phenytoin: mechanism of cerebral protection? Anaesth Analg 60:41
4. Brennan RW (1978) Resuscitation from metabolic coma and encephalitis. Crit Care Med 6:228
5. Baethmann A (1979) Das Hirnödem mechanischer, zirkulatorischer, osmotischer, metabolischer und toxischer Genese. In: Ahnefeld FW et al. (Hrsg) Der bewußtlose Patient pp 56–75, Springer, Berlin Heidelberg New York
6. Bergmann EK (1980) Die Lehre von den Kopfverletzungen. In: Billroth Th, Luecke G (Hrsg) Deutsche Chirurgie. Lieferg 30, Enke, Stuttgart
7. Bruce DA, Raphaely RA, Swedlow D, Schut L (1980) The effectiveness of iatrogenic barbiturate coma in controlling ICP in 61 children. In: Shulman K et al. (eds) Intracranial pressure IV pp 630–632. Springer, Berlin Heidelberg New York
8. Faupel G, Reulen HJ, Müller D, Schürmann K (1977) Clinical-double blind study on the effects of dexamethasone on severe closed head injuries. Advances in Neurosurgery 4:220–223
9. Fuhrmeister U, Berndt SF (1976) Pathophysiologie, Klinik und Therapie des Hirnödems. Dtsch Ärztebl 73:1601–1607
10. Frost EAM (1984) Kontrolle des intrakraniellen Druckes. Klinische Anästhesie. Current Reviews 2, Kapitel 9
11. Gaab MR (1982) Schädelhirntrauma und intrakranieller Druck. In: Busche K-A, Weis K-A (Hrsg) Schädel-Hirn-Trauma. MMM 54, Bibliomed Medizin, Melsungen
12. Gaab MR, Bushe KA (1981) Die Behandlung der intrakraniellen Drucksteigerung. Intensivbehandlung, 6:34–52
13. Gaab MR (1980) Die Registrierung des intrakraniellen Druckes. Grundlagen, Techniken, Ergebnisse und Möglichkeiten. Habil-Schrift, Würzburg, Fachbereich Medizin
14. Gaab MR, Herrmann F, Kerscher J, Rausch K, Lochner J, Pflughaupt KW (1979) Comparison of the effects of Dexamethasone, Barbiturate and THAM on experimental brain edema. Acta Neurochir Suppl 28:493–497
15. Gaab MR, Knoblich OE, Schupp J, Herrmann F, Fuhrmeister U, Pflughaupt KW (1979) Effect of Furosemid (Lasix) on acute severe experimental cerebral edema. J Neurology 220:185
16. Gaab M, Knoblich OE, Fuhrmeister U (1979) Effect of THAM on tissue edema parameters, EEG and ICP in brain edema: an experimental and clinical study. Acta Neurol Scand Suppl 60:400
17. Gaab M, Knoblich OE, Schupp J, Dietrich K, Fuhrmeister U, Gruss P (1978) Wirkung unterschiedlicher Osmo- und Onkotherapie auf Hirndruck und elektrische Hirnaktivität beim experimentellen Hirnödem. Acta Neurochir 40:203–221
18. Gaab M, Pflughaupt KW (1977) Untersuchungen zur intravenösen Glycerintherapie beim Hirnödem. Acta Neurochirurgica 37:17–31
19. Gobiet W (1979) Intensivtherapie nach Schädel-Hirn-Trauma. Springer, Berlin Heidelberg New York
20. Gobiet W, Bock WJ, Liesegang J, Grote W (1976) Treatment of acute cerebral edema with high dose of dexamethasone. In: Beks JWF, Bosch DA, Brock M (eds) Intracranial pressure III pp 231–235, Springer, Berlin Heidelberg New York
21. Guggiari M, Guillaume A, Dagreou F, Philippion J, Viars P (1983) Intracranial pressure (ICP) and hemodynamical effects of a new calcium blocking agent, Nimodipine. Anesthesiology 59:A357
22. Hakim AM, Moss G (1976) Cerebral effects of barbiturate shift from „energy" to synthesis metabolism for cellular viability. Surg Forum 27:497
23. Halmágyi M (1970) Veränderungen des Wasser- und Elektrolythaushaltes durch Osmotherapeutika. Anaesthesiology and Resuscitation 46
24. Hempelmann G, Lieben V, Klug N (1982) Möglichkeiten der Hirnprotektion unter besonderer Berücksichtigung von Etomidate (Hypnomidate). Notfallmed 8:83

25. Herrmann F, Gaab M, Pflughaupt KW, Gruß P (1981) Medikamentöse Therapie beim experimentellen Hirnödem. Neurochirurgia 24:39
26. Heuser D (1982) Möglichkeiten und Grenzen zerebraler Protektion – Versuch einer Bestandsaufnahme. Anästh Intensivmed 23:315–324
27. Hossmann K-A, Hossmann V (1977) Coagulopathy following experimental cerebral ischemia. Stroke 8:249–253
28. Kuhl DE, Alavi A, Hoffmann EJ, Phelps ME, Zimmermann RA, Obrist WD, Bruce DA (1980) J Neurosurgery 52:309–320
29. Lowry OH, Greenberg JJ, Uzzell B (1964) Effects of ischaemia in known substrates and cofactors of the glycolytic pathway in the brain. J Biol Chemistry 239:18
30. Miller JD (1981) Brain edema as a result of head-injury: fact or fallacy? In: Vlieger M de, Lange SA, Beks JWF (eds) Brain edema. Wiley, New York Chichester Brisbaine Toronto
31. Overgard J, Tweed WA (1974) J Neurosurg 41:531–541
32. Pfenninger E, Mehrkens HH, Lindner K-H (1984) Akutes SHT: Möglichkeiten und Grenzen der Oberkörperhochlagerung. Notfallmed 10:1061–1068
33. Pfenninger E, Mehrkens HH, Ahnefeld FW (1984) Tierexperimentelle Studie zur Beeinflussung des erhöhten intrakraniellen Druckes durch THAM (Trishydroxymethylaminomethan) und Natriumbikarbonat. Anästh Intensivther Notfallmed 19:179–183
34. Pfenninger E, Kilian J, Repkewitz D, Schleinzer W (1983) Verbrauchskoagulopathie nach akutem Schädel-Hirn-Trauma kann tödlich enden. Klinikarzt 12:294–313
35. Pitts LH, Kaktis JV (1980) Effects of Megadose steroids on ICP in traumatic coma. In: Shulmann K, Marmaron A, Miller JD, Becker DP, Hochwald EM, Brock M (eds) Intracranial pressure IV. pp 638–642. Springer, Berlin Heidelberg New York
36. Prior JGL, Hinds CJ, Williams J, Prior P (1983) The use of Etomidate in the management of severe head injury. Int Care Med 9:313–320
37. Renau AM, Vernhiet J, Macrez P, Constant P, Billerey J, Khadaroo MY, Caillé M (1978) Cerebral blood flow and metabolism during etomidate anaesthesia in man. Br J Anaesth 50:1047
38. Sahs AL, Hartmann EC (eds) (1977) Report of joint committee for stroke resources. XV. Brain edema in stroke. Stroke 8:509–540
39. Schulte am Esch J, Pfeiffer G, Thierig J (1978) Der Einfluß von Etomidate und Thiopental auf den gesteigerten intrakraniellen Druck. Anaesthesist 27:71
40. Shapiro HM, Wyte SR, Harris AB, Galindo A (1972) Acute intraoperative intracranial hypertension in neurosurgical patients: Mechanical and pharmacologic factors. Anesthesiology 37:399
41. Shidemann FE (1961) Clinical pharmacology of hypnotics and sedatives. Clin Phramacol Ther 2:313–344
42. Shulmann K (1978) Pressure/Volume-relationships in intracranial disease. Z Kinderchir 5:289
43. Solemann W-P, Hussein S. Stoeke D (1985) Behandlungsergebnisse von schwerem SHT mit und ohne Dexamethasontherapie. Neurochirurgia 28:46–50
44. Waterhouse JM, Coxon RV (1970) The entry of glycerol into brain tissue. J neurol sci 10:305–311
45. Wechsler RL, Dripps RD, Kety SS (1951) Blood flow and oxygen consumption of the human brain during anaesthesia produced by thiopental. Anesthesiology 12:308
46. White BC, Wingear CD, Wilson RF, Krause GS (1983) The Journal of Trauma 23:788
47. White BC, Winegar CD, Wilson RF, Hoehner PJ, Trombley JH (1983) Crit Care Med 11:202

Prognoseparameter

K. Steinbereithner

Das schwere Schädel-Hirn-Trauma (SHT) gehört anerkanntermaßen zu jenen Krankheitsbildern, deren intensivmedizinische Betreuung einen unerhört hohen pflegerischen und ärztlichen Aufwand erfordern. Ebenso arbeits-, vor allem aber kostenintensiv sind die Rehabilitationsmaßnahmen (auch mit dem Ziel sozialer Wiedereingliederung) nach Überstehen der Akutsituation, wobei der Ausdruck „Danaergeschenk der Medizin" Skepsis und Frustration gerade bezüglich dieser Phase klar erkennen läßt. Diese Situation hat dazu geführt, daß vor allem das letzte Dezennium durch eine intensive Suche nach prognostischen Kriterien gekennzeichnet ist, die frühzeitig eine verbindliche Aussage über akute und definitive Heilungsaussichten ermöglichen sollen (daß dieses Anliegen auch andere Formen schwerer zerebraler Schädigung einschließt, sei hier nur angedeutet). – Zweck der folgenden Ausführungen soll es sein, eine Übersicht der gegenwärtig verfügbaren Prognosehilfen im weitesten Sinne zu geben (wobei modernste appartiv-diagnostische Möglichkeiten zumindest kursorisch mit einzubeziehen sind). Es versteht sich von selbst, daß zahlreiche dieser Parameter neben ihrer Vorhersagequalität einer Fülle anderer Ziele dienstbar gemacht werden können und sollen: Aus deren Auflistung in Tabelle 1 sei vor allem der Therapievergleich auf Basis definierter Ausgangskriterien hervorgehoben.

Aus systematischen Gründen scheint es angebracht, zwischen vorausschauenden Parametern der Frühphase und solchen der chronisch rehabilitativen Periode zu unterscheiden.

Tabelle 1. Prognostische Kriterien beim SHT – Zielsetzung

- Selektion/Triage (speziell bei Schwerstverletzten → Hirntod)
- Entscheidung über „Intensität" von Behandlung und Überwachung
- Beurteilungs- und Indikationsbasis strittiger, evtl. konkurrierender Therapieverfahren
  (z.B. Beatmung, Steroide, Barbiturate usw.)
- Verhütung zu erwartender Komplikationen (Hirndruck)
- Abschätzung des Rehabilitations-„Bedarfes"
- Beratung der Angehörigen (und Patienten?)

Tabelle 2. Parameter der Akutphase

1. Komatabellen	5. CT-Scan und verwandte Verfahren
2. Lebensalter	6. Hirndurchblutung und -stoffwechsel
3. Arterieller Blutdruck	7. Blutgase
4. Verhalten des intrakraniellen Druckes (ICP)	8. Liquorchemie

Parameter der Akutphase (Tabelle 2)

Komatabellen: Baethmann [1] hat mit Nachdruck die „quantitative Bestimmung von neurologischen und Bewußtseinsdefiziten" an die Spitze zerebraler Überwachungsmaßnahmen gestellt, zumal ihr auch ein eminenter prognostischer Stellenwert zukommt. So allgemein heute die Notwendigkeit derartiger Quantifizierungsschritte akzeptiert wird, so divergent sind die vorgeschlagenen Schemata. Bozza-Marrubini [3], Sporn [33] u. a. haben zu Recht kritisiert, daß in den verschiedenen „Scores" zwischen 3 und 25 Kategorien (bzw. 15 bis 100 Variable) beurteilt werden, je nachdem, ob Fachneurologen klinisch-wissenschaftliche Fragestellungen bearbeiten wollen oder leicht

Tabelle 3. Komaklassifizierung der WFNS. (Nach Brihaye et al. [4])

   I: Bewußtlos *ohne* zusätzliche neurologische Störungen
  II: Bewußtlos *mit* zusätzlicher Lähmung, Anfällen und/oder Anisokorie
 III: Bewußtlos mit zusätzlichen Streckreaktionen mindestens einer Extremität, evtl. Störungen der Augenmotorik
  IV: Bewußtlos mit schlaffem Muskeltonus, Pupillen weit und reaktionslos, doch Spontanatmung erhalten

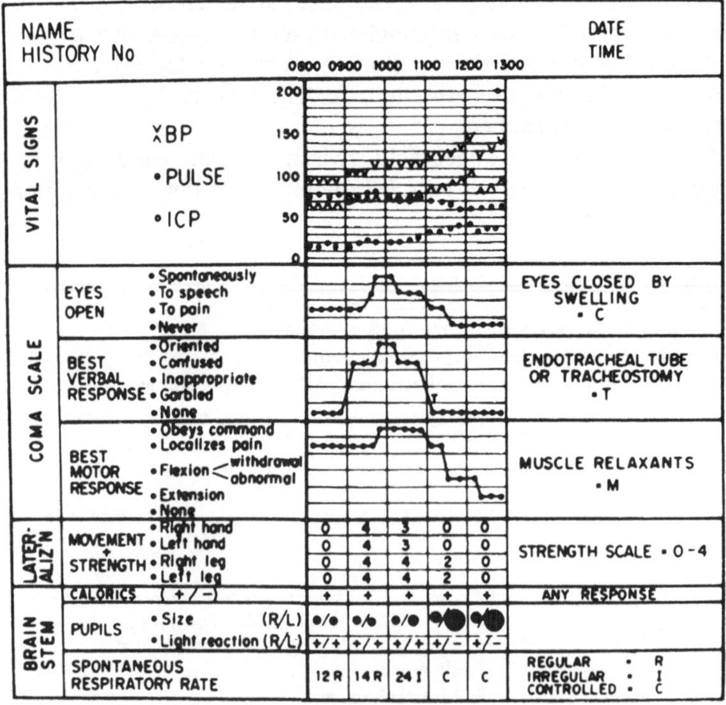

Abb. 1. „Coma-Scale". (Nach Marsh et al. [11])

praktikable Arbeitsbehelfe für Schwestern und nichtspezialisierte Ärzte angeboten werden. Die derzeit größte Verbreitung genießen die kontinentaleuropäische Klassifizierung der WFNS nach 4 Komastadien unter Einbeziehung neurologischer Störungen steigenden Schweregrades von Brihaye, Frowein et al. [4] (s. Tabelle 3) und die von Jennett und Teasdale (Jennett et al. [16], Teasdale und Jennett [36]) entwickelte „Glasgow Coma Scale". Letztere bewertet, was teilweise bemängelt wurde, die Komatiefe gewissermaßen indirekt anhand der Fähigkeit, auf Reize die Augen zu öffnen und verbal bzw. motorisch zu reagieren. Da Analysen der Glasgower Gruppe die zusätzliche große Bedeutung von okulomotorischen und Pupillensymptomen erkennen ließen (Erholung nur bei jeweils 5% der Patienten mit fehlenden Augenbewegungen und/ oder Pupillenstarre), wurden diese Parameter von Marsh et al. [23] (Abb. 1) gemeinsam mit Lateralisations- und Hirnstammzeichen in die Bewertung mit einbezogen; ähnliches gilt für die Innsbrucker Komaskala (Gerstenbrand et al. [19]).

Wir möchten von wertenden Vergleichen absehen, jedoch betonen, daß wir numerische Skalierung für unerläßlich, Vereinheitlichung und Vereinfachung - speziell für die Alltagsroutine - als dringend geboten erachten (Steinbereithner und Bergmann [34]), da nur so eine Basis für relevante Vergleiche gefunden werden kann. Daß sich aus den genannten Skalen durchaus vergleichbare Aussagen ergeben können, sei anhand der 24-Stunden-Daten kurz ausgeführt: Nach der WFSN-Skala liegt innert 24 h bei Komatiefe IV die Mortalität bei 100% (Stufe III: 54%), im Glasgowschema hat Score 3 nicht nur beim SHT, sondern auch beim „medizinischen Koma" (Plum und Caronna [28]) eine absolut infauste Prognose, auch einem Totalscore 4 folgte niemals zufriedenstellende Erholung; bei Gerstenbrand et al. [11] liegt die Überlebensgrenze bei 6 Punkten. - Sinngemäß hat daher auch Gaab [10] versucht, ein Äquivalenzschema für WFSN- und Glasgow-Skala zu erarbeiten (Tabelle 4).

Lebensalter: So sehr in letzter Zeit bei Statistiken aus größeren ICUs versucht wurde, die Bedeutung des „Letalfaktors Alter" zu bagatellisieren, so bleibt er beim SHT unerbittlich präsent: Unabhängig vom Verletzungsgrad scheinen 60 Jahre eine entscheidende Grenze darzustellen (Tabelle 5), bei längerer Komadauer verschiebt sich dieser Wert weiter nach unten (Tabelle 6), gleiches gilt für gesteigerten Hirndruck. - Die echte „Scheidelinie" dürfte sogar zwischen 25 und 30 Jahren liegen, wenn man rezenten Angaben von Gaab [9] bzw. Frowein et al. [8] glauben darf (wobei letztere durchaus ältere Beobachtungen von Lecuire et al. [21] bestätigen).

Arterieller Blutdruck: Dieser ohne besonderen Aufwand bestimmbaren Meßgröße wurde u.E. in den letzten Jahren ein viel zu geringer Wert beigemessen. Da im Tierversuch (Langfitt und Obrist [19]) das SHT weitgehend regelmäßig mit *Hyper*tension

Tabelle 4. Vergleich zwischen WFNS-Komaskala und Glasgow Coma Scale. (Nach Gaab [10])

Komastadien	Glasgow-Scale
1	8–9
2	5–7
3	4
4	3

Tabelle 5. SHT-Mortalität und Alter (ohne Berücksichtigung des Schweregrades)

Autoren	Alter	n	verstorben %
Lehmann 1966	>65	75	84
Jennett et al. 1977	>60	91	88
Frowein et al. 1985	>60	56	79

Tabelle 6. Überleben in Abhängigkeit von Alter und Komadauer

Autoren	Alter	Komadauer	Mortalität %
Lehmann (1966)	>50	>10 d	100
Carlson et al. (1968)	>50	> 5 d	100
Heiskanen & Sipponen (1980)	>60	>24 h	100

Tabelle 7. Bedeutung der Hypotension (RR syst. <90 mmHg bei Aufnahme) für die Prognose des SHT. (Nach Miller [25])

Beobachtungsserie	n (% Mortalität)	RR <90 (% Mortalität)
USA (1976–1980)	225 (34)	34 (65)
Großbritannien (1981)	93 (45)	15 (87)

einhergeht – eine speziell bei gleichzeitig bestehendem Hirndruck durchaus uner-wünschte Erscheinung – war man klinisch eher geneigt, einen traumatischen bzw. blu-tungsbedingten Druckverlust zumindest kurzfristig zu tolerieren. Es ist u.a. das Ver-dienst von Miller [25], jüngst wieder auf die deletären Folgen (partielle Ischämie, Ver-lust der Gefäßautoregulation, schlechte Reperfusion bis zum „no reflow") einer arte-riellen Hypotension (Tabelle 7) nachdrücklich hingewiesen zu haben. Während mit einem Komascore in der Regel durchaus bis zum Ende der Erstversorgung zugewartet werden kann (ungefähre Grenze 6 h), sollte die Forderung nach sofortiger Kreislauf-beurteilung bei Einlieferung unbedingt wieder mehr Beachtung finden.

Verhalten des intrakraniellen Druckes (ICP): Zu wesentlichen Details des Hirndruck-monitorings darf auf das Referat von Cunitz verwiesen werden. Ohne hier das Indika-tionsproblem erneut aufzuwerfen, glauben wir, daß die Messung des ICP heute noch viel zu selten eingesetzt wird, obwohl sie ein wesentlicher Behelf zur Erkennung von

Komplikationen (und damit der Operationsindikation) sowie zur Therapiesteuerung ist (Wiedemann [40], Gaab [9]). Prognostisch erscheinen vor allem 3 Gesichtspunkte von beträchtlicher Relevanz:

- Erhöhte ICP-Werte trüben die Aussichten entscheidend (Miller: Mortailitätssprung bei Überschreiten eines Hirndrucks von 40 mmHg; vgl. Tabelle 8 und auch Abb. 2), allerdings sind die eigenen Maßzahlen für einen derartigen Vergleich zu klein.
- Therapieresistente ICP-Anstiege auf mehr als 30 mmHg, speziell vom A-Wellen-Typ, haben eine extrem schlechte Prognose (Moss et al. [26]).
- Ein „Normaldruckkoma" längerer Verlaufsdauer spricht für schwere primäre Hirnstammschädigung (im Vergleich dazu ist die Prognose einer Hirnstammeinklemmung deutlich schlechter; vgl.Gaab [9]).

Ab dem 6. Tag nach dem Trauma wird die ICP-Kontrolle zunehmend wertlos.

CT-Scan usw.: So selbstverständlich heute in größeren Zentren eine frühzeitige CT-Untersuchung als Routinemaßnahme zur Diagnose von epi- bzw. subduralen Hämatomen, Kontusionen, Blutungen – speziell intraventrikulär (deren aggressive Therapie damit erst möglich wurde!) – Ödembezirken usw. anzusehen ist, so wird die prognostische Wertigkeit dieser Frühbefunde noch eher zurückhaltend beurteilt (van Dongen und Braakman [40]). Die lokalisatorische und sonstige Differenzierung multipler Kon-

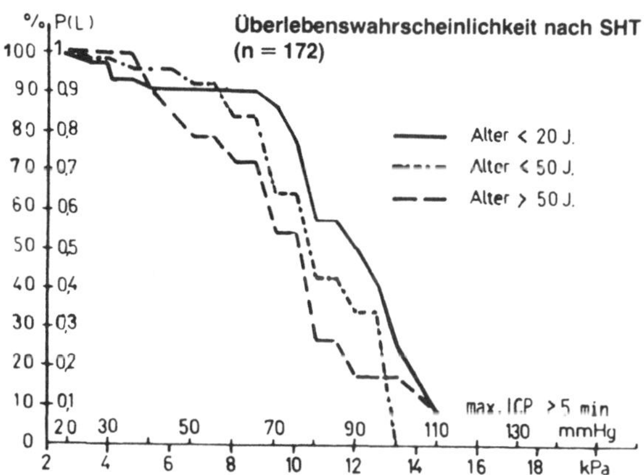

Abb. 2. Zur Beziehung zwischen Überlebensrate und intrakraniellem Druck beim Schädel-Hirn-Trauma. Man beachte die Verschiebung des „Prognoseknicks" mit steigendem Alter. (Nach Gaab [9])

Tabelle 8. Sterblichkeit des SHT in Relation zum intrakraniellen Druck. (Nach Miller [25])

ICP (mm Hg)	n (%)	Mortalität (%)
0–20	95 (47)	19
21–40	67 (33)	28
41–80	39 (20)	79
	201 (100)	34

tusionen und speziell basaler intrazerebraler Hämatome im Sinne von Lanksch et al. [20] könnte allerdings in Zukunft noch ihren Wert erweisen. Inwieweit neuere Konkurrenzverfahren, wie Kernspinresonanztomographie oder evtl. Enzephalographie-Compoundtechnik verfeinerte strukturanalytische Aussagen ermöglichen werden, bleibt abzuwarten.

Hirndurchblutung und -stoffwechsel: Dieser Problemkreis, heute noch, von Ausnahmen abgesehen, weitgehend als „Science fiction" anzusehen, sei im Abschnitt: „Chronische Phase" besprochen, bringt doch bisher zumindest die einfache Durchblutungsmessung außer bei extremen Abfällen in der Akutphase keine vorausblickenden Hilfen (Cold und Jensen [6], Langfitt et al. [18]).

Blutgase: Die Einengung der zerebralen av-DO_2, von einer Reihe von Autoren (u. a. im eigenen Arbeitskreis von Tschakaloff et al. [38]) als Akutparameter sistierenden Hirnstoffwechsels bzw. drohender Einklemmung forciert, hat heute nur dort Bedeutung, wo eine ICP-Messung nicht möglich ist.

Nichts von ihrer Bedeutung eingebüßt hat hingegen die von Frowein und uns (Übersicht bei Steinbereithner und Bergmann [34]) seit langem geforderte paO_2-Bestimmung. Erstwerte von weniger als 50 Torr (ca. 6,5 kPa) werden nur in Ausnahmefällen überlebt, auch das Ausbleiben einer Besserung der Hypoxämie unter Sauerstoffzufuhr ist ein kritisches Zeichen. – Daß eine reduzierte O_2-Transportkapazität (Hk weniger als 30) gleichfalls die Überlebenschancen einschränkt, hat kürzlich wieder Miller [25] betont.

Liquorchemie: Ein foudroyanter Anstieg des BB-Isonenzyms der Kreatinkinase (bis auf das 20 bis 100fache) im Liquor innerhalb 18 h spricht für ausgedehnten Gewebsuntergang (Vaagenes et al. [39]), es fehlen hiezu aber bisher systematische Studien, auch eigene Untersuchungen waren nicht übermäßig vielversprechend (Blutbeimengungen, Punktionsschwierigkeiten bei erhöhtem Hirndruck usw.).

Prognostische Kriterien der chronischen Phase (Tabelle 9)

Hat ein SHT-Patient nach etwa 2–3 Wochen ohne entscheidende Besserung eine Art von „steady state" im Sinne eines apallischen Syndroms erreicht, so gilt es zu prüfen, ob dies Verfassung, die Wochen bis Monate andauern kann, als „Durchgangsstadium" mit Hoffnung auf spätere Remission oder als „persistierender vegetativer Endzustand" anzusehen ist. Die Absicherung letzterer Aussage, also der Irreversibilität (aus der sich dann etwa die Frage nach einem „Verzicht auf besondere lebenserhaltende Maßnah-

Tabelle 9. Prognostische Kriterien der chronischen Phase

1. Komaskalierung (Verlauf)
2. CT und andere bildgebende Verfahren (NMR, Echo usw.)
3. Hirndurchblutung und -stoffwechsel
4. EEG und evozierte Potentiale
5. Biochemische Kenngrößen

men" im Sinne der Schweizerischen Akademie der Medizinischen Wissenschaften rechtfertigen ließe), bedarf verständlicherweise besonderer Sorgfalt. Welche unterstützenden Untersuchungen stehen uns hier zur Verfügung?

Komaskalierung (Verlauf): In den angesprochenen Situation ist „Scoring" nur bedingt hilfreich, sieht man davon ab, daß damit die Voraussagen der Frühphase (natürlich untersützt durch sorgfältig vergleichende neurologische Längsschnittuntersuchungen) verifiziert oder aber relativiert werden können. Aus derartigen Verlaufsstudien konnten z. B. Gerstenbrand et al. [11] ableiten, daß bei Nichterreichen einer Skalierung 11 (von 23) im Spätverlauf ein Überleben ausgeschlossen ist.

CT und andere bildgebende Verfahren (NMR, Echo usw.): Ein unseres Erachtens recht aussagekräftiger Längsschnittbefund ist die Feststellung zunehmender Ausweitung der Liquorräume nach SHT. War dies früher nur mühsam als Einzelerhebung mit Hilfe der Pneumenzephalographie aufzudecken, so kann sie heute durch wiederholte Computer-Tomographie ohne Belastung des Patienten verifiziert werden. Da praktisch jedes schwere SHT mit Ventrikelerweiterungen mäßigen Grades einhergeht (Kunst und Weinmann [17]), läßt nur eine kontinuierliche Zunahme durch mehrere Monate die Aussage „progrediente Hirnatrophie" zu. Daneben vermag man Resthöhlen und dergl. ebenso wie diffuse Läsionen unschwer zu erfassen.

Hirndurchblutung und -stoffwechsel: Das einschlägige Instrumentarium hat in letzter Zeit erhebliche Bereicherung erfahren. Bereits 1972 hatte unsere Gruppe gemeinsam mit Heiss [13] zeigen können, daß eine Herabsetzung der Hirndurchblutung auf weniger als 50% der Norm (also weniger als 25 ml/100 g/min) über allen Untersuchungsfeldern, verbunden mit Änderung der Durchblutungsverteilung in Richtung weiße Substanz, als Zeichen dafür zu werten ist, daß es sich beim vorliegenden apallischen Syndrom um einen Endzustand handelt. Kann ein solcher Befund wenigstens zweimal im Abstand von einem Monat nachgewiesen werden, so gilt dies als negative Entscheidungsgrundlage.

Ähnliches gilt für den Sauerstoffverbrauch. Hier hatte Ingvar [14] bereits 1973 Werte um 1,0 ml/100 g/min als Grenzwerte des zerebralen O_2-Verbrauches und als Ausdruck der Irreversibilität des zugrundeliegenden Prozesses definiert.

Das neue Verfahren der Positronenmissionstomographie (PET) gestattet es nun, Hirn-Sauerstoffverbrauch, Glukogramm und zentrale Durchblutung gleichzeitig zu erfassen und den Verlauf einer eventuellen Entkopplung von Perfusion und Stoffwechsel systematisch zu verfolgen.

Dies sowie die Möglichkeit, in naher Zukunft neben dem regionalen zerebralen Blutvolumen (was für die Erforschung posttraumatischer Zustände mit intrakranieller Hyperämie von größter Bedeutung erscheint; vgl. Langfitt und Obrist [19]) auch Gewebs-pH und CO_2-Gehalt routinemäßig bestimmen zu können, gab Raichle [29] schon 1975 Anlaß zur Hoffnung, das Zusammenspiel hämodynamischer, biochemischer, struktureller und metabolischer Faktoren im Spät- bzw. Heilungsstadium der Hirnläsion zu erfassen und daraus therapeutische Konsequenzen abzuleiten. Sicher erscheint dieser Optimismus derzeit übertrieben, es liegen noch Jahre des „mapping" und der Datensammlung vor uns; derzeit wissen wir, um Langfitt und Obrist zu zitieren, auf allen diesen Gebieten „noch recht wenig".

EEG und evozierte Potentiale: Erstaunlicherweise hat sich das EEG trotz zahlreicher Fürsprecher (Übersicht bei Plum und Caronna [28]) als Frühtest der Hirnfunktion – sieht man von der Hirntoddiagnostik ab – nicht durchgesetzt. Die Ursachen lagen u. a. wohl am großen Aufwand, aber auch an der Störanfälligkeit gerade in der Akutphase. Erst moderne Geräte mit der Möglichkeit der Fast Fourier- und Powerspektrenanalyse haben hier Wandel geschaffen (Baethmann [1]) und ermöglichen z. B. die Trendbewertung der Alphafrequenz aus dem Leistungsspektrum (Pfurtscheller und Schwarz [27]); noch größere prognostische Bedeutung scheint das Verhalten evozierter Potentiale zu besitzen (Schwarz et al. [30]): So erweist sich z. B. mangelnde oder dürftige Auslösbarkeit sensomotorischer Potentiale als äußerst ungünstig. Trotz zahlreicher sorgfältiger Untersuchungen auf diesem Gebiet, etwa auch der Grazer Gruppe, werden hier noch weitere Daten abzuwarten sein.

Biochemische Kenngrößen: Der Laktatspiegel im Liquor gilt seit langem als ein sehr verläßlicher Indikator der Schwere einer Erkrankung des ZNS. Obwohl die Absolutwerte je nach Krankheitsbild stark schwanken, werden die „nicht überlebbaren Werte" im Schrifttum ziemlich einheitlich mit etwa 45 mg/dl (5 mMol/1) angegeben, was eigenen Erfahrungen entspricht (Übersicht bei Steinbereithner und Bergmann). Auch hier sind Verlaufsbeobachtungen wesentlicher als Einzelwerte.

Parallele Beobachtungen zum Bikarbonatgehalt des Liquors als Prognosegröße bei Subarachnoidalblutung werden kürzlich von Blasczych et al. [2] referiert. Wir würden jedoch persönlich, auch aus methodischen Gründen, der Laktatbestimmung den Vorzug geben. Aus der Klinik Jennett wurde schließlich von Thomas et al. 1978 [37] die Messung von saurem Myelinprotein im Serum als Schwereindex propagiert – eine Kontrolle dieser Befunde durch andere Gruppen steht aber aus.

Schlußbemerkungen

„Prognose ist eine Wahrscheinlichkeitsaussage, welche eine logische Beziehung zwischen Endresultat und vorausgehenden Daten unterstellt". Diese Aussage von Jennett et al. enthüllt unschwer die positiven und negativen Aspekte unseres Themas. Um mit den negativen zu beginnen: Derzeit vermögen wir zwar mit ziemlicher Sicherheit jene Fälle zu definieren, bei denen ein Überleben praktisch nicht erwartet werden kann und damit für Triagefragen (z. B.: Intensivbehandlung ja/nein) Entscheidungshilfen zu geben. Wenn allerdings diese Einsicht nur in der erheiternden Empfehlung einer Neuroanästhesiefibel (Marshall) gipfelt: „The greatest efforts should be expended on the younger patient with the least serious injuries" (womit wir uns bedenklich einem bekannten Scherz des Volksmunds nähern), so macht man sich die Sache doch ein wenig zu leicht. Unser Zukunftsziel muß es vielmehr sein, neben erhöhter Aussagesicherheit bezüglich Überlebenschancen möglichst früh auch die künftige Lebensqualität abschätzen zu können. Dazu muß die derzeitige Voraussagepräzision aller Coma Rating Scales (trotz weitgehenden Fehlens falsch „pessimistischer" Aussagen) weiter verfeinert und durch eine Reihe von Überwachungs- und diagnostischen Parametern, die sich teilweise noch im Entwicklungsstadium befinden ergänzt werden.

Daß diese Bemühungen in einer computergestützten Überwachungseinheit mit Erarbeitung von Diagnose- und Therapievorschlägen etwa nach den Vorstellungen von Simeone et al. [32] kulminieren werden, möchten wir heute noch bezweifeln.

Neben den prognostischen Aspekten ist es uns ein besonderes Anliegen, alle diese Kenngrößen auch für die Beurteilung der Effizienz unserer Maßnahmen (m.a.W. für eine Qualitätskontrolle), verbunden mit Abschätzung der „klinischen und pharmakologischen Insulte der Intensivtherapie" (Fitch) einzusetzen, um dem Ziel der „idealen", d.h. unausweichlichen Mortalität näherzukommen, wie sich dies u.a. Teasdale und Galbraith [35] wünschen.

Trotz aller unserer Bemühungen werden wir stets nur Hilfen anbieten können – entscheiden muß aber in jedem Fall der Arzt (mit seinem Team) am Krankenbett.

Literatur

1. Baethmann A (1983) Sonstige zerebrale Überwachungsverfahren. Derzeitiger Stand und Zukunftsaspekte. In: Bergmann H, Gilly H, Kenner T, Schuy S, Steinbereithner K (Hrsg) Monitoring in der Anästhesiologie und Intensivmedizin – Biomedizinisch-technische Aspekte. Beiträge zur Anästhesiologie und Intensivmedizin Bd 2. Maudrich, Wien München Bern S 117ff.
2. Blaszcyk B, Harrison K, Jakubowski J, Forrest ARW (1983) Intraoperative and postoperative CSF acid-base changes in relation to the outcome of patients with SAH. Br J Anaesth 55:1161 P
3. Bozza-Marrubini M (1984) Classifications of coma. Intens Care Med 10:217–226
4. Brihaye J, Frowein RA, Lindgren S, Loew F, Stroobandt G (1978) Report on the meeting of the W.F.N.S. neuro-traumatology committee 1976. Acta neurochir 40:181–186
5. Carlsson CA, von Essen C, Löfgren J (1968) Factors affecting the clinical course of patients with severe head injuries. J Neurosurg 29:242–251
6. Cold GE, Jensen FT (1980) Cerebral blood flow in the acute phase after head injury. Part 1: Correlation to age of the patients, clinical outcome and localisation of the injured region. Acta Anaesthesiol Scand 24:245–251
7. Fitch W (1981) Changing aspects of the cerebral circulation (Editorial) Br J Anaesth 53:909–910
8. Frowein RA, Schiltz F, Firsching R (1985) Schwere Schädel-Hirn-Verletzungen: Erstversorgung und Transport. Notfallmedizin 11:260–277
9. Gaab MR (1982) Schädel-Hirn-Trauma und intrakranieller Druck. In: Bushe KA, Weis KH (Hrsg) Schädel-Hirn-Trauma. Melsunger Medizinische Mitteilungen Bd 54. Bibliomed Melsungen S 17ff.
10. Gaab MR (1985) SHT: Versorgung im Krankenhaus. Rettungsdienst 8:78–83
11 Gerstenbrand F, Hackl JM, Mitterschiffthaler G, Poewe W, Pruggei M, Rumpl E (1984) Die Innsbrucker Koma-Skala: Klinisches Koma-Monitoring. Intensivbehandlung 9:133–144
12. Heiskanen O, Sipponen P (1970) Prognosis of severe brain injury. Acta neurol scand 46:343–348
13. Heiss WD, Gerstenbrand F, Prosenz P, Krenn J (1972) The prognostic value of cerebral blood flow measurement in patients with the apallic syndrome. J neurol Sci 16:373–382
14. Ingvar DH (1973) Cerebral blood flow and metabolism in complete apallic syndromes, in states of severe dementia and in akinetic mutism. Acta Neurol Scand 49:233–244
15. Jennett B, Teasdale G, Braakman R, Minderhoud J, Knill-Jones R (1976) Predicting outcome in individual patients after severe head injury. Lancet I:1031–1035
16. Jennett B, Teasdale G, Knill-Jones R (1975) Prognosis after severe head injury. In: Porter R (ed): Outcome of severe damage to the central nervous system. Elsevier, Excerpta Medica, Amsterdam Oxford New York p 309ff.
17. Kunst H, Weinmann S (1974) Ventrikelerweiterungen nach Hirnkontusionen. Dtsch med Woschr 99:2631–2634
18. Langfitt TW, Obrist WD, Gennarelli TA, O'Connor MJ, Ter Weeme CA (1977) Correlation of cerebral blood flow with outcome in head-injured patients. Ann Surg 186:411–414

19. Langfitt TW, Obrist WD (1981) Cerebral blood flow and metabolism after intracranial trauma. In: Krayenbühl H, Maspes PE, Sweet WH (eds): Craniocerebral Trauma. Progress in Neurological Surgery Vol 10. Karger, Basel München Paris London New York Sydney p 14ff.
20. Lanksch W, Grumme T, Kazner E (1978) Schädelhirnverletzungen im Computertomogramm. Springer, Berlin Heidelberg New York
21. Lecuire J, Dechaume JP, Deruty R (1971) In: Head injuries (Proceedings of on International Symposium). Churchill Livingstone, Edinburgh p 141ff.
22. Lehmann C (1966) Spätergebnisse nach schweren Schädelverletzungen mit langdauernder Bewußtlosigkeit. In: Horatz K, Frey R (Hrsg) Probleme der Intensivbehandlung. Anaesthesiologie und Wiederbelebung Bd 17. Springer, Berlin Heidelberg S 85ff.
23. Marsh ML, Marshall LF, Shapiro HM (1977) Neurosurgical intensive care. Anesthesiology 47:149–163
24. Marshall M (1979) Neuroanaesthesia. Current topics in anaesthesia series no. 3. Arnold, London p 41
25. Miller JD (1985) Head injury and brain ischaemia – implications for therapy. Br J Anaesth 57:120–129
26. Moss E, Gibson JS, McDowall DG, Gibson RM (1983) Intensive management of severe head injuries. Anaesthesia 38:214–225
27. Pfurtscheller G, Schwarz G. Quantitative Auswertung von EEG und evozierten Potentialen an der Intensivstation. In: Wie 1, S 93ff.
28. Plum F (1975) Carrona JJ. Can one predict outcome of medical coma? In: Wie 16, p 121ff.
29. Raichle ME (1975) Cerebral blood flow and metabolism. In: Wie 16, p 85ff.
30. Schwarz G, Pfurtscheller G, List FW. Koma-Beurteilung durch evozierte Potentiale. In: Wie 1, S 110ff.
31. Schweizerische Akademie der medizinischen Wissenschaften: Richtlinien für die Sterbehilfe (mit Kommentar) (1977) Österr Ärzteztg 32:627–629
32. Simeone FA, Frazer G, Downes JR, Vinall P (1975) The neurosurgical intensive care unit of the future. Clin Neurosurg 22:422–431
33. Sporn P (1981) Coma Scoring. In: Bergmann H, Herbinger W. (Hrsg) Aktuelles zur Intensivtherapie. Monitoring – Schock. Maudrich, Wien München Bern S 110ff.
34. Steinbereithner K, Bergmann H (1984) Schädel-Hirn-Trauma – Hirnödem. In: Steinbereithner K, Bergmann H (Hrsg) Intensivstation, -pflege, -therapie. Thieme, Stuttgart New York S 486ff.
35. Teasdale G, Galbraith S. Acute traumatic intracranial hematoms. In: Wie 19, p 252ff.
36. Teasdale G, Jennett B (1974) Assessment of coma and impaired consciousness. Lancet II:81–84
37. Thomas DGT, Palfreyman JW, Ratcliffe JG (1978) Serum-myelin-basic-protein assay in diagnosis and prognosis of patients with head injury. Lancet I:113–115
38. Tschakaloff C, Steinbereithner K, Euler J, Kretschmer G (1973) Zum Aussagewert der hirnarteriovenösen pO_2-Differenz (AVD-pO_2) beim sogenannten „Hirntodsyndrom". In: Krösl W, Scherzer E (Hrsg) Die Bestimmung des Todeszeitpunktes. Maudrich, Wien S 205ff.
39. Vaagenes P, Kjekshus J, Urdal P (1984) Prediction of brain damage by brain enzyme levels in cerebrospinal fluid (CSF) of patients after global or focal ischemia. Anesthesiology 61:A124
40. Van Dongen K, Braakman R. Computer tomography in head injury. In: Wie 19, p 198ff.
41. Wiedemann K. Die intrakranielle Druckmessung. In: Wie 1, S. 67ff.

Outcome Predictions for Ventilated Head Injury Patients

S. Firn, A. Z. Keller, and F. Georgiakodis

This paper is an interim report of work in progress. In our study, we have analysed data that is routinely monitored in patients with severe head injuries who are receiving controlled ventilation, in an attempt to indentify parameters, that can be used as predictive indices for outcome predictions.

The data used was provided by nursing observations, biochemical and heamatological measurements. We have attempted to use only objective measurements to eliminate, as far as possible, observer error. The computer analysis of the collected data has been carried out by nonmedical personnel, in a separate establishment, to eliminate clinical bias.

Predicting the outcome in patients with severe head injuries is notoriously difficult, even when computer analysis of carefully collected data is available. Several methods of discriminant analysis were used by workers associated with the Multi-centre Head Injury Study [1]. The "Glasgow Coma Scale" ([2], [3]) which is widely used, can be a valuable indicator of head injury outcome in patients breathing spontaneously. However, mechanical ventilation (I.P.P.V.) may form a vital part of head injury management, especially in patients with other serious injuries, such as chest injuries. Muscle relaxant drugs and sedation may be required to obtain maximum benefit from I.P.P.V. In the presence of these drugs Conscious Level Charts cease to be of much practical use.

Some years ago, a Ventilator Observation Chart was introduced at Pinderfields Hospital to assist in the objective assessment of such patients. It was based on a simple scoring system of 15 parameters routinely monitored in these patients (eg. pulse, blood pressure) providing a "Ventilator Observation Score", which was charted out, enabling a trend in the patient's progress to be readily seen. Unexpectedly the charts appeared to offer a prediction of ultimate prognosis (i. e. survival or fatality and even quality of survival). Patients who scored less than 20 out of a possible score of 45 died. Those who scored above 30 survived with a good quality of survival and the ones scoring between 20 and 30 survived with varying degrees of incapacity.

The charts of 33 patients in whom the outcome was known were subjected to a discriminant analysis package. A discriminant analysis package decides the significance of individual parameters, the correlation between parameters, indicating their relative importance by calculation of co-efficients or weighting factors and predicts the group to which a subject belongs. 8 of the 15 parameters were indentified as being of significance in predicting outcome. Table 1 shows the 15 parameters and Table 2 shows the 8 significant parameters arranged in order of importance according to their co-efficient or weighting factor.

Table 1. 15 parameters making up the „Ventilator Observation Score"

1. Pulse
2. Blood Pressure
3. E.C.G.
4. pH
5. pO_2
6. pCO_2
7. Electrolytes
8. Intracranial Pressure (I.C.P.)
9. Temperature
10. Urine Output
11. Gastro-intestinal Absorption
12. Oxygen
13. Analgesia
14. Sedation
15. Muscle Relaxants

Table 2. The 8 significant parameters arranged in order of importance according to their weighting factor for the „Ventilator Observation Score"

Parameter	Coefficient (weighting factor)
1. Muscle Relaxants	1.193
2. Blood Pressure	0.554
3. pO_2	0.500
4. Pulse	0.438
5. pH	0.429
6. E.C.G.	0.259
7. Analgesia	-0.282
8. I.C.P.	-0.711

Prediction of Outcome was calculated using the formula of Sayles et al. [4] shown below:

$$Z = A_1X_1 + A_2X_2 + A_3X_3 + A_4X_4 + A_5X_5 + A_6X_6 + A_7X_7 + A_8X_8 + C$$

Z = Prediction Score; A = Parameter Coefficient; X = Parameter Score; C = Constant i.e. − 3.165.

A 100% separation of patients in the analysis group into survival or fatality was obtained. Patients with a Z score above O i.e. a positive score had a favourable prognosis and those with a negative score had an unfavourable prognosis.

On the "Ventilator Observation Chart" death occurred with scores below 20. Examination of the Z score in relation to the original ventilator score indicated that a Z score of O corresponded to a ventilator score between 19 and 18.

A pocket computer was programmed with the prediction formula and used at the bedside to provide rapid day to day outcome predictions, in a prospective study. The accuracy of outcome prediction, for severe head injury patients, during controlled ventilation was about 90% at a stage in their treatment, when virtually no neurological

Table 3. Parameters scored on the „Ventilator Predictor Score"

1. Blood pressure	*
2. E.C.G.	*
3. Pulse	*
4. pO_2	*
5. pH & pCO_2	*
6. Temperature	*
7. Urine output	*
8. Drugs	*
9. Serum Na	*
10. Serum K	*
11. Serum albumin	
12. Serum creatinine	
13. Convulsions	
14. I.C.P.	*
15. Platelets	
16. Clotting factors	

* Parameters scored on the original „Ventilator Observation Chart"

Table 4. Results of discriminant analysis of 47 charts 10 parameters show apparent significance as predictive indices

Rank	Parameter	
1	Creatinine	
2	Platelets	
	Clotting Factors	
4	pO_2	*
5	Blood Pressure	*
	pH & pCO_2	*
	Temperature	
	Serum Na	
	Convulsions	
	I.C.P.	*

* Significant parameter on original „Ventilator Observation Chart"

data was available. Comparsion of outcome prediction, in the prospective study, using both the Z score and the ventilator observation score, showed some degree of divergence in certain patients. When this discrepancy did occur the Z score was found to be the more accurate predictor. Application of the Z score to other neurosurgical patients requiring ventilation for respiratory depression after subarachnoid haemorrhage (SAH) or in the presence of brain tumours, also gave encouraging results.

The next step was to dry and refine the original scoring system and carry out a further prospective study, followed by another discriminant analysis.

The new chart had 16 parameters (shown in Table 3). A more sophisticated scoring system was devised. Some parameters were condensed eg. pO_2 and oxygen, pH and pCO_2, and drugs. Others were expanded eg. electrolytes to serum Na and serum K, and new ones such as serum albumin, serum creatinine, platelets and clotting factors were added.

Table 5. Predictive indices on 3rd. ventilation day

Rank	Parameter		
1*	pH & pCO_2	X	*
2	Serum Na	X	
3	Creatinine	X	
4	I.C.P.	X	*
5	Pulse		*
6	pO_2	X	*
7	Platelets	X	
8	Clotting factors	X	
9	Blood pressure	X	*

X Significant parameter on „Ventilator Predictor Score"
* Significant parameter on „Ventilator Observation Chart"

The second discriminant analysis was carried out on 47 charts of neurosurgical patients. The majority were head injuries, but the charts of patients with SAH, encephalitis and haemorrhage into tumours were included to produce a reasonable sample size. More sophisticated discriminant analysis techniques were employed and each day of ventilation and each parameter was analysed individually. Seven days of ventilation were analysed.

10 parameters appear to show significance as possible predictive indices
(see Table 4).

4 of the parameters had shown significance when the original ventilator observation charts were analysed, ie. pO_2, Blood Pressure, pH, and I.C.P. It is interesting that 3 of the new parameters, namely serum creatinine, platelets and clotting factors appear to have the greatest significance. Bleeding and clotting factors might have been expected to feature as prognostic indicators. Brain tissue is rich in thromboplastins and damage of brain tissue is known to increase the risk of disruption of haemostatic homeostasis ([5], [6], [7], [8], [9], [10]). At first sight the apparent high significance of serum creatinine levels providing prognostic information is suprising, until one realises that serum creatinine levels reflect among other things evidence of the degree of tissue damage in general.

At present, the greatest accuracy of prediction occurs on day 3 of ventilation, ie. 90.24%. 41 patients were still being ventilated at that time. 9 parameters feature as prognostic indicators on that day. Table 5 shows them in order of decreasing significance.

8 parameters belong to the group of 10 "significant" parameters in the overall analysis and 5 of them were also significant to the original Ventilator Observation Chart. For spontaneously breathing head injury patients Teasdale et al. [11] and Auer et al. [12], found that their prognostic predictions were more accurate on day 3.

The critical total parameter score on the new chart appears to be about 34–35 out of a total score of 48.

The results of the discriminant analyses of subsequent days of ventilation might be worth noting, but as only 21 patients were still being ventilated on the 7th day, we are reluctant to place too much emphasis on these results at the present moment.

As stated at the beginning, this is an interim report only. We obviously need to accumulate a larger data bank and for this we are dependent upon the frequency with which we receive patients with severe head injuries for treatment. This limitation was well recognized by the workers in the multi-centre study referred to earlier. These results are interesting, but the investigators used some complicated neurological tests in their assessment requiring a considerable amount of energy in analysing eventual observer errors ([1], [13]). Our aim has been to reduce observer error to a minimum, by using objective parameters as much as possible; even parameters such as blood pressure and cerebral function were registered by monitorius devices.

Our results, although preliminary, indicate that it may be possible to make reasonably accurate predictions of outcome in patients with severe head injuries even during controlled ventilation.

References

1. Titterington DM, Murray GD, Murray LS, Spiegelhalter DJ, Skene AM, Habbema JDF, Gelpke GJ (1981) Comparison of Discrimination Techniques applied to a Complex Data Set of Head Injury Patients. J R Statist A 144:145
2. Teasdale G, Jennett B (1974) Assessment of Coma and impaired consciousness. A practical scale. Lancet 2:81
3. Teasdale G, Murray G, Parker L, Jennett B (1979) Adding up the Glasgow Coma Scale. Acta Neurochir Suppl 28:13
4. Sayles RS, Moss TR, Daniels BK (1982) Discriminant Function Analysis of Turbo-generator Data Proceedings 7th. Advances in Reliabilty Technology Symposium: 3A/1/1
5. Eeles GH, Sevitt S (1967) Microthrombosis in injured and burned patients. J Clin Pathol 93:275
6. Goodnight SH, Kenoyer G, Rapaport SI, Patch MJ, Lee JA, Kurze T (1974) Defibrination after Brain-tissue Destruction: A serious complication of Head injury. N Engl J Med 290:1043
7. Vecht CHJ, Smit Sibinga CTH, Minderhoud JM (1975) Disseminated Intravascular Coagulation and Head Injury. J Neurol Neurosurg Psychiat 38:567
8. Goodnight SH (1977) Defibrination following Head Injury. Compr Ther 3 part 3:25
9. Auer L (1978) Disturbances of the Coagulatory System in Patients with Severe Cerebral Trauma. Acta Neurochir 43:51
10. van der Sande JJ, Veltkamp JJ, Boekhout-Mussert RJ, Bouwhuis-Hoogerwerf ML (1978) Head Injury and Coagulation Disorders. J Neurosurg 49:357
11. Teasdale G, Parker L, Murray G, Knill-Jones R, Jennett B (1979) Predicting the Outcome of Individual Patients in the First Week after Severe Head Injury. Acta Neurochir 28:161
12. Auer L, Gell G, Richling B, Oberbauer R (1979) Predicting Outcome after Severe Head Injury. A Computer-Assisted Analysis of Neurological Symptoms and Laboratory Values. Acta Neurochir 28:171
13. Teasdale G, Knill-Jones R, van der Sande J (1978) Observer Variability in assessing Impaired Consciousness and Coma. J Neurol Neurosurg Psychiat 41:603

Hochdosierte Thiopentalinfusion bei zerebraler Dysfunktion nach extrakorporalem Kreislauf

K. Wiedemann, G. Jürs, C. Krier und A. Assmus

THP bei zerebraler Dysfunktion nach EKK

Zerebrale Ischämie als Komplikation von Eingriffen unter extrakorporalem Kreislauf kann sich als postoperative zerebrale Dysfunktion zeigen, vom sogenannten Durchgangssyndrom bis zum tiefen Koma, mit Krampfanfällen oder Herdsymptomatik. Die Häufigkeitsangaben schwanken von 7% bis 44% unmittelbar nach dem Eingriff für vorübergehende und 1,6 bis 23% für bleibende neurologische Schäden (Slogoff et al. [17], Barash [3]). Es gibt sogar Hinweise, daß schlicht alle kardiochirurgischen Eingriffe mit zerebraler Beeinträchtigung verbunden sind (Aberg et al. [1]). Ursachen sind globale inkomplette Ischämie durch prolongierte Hypotension (Malone et al. [11]) oder fokale Ischämie durch Luft- und Partikelembolie (Brierly [6], Slogoff et al. [17]). Zerebrale Hyperaktivität in Krampfanfällen nach extrakorporalem Kreislauf kann mit fortschreitender Substratverarmung und Laktatansammlung, vor allem aber Kalziumanhäufung, zu Schadensmustern ähnlich dem nach globaler kompletter Ischämie führen (Meldrum et al. [12]).

Barbiturate wurden nach zunächst vielversprechenden experimentellen Befunden über Protektion vor den Folgen globaler und fokaler Ischämie auch nach akuter zerebraler Mangeldurchblutung eingesetzt (Abramson et al. [2]). Zur Unterdrückung nicht beherrschbarer epileptischer Zustände wurden sie seit langem benutzt (Orlowski [14]). Wir berichten über den Einsatz von Thiopentalinfusionen zur Behandlung schwerer zerebraler Dysfunktion nach extrakorporalem Kreislauf.

Tabelle 1. Operationen unter extrakorporalem Kreislauf

	24 Überlebende	9 Verstorbene
Alter	51,8 (18–65)	59,3 (40–72)
Klappenersatz/Wechsel	14	7
Koronarbypass	8	–
Septumdefekt	1	1
Aortenaneurysma	1	1

Methodik

Im Zeitraum von Januar 1980 bis Juni 1985 wurden aus 2986 Patienten, die unter extrakorporalem Kreislauf operiert worden waren, 33 mit schwerer zerebraler Dysfunktion einer Thiopentalbehandlung zugeführt. Tabelle 1 zeigt die Verteilung von Klappenersatz oder -wechsel, Anlage eines aortokoronaren Bypass und Korrektur von Septumdefekten bei den 24 Überlebenden und 9 Verstorbenen.

Sämtliche Patienten wurden mit einem modifizierten Verfahren der Neuroleptanalgesie mit Ersatz von Dehydrobenzperidol durch Flunitrazepam, nach Einleitung mit Etomidat und Muskelrelaxation mit Pancuronium, anästhesiert.

Im extrakorporalen Kreislauf wurde unter Flüssen zwischen 2,0 und 2,7 l/min · m^2 eine mäßige Hypothermie zwischen 27 °C und 30 °C – außer bei 2 normothermen Eingriffen – erzielt. Sowohl Membran- als auch Bubble-Oxygenatoren wurden verwendet, die Erstfüllung bestand aus Ringerlaktat oder aus Vollblut-Ringer-Laktat im Verhältnis 1:4.

Thiopentalinfusion wurde entweder dann eingesetzt, wenn Patienten in den Tagen nach dem Eingriff fokale oder generalisierte Krampfanfälle entwickelten, die mit Phenytoin, Diazepam und Clonidin nicht zu durchbrechen waren, oder wenn bei bewußtlosen Patienten mit deutlicher motorischer Unruhe die Sedierung mit Diazepam oder Flunitrazepam erfolglos blieb.

Das Verfahren der Thiopentalapplikation zeigt die Tabelle 2, wobei die Injektion von Bolusdosen in Abhängigkeit vom Kreislaufverhalten bis zu 20 min dauerte.

Die Thiopentalinfusion wurde auf die Unterdrückung klinisch oder im EEG sichtbarer Krampfaktivitäten oder unkontrollierter Muskelaktivität ausgerichtet. Als äußerste Dosierungsgrenze wurde ein Burst-suppression-Muster angesehen, jedoch nicht angestrebt.

Die Überwachung umfaßte die invasive Systemdruckmessung; die Ableitung eines biparietalen EEG diente zur Feststellung der Dosierungsgrenze. Der Thiopentalspiegel im Serum wurde täglich mit dem Hochdruckflüssigkeitschromatographen gemessen.

Ergebnisse

Von den 33 Patienten überlebten 24 und 9 verstarben (Tabelle 3). Die beiden Gruppen unterschieden sich nicht signifikant in der Dauer des extrakorporalen Kreislaufes, der Rektaltemperatur während der Perfusion, doch wurde bei den Verstorbenen häufiger ein Bubble-Oxygenator benutzt. Zur Füllung wurde Vollblut-Ringerlösung bei den Überlebenden in 70%, bei den Verstorbenen in 44%, die reine Ringer-Lösung in 29% bzw. 56% der Fälle verwendet. Die Indikationen zur Thiopentalinfusion (Abb. 1) waren bei den Überlebenden 18 mal Krampfanfälle, 6 mal ein Psychosyndrom, bei den Verstorbenen 6 mal Krampfanfälle und 3 Psychosyndrome.

Tabelle 2. Dosierung von Thiopental bei zerebraler Dysfunktion

Bolus: 10 (− 15) mg/kg in 5–10 min

Infusion: 2–4 mg/kg·h

Tabelle 3. Daten der extrakorporalen Technik

	24 Überlebende	9 Verstorbene
Perfusionszeit (min)	99,25	122,7
	(36–260)	(55–185)
Temperatur	29,7	29,8
	±2,2	±3,0
Oxygenator: Bubble	1	4
Membran	23	5

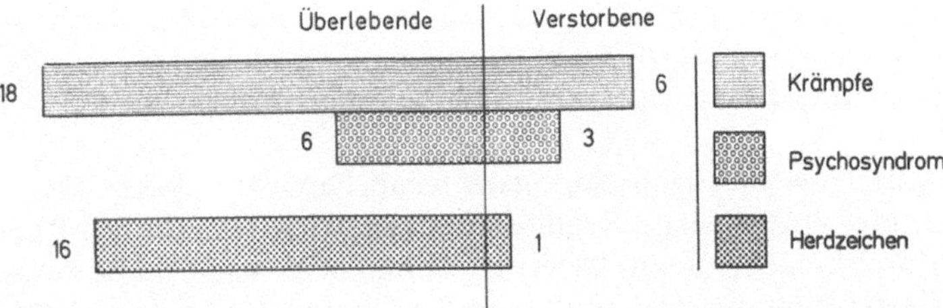

Abb. 1. Indikationen zum Einsatz von Thiopental nach extrakorporalem Kreislauf

Herdzeichen lagen bei 16 Überlebenden – bis auf eine Ausnahme linksseitige Hemiparesen – und bei einer mit rechtsseitigem Hemisphäreninfarkt Verstorbenen vor.

Die Behandlung (Abb. 2) wurde bei 3 Überlebenden und 1 Verstorbenen ohne antikonvulsive Zusatzmedikation begonnen, Phenytoin und Diazepam waren die häufigst gebrauchten Antikonvulsiva, bei acht Überlebenden und drei Verstorbenen wurden drei, bei zwei Überlebenden sogar vier Antikonvulsiva kombiniert.

Die Thiopentalbehandlung (Tabelle 4) wurde zwischen dem ersten und vierten postoperativen Tag begonnen, dauerte einen halben bis fünf Tage, wobei im Mittel 64 mg/kg Barbiturat infundiert wurden. Zwischen Verstorbenen und Überlebenden finden sich keine Unterschiede. Dagegen liegen die Serum-Thiopentalspiegel der Überlebenden signifikant höher als diejenigen der Verstorbenen.

Die Zeit zur ersten Ansprechbarkeit nach Ende der Infusion betrug im Mittel 2,04 Tage bei den Überlebenden.

Wegen unzureichender Dokumentation konnten Hinweise auf vorübergehende Burst-suppression-Aktivität nur bei sieben Überlebenden und zwei Verstorbenen festgestellt werden. Bei einer Verstorbenen bestand dies EEG-Muster jedoch bei generalisiertem Krampfstatus schon vor der Therapie.

Die Beurteilung des Ausgangs zu Ende des klinischen Aufenthaltes im Zeitraum zwischen 2 und 43, Median 18 Tagen, nach Ende der Thiopentalinfusion zeigt die nächste Tabelle (Tabelle 5). 5 Patienten mit mäßiger Beeinträchtigung litten noch an Restparesen, eine Patientin wurde 7 Wochen nach Thiopentalbehandlung mit mentaler Verlangsamung in internistische Überwachung verlegt.

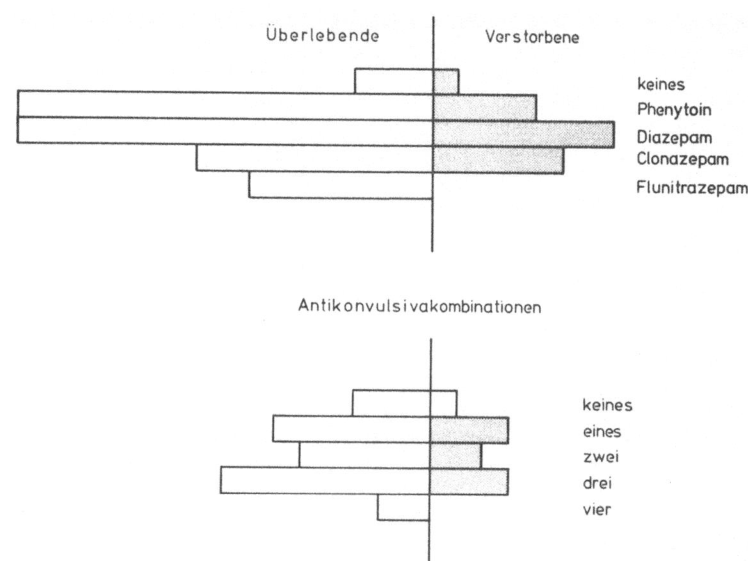

Abb. 2. Verteilung der Zusatzmedikation mit Antikonvulsiva auf Überlebende und Verstorbene

Tabelle 4. Daten der Thiopentalbehandlung

	24 Überlebende	9 Verstorbene
THP Infusion Beginn postop. (Tg)	1,83 (1–3)	2,2 (1–4)
THP Infusionsdauer (Tg)	2,76 (1,5–5)	2,44 (0,5–5)
THP Tagesdosis/kg (mg)	64,0 ± 17,7	64,2 ± 26,4
THP Spiegel max. (mg/l)	73,9* (12,5–193)	32,5* (6,8–69,1)

* p ≤ 0,05, Wilcoxon-Test

Diskussion

Die Ursachen der zerebralen Dysfunktion (Tabelle 6) können aus den klinischen und operativen Umständen erschlossen werden. Bei sieben Verstorbenen läßt sich aus dem klinischen Verlauf sowohl vor dem Eingriff als auch postoperativ eine protrahierte zerebrale Minderperfusion finden, bei einer Patientin, die später an Sepsis verstarb, waren Kalk- und Thrombenemboli aufgrund des Operationsbefundes am wahrscheinlichsten, aus dem selben Grund müssen Luft- und Partikelembolien bei zwei weiteren mit angenommen werden. Bei den Überlebenden sind zweimal Phasen verlängerter postoperativer Hypotension als Mitursache anzusehen, die Partikelembolien lassen sich auf die operativen Befunde thrombotischer und verkalkter Herzklappen zurückführen. Die hohe Anzahl von Luftembolien als Ursache der zerebralen Dysfunktion

Tabelle 5. Beurteilung des neurologischen Ausgangs zum Entlassungszeitpunkt aus der Intensivtherapie (s. Text)

Grad	Bezeichnung	Patienten
1	gut erholt	18
2	mäßig beeinträchtigt	6
3	schwer beeinträchtigt	–
4	apallisch	–
5	tot[a]	9
		33

[a] zerebrale Mitursache: 6

Tabelle 6. Ursachen der zerebralen Dysfunktion bei Überlebenden und Verstorbenen

	24 Überlebende	9 Verstorbene
Luftembolie	16	1
Partikelembolie	8	2
Hypoperfusion	2	7
Subarachn. Blutung[a]	1	–
Intrazerebrale Blutung[b]	1	–
Hemisphäreninfarkt	–	1

[a] Mte präop. Trepanation
[b] 4 Jahre präop. Hemiparese

scheint bei den aortokoronaren Bypassoperationen die am ehesten erlaubte Annahme, wenn neurologische Herdbefunde vorliegen; bei Patienten mit Klappenersatz liegt die Annahme bei unauffälligem makroskopischen Befund nahe. Ein Patient mit hypertensiver Capsula-interna-Blutung 4 Jahre präoperativ litt noch an einer linksseitigen Hemiparese; dies kann für die zerebrale Dysfunktion mitverantwortlich gemacht werden. Die Subarachnoidalblutung bei einer Patientin 7 Monate vor dem jetzigen Eingriff, durch ein Bohrloch entlastet, kommt als Ursache kaum in Betracht, da in mehreren vollständigen EEG-Ableitungen keine Herdsymptomatik, und in einem Computer-Tomogramm vom 3. postoperativen Tag keine pathologischen Befunde erhoben werden konnten.

So kann zerebrale Hypoperfusion bei den Verstorbenen als häufigste, bei den Überlebenden Embolie als wahrscheinlichste Ursache festgehalten werden.

Doch muß auch der Einfluß des Oxygenatortyps bedacht werden. Unter Bubble-Oxygenatoren werden häufiger morphologische zerebrale Veränderungen (Murasaka et al. [13]) und Beeinträchtigung zerebraler Funktionen (Carlson et al. [7]) gefunden als unter Membran-Oxygenatoren. Auch beobachteten Henriksen et al. [9] während des EKK zerebrale Hyperämie, welche einer Mikroembolisation aus dem Bubble-Oxygenator zuzuschreiben war. Widersprechende Äußerungen (Branthwaite [5]) lassen aber die klinische Beobachtung protrahierter Hypotensionsphasen bei unseren Verstorbenen trotz Überwiegens der Bubble-Oxygenatoren in dieser Gruppe, als Erklärung wichtiger erscheinen.

Andererseits muß auch für die überlebenden Patienten protrahierte zerebrale Minderdurchblutung während der extrakorporalen Zirkulation diskutiert werden. Stockard et al. [19] zeigten ja, daß schwere zerebrale Schäden bis zu vorübergehenden neuropsychiatrischen Störungen mit Phasen der Verminderung des arteriellen Mitteldruckes unter 50 mmHg zusammenhängen. Während der Erwärmungsphase der extrakorporalen Zirkulation ist die Autoregulation der zerebralen Durchblutung bei Perfusionsdrücken unter 55 mmHg aufgehoben (Henriksen et al. [9]). Phasen von Hypotension mit systolischem Druck unter 50 mmHg waren bei den Überlebenden in 33%, bei den Verstorbenen zu 55% aufgetreten und dauerten im Mittel 23,5 (5–45) min bei ersteren, 25,8 (4–70) min bei den letzteren, sie überwogen also bei den Verstorbenen.

Das Überwiegen linksbetonter neurologischer Ausfälle bei unseren Überlebenden weist auf einen Embolisationsvorgang als Ursache der Dysfunktion hin (s. Sokoll 1982). Hingegen fanden sich bei zwei obduzierten Patienten einmal frische Infarkte der anterioren und posterioren Zerebralarterien, einmal eine beidseitige Ischämiezone im Thalamusbereich; im Computer-Tomogramm einer Verstorbenen zeigte sich ein vollständiger Infarkt der rechten Hemisphäre.

Allerdings wird die Bedeutung der Perfusionsdrücke während des EKK für neurofunktionelle Störungen durch die Untersuchungen von Kolkka et al. [10] relativiert, der für Gruppen ohne und mit zerebraler Dysfunktion gleiche arterielle Mitteldrücke und gleiche Werte für das Druckzeitprodukt 50 (als Ausdruck der Zeit mit Mitteldrücken unter 50 mmHg) fand. Dies wurde auch von Ellis et al. [8] und Sokoll et al. (1982) bestätigt. Zudem wurden in den zuletzt genannten Untersuchungen Pumpenflüsse von weniger als 40 ml/kg·min verwendet, wogegen unsere Patienten mit Flüssen von mehr als 60 ml/kg versorgt wurden.

Die Anwendung von Hypnotika wie Barbituraten zur sogenannten zerebralen Protektion, dem Schutz des Gehirns vor den Folgen globaler oder fokaler Mangelversorgung, hat nach den klinischen und experimentellen Erfahrungen der letzten Jahre (Shapiro [16]) nur noch eine Bedeutung in der Abstimmung von zerebralem Metabolismus und zerebraler Versorgung und im Beitrag zur Sicherung eines normalen zerebralen Perfusionsdruckes. Weitergehende Schutzwirkungen wie Membranabdichtung, Kalziumeinstromblockade, „radical scavenging" und Hemmung der Fettsäurenfreisetzung, sind zwar experimentell belegt, haben aber keine Bedeutung in der Klinik und beim Ganztier (Shapiro [16]). So hat sich die Hoffnung auf Besserung zerebraler Funktionsausfälle nach globaler zerebraler Ischämie nach Herzkreislaufstillstand weder experimentell (Gisvold 1984) noch klinisch (Abramson et al. [2]) erfüllt. Bei fokaler zerebraler Ischämie wurde unter Barbituraten, vor oder kurz nach dem Insult gegeben, eine Infarktverkleinerung beobachtet, doch ist für diese Wirkung der rechtzeitige Aufbau eines Umgehungskreislaufes von wesentlicher Bedeutung (Selman et al. [15]).

Bei auf zahlreiche Mikroemboli, also multiple fokale Ischämie, zurückgeführten neurologischen Dysfunktionszeichen nach extrakorporaler Zirkulation konnte aber Slogoff [17] 1982 bei prophylaktischer Infusion von 15 mg/kg Thiopental die Häufigkeit neurologischer und psychiatrischer Komplikationen nach geschlossenen und offenen Eingriffen gegenüber Diazepam-behandelten Kontrollen auch nicht signifikant senken – allerdings erschien die Verabreichung bis zum Beginn der extrakorporalen Zirkulation eine unzulängliche Methode für den erwarteten Schutz *während* dieser Phase.

Handelte es sich bei den besprochenen Fällen um prophylaktische Barbituratapplikation, so ging es in der hier diskutierten Behandlungsreihe um die Begrenzung eines bereits eingetretenen Schadens inkompletter globaler oder fokaler Ischämie einerseits, um die Unterdrückung zerebraler Hyperaktivität in Form von Krampfanfällen andererseits.

Bei vier der sechs an zerebralen Mitursachen Verstorbenen konnte die zerebrale Hyperaktivität durch Thiopental zwar unterdrückt, die zerebrale Mangelversorgung aber nicht dauerhaft behoben werden, alle Patienten starben im tiefen Koma. Die Obduktionsbefunde mit frisch thrombosierten posterioren und anterioren Zerebralarterien bzw. symmetrischen Ischämiebezirken im Thalamus unterstreichen dies.

Bei einer Patientin mit generalisierten Krämpfen, die mit Burst-suppression-Muster im EEG bereits eine schwere Beeinträchtigung der zerebralen Versorgung zeigte, konnte die Thiopentalinfusion diese Hyperaktivität nicht einmal mehr unterdrücken, obwohl 6,5 g/Tag infundiert und Serumspiegel von 66 mg/l erreicht wurden.

Die Behandlung einer Patientin mit Hemisphäreninfarkt am 3. postoperativen Tag läßt sich heute kaum noch begründen, da schon fokale Ischämien weit geringeren Ausmaßes nur durch Umgehungskreisläufe, wenn auch unter Hypnotika„schutz" (Spetzler et al. [18]) zu beheben sind.

Bei einer Patientin mit Bewußtlosigkeit wegen schwerer postoperativer Hypotension trotz 5stündiger Entlastungsperfusion und intraaortaler Ballonpumpe bewirkte Thiopental keine Änderung der Aktivität und war aus heutiger Sicht ebenfalls nicht mehr indiziert.

Zwei andere Patienten waren nach Beseitigung der Krampfanfälle zunächst weckbar, verstarben später jedoch an Sepsis [1] bzw. mutmaßlich massiver zerebraler Embolie [1].

Bei drei der an zerebralen Ursachen verstorbenen und einem der Sepsispatienten, der nie ansprechbar wurde, lag schon präoperativ, wegen akuter Klappeninsuffizienz in drei Fällen, Aneurysmaruptur in einem Fall, ein protrahierter Schockzustand vor.

Wir glauben, daß diese Beobachtungen als Beispiel für die Meinung von Shapiro [16] gelten dürfen, daß Barbiturate keine klinisch verwertbare zerebroprotektive Wirkung haben.

Aus den klinischen Verläufen der Überlebenden ergab sich, daß auch postoperative Hypotensionsphasen, einmal unter Einsatz der Ballongegenpulsation, beherrscht werden konnten. Hier konnte deshalb der längst bekannte Effekt von Thiopental, die Unterdrückung zerebraler Hyperaktivität, wirksam werden. Die Bedeutung der Normalisierung der zerebralen Aktivität, damit des Substratbedarfs und allenfalls eine Angleichung an eine durch Mikroembolien beeinträchtigte Versorgung, ist aus den Experimenten von Todd et al. [20] bekannt. Katzen mit Thiopentalinfusion nach Herzkreislaufstillstand überlebten neurologisch besser, wenn die Unterdrückung krampfverdächtiger EEG-Muster gelang. Dies als zerebrale Schutzwirkung der Barbiturate zu bezeichnen, erscheint unnötig, wenn nicht irreführend.

Betrachtet man die zugrundegelegten Mikroembolisationen als Quellen fokaler Ischämie (Henriksen [9]), könnte eine Verbesserung der zerebralen Versorgung durch die von Branston et al. [4] beschriebene Umverteilung des Blutflusses in den Infarktbezirken durch Barbiturate bedacht werden. Die Rückbildung der meist linksseitigen Paresen im klinischen Verlauf kann jedoch auch der gleichzeitigen Osmodiuretika- und Kortikosteroidbehandlung zugerechnet werden.

Wir halten Barbiturate deshalb nur mehr für angezeigt bei zerebraler Hyperaktivität und Wirkungslosigkeit herkömmlicher Antikonvulsiva. Dabei muß eingeräumt werden, daß bei unseren Patienten in einigen Fällen, wo ein entsprechender Wirkspiegel noch nicht erreicht sein konnte, eine Indikation für Barbiturate aus dem Versagen einer anderen Medikation zu früh gestellt wurde.

Barbiturate als Antikonvulsiva können aber unter diesen klinischen Umständen wichtige Vorteile bieten: eine Beherrschung der Krampfsituation gelingt schnell, die bedeutsame Verminderung des zerebralen Sauerstoffverbrauchs um 40% wird von keinem anderen Antikonvulsivum erreicht, die gleichzeitige Minderung der Gehirndurchblutung kann eine ödembedingte Raumforderung vermindern. Zudem werden Barbiturate im Status epilepticus erfolgreich eingesetzt (Orlowski et al. [14]).

Zusammenfassend darf festgestellt werden: Barbiturate in der Behandlung zerebraler Dysfunktion nach extrakorporalem Kreislauf sind bei anders nicht beherrschbaren zerebralen Hyperaktivitäten indiziert.

Eine weitergehende zerebroprotektive Wirkung kann nicht angenommen werden. Allerdings scheint letztere Feststellung anhand unserer retrospektiven Analyse nur durch Vergleich mit der Literatur zulässig.

Nussmeier et al. [13a] zeigten 1986, daß Thiopentalinfusion in Dosen bis zum Null-Linien-EEG die klinischen Folgen sensomotorischer Dysfunktion nach Operationen am *offenen* Herzen signifikant mindern kann.

Literatur

1. Aberg T, Ronquist G, Tydén H, Ahlund P, Bergström K (1982) Release of adenylate kinase into cerebrospinal fluid during open heart surgery and its relation to postoperative intellectual function. Lancet 1:1139
2. Abramson NS, Safar P, Detre K, Kelsey S, Monroe J, Reinmuth O, Snyder J, Mullie A, Hedstrand U, Tammisto T, Lund J, Breivik H, Lind B, Jastremski M (1983) Results of a randomized clinical trial of brain resuscitation with thiopental. Anesthesiology 59:A101
3. Barash PG (1980) Cardiopulmonary bypass and postoperative neurologic dysfunction. Am Heart J 99:675
4. Branston NM, Hope DT, Symon L (1979) Barbiturates in focal ischaemia of primate cortex. Effects on blood flow distribution, evoked potential and extracellular potassium. Stroke 10:647
5. Branthwaite MA (1975) Prevention of neurological damage during open heart surgery. Thorax 30:258
6. Brierly JB (1963) Neuropathological findings in patients dying after open-heart surgery. Thorax 18:291
7. Carlson RG, Lande AJ, Landis A, Ragoz B, Baxter J, Patterson RH, Stenzel K, Lillehei CW (1973) The Lande-Edwards membrane oxygenator during heart surgery. J Thorac Cardiovasc Surg 66:894
8. Ellis RJ, Wisniewski A, Potts R, Calhoun C, Loucks P, Wells MR (1980) Reduction of flow rate and arterial pressure at moderate hypothermia does not result in cerebral dysfunction. J Thorac Cardiovasc Surg 79:173
9. Henriksen L, Hjelms E, Lindeburgh T (1983) Brain hyperperfusion during cardiac operations. Cerebral blood flow measured in man by intraarterial injection of xenon 133: Evidence suggestive of intraoperative microembolism. J Thorac Cardiovasc Surg 86:202
10. Kolkka R, Hilberman M (1980) Neurologic dysfunction following cardiac operation with low flow pressure-cardiopulmonary bypass. J Thorac Cardiovasc Surg 79:432
11. Malone M, Prior P, Scholtz C (1981) Brain damage after cardiopulmonary bypass: correlations between neurophysiological and neuropathological findings. J Neurol Neurosurg Psychiat 44:924

12. Meldrum B, Evans M, Griffiths T, Simon R (1985) Ischaemic brain damage: The role of excitatory activity and of calcium entry. Br J Anaesth 57:44
13. Muraoka R, Yokota M, Aoshima M, Kyoku J, Nomoto S et al (1981) Subclinical changes in brain morphology following cardiac operations as reflected by computed tomographic scans of the brain. J Thorac Cardiovasc Surg 81:364
13a. Nussmeier NA, Arlund C, Slogoff S (1986) Anesthesiology 64:165
14. Orlowski JP, Erenberg G, Lueders H, Cruse R (1984) Hypothermia and barbiturate coma for refractory status epilepticus. Crit Care Med 12:367
15. Selman WR, Roessman UR, Roesblatt HJ, Crumrine RC (1981) Barbiturate induced coma therapy for focal cerebral ischaemia. effect after temporary and permanent MCA occlusion. J Neurosurg 55:220
16. Shapiro HM (1985) Barbiturates in brain ischaemia. Br J Anaesth 57:82
17. Slogoff S, Girgis KZ, Keats AS (1982) Etiologic Factors in Neuropsychiatric Complications Associated with Cardiopulmonary Bypass. Anesth Analg 61:903
18. Spetzler RF, Selman WR, Roski RA, Bonstelle C (1982) Cerebral revascularization during barbiturate coma in primates and humans. Surg Neurol 17:111
19. Stockard JJ, Bickford RG, Schauble JF (1973) Pressure dependent cerebral ischemia during cardiopulmonary bypass. Neurology 23:521
20. Todd MM, Chadwick HS, Shapiro HM, Dunlop BJ, Marshall LF, Dueck R (1982) The neurologic effects of thiopental therapy following experimental cardiac arrest in cats. Anesthesiology 57:76

Intrakranieller Druck unter PEEP-Beatmung – Möglichkeiten medikamentöser Beeinflussung

P. Hoffmann, B. Schockenhoff und A. Wauquier

Einleitung

Beim gleichzeitigen Vorliegen eines Schädel-Hirn-Traumas (SHT) und eines Thoraxtraumas konkurrieren oft die Erfordernisse der Senkung der zerebralen Hyperämie und des intrakraniellen Druckes (ICP) mit der Notwendigkeit, durch Variation der Beatmungstechniken die O_2-Aufnahme und die CO_2-Abgabe innerhalb normaler Bereiche zu halten. Jede Art von Beatmung, insbesondere bei Anwendung positiv endexspiratorischer Drücke (PEEP), steht im Verdacht, den ICP zu steigern und den mittleren arteriellen Druck (MAP) sowie den zerebralen Perfusionsdruck (CPP) zu vermindern.

Auch in der neueren Literatur wird beim Vorliegen eines SHT vor Anwendung höherer Beatmungsdrücke und vor der Beatmung mit PEEP gewarnt. Da auch die klinische Praxis zeigt, daß häufig thoraxverletzte Patienten aus Rücksichtnahme auf mögliche zerebrale Nebenwirkungen nicht mit den erforderlichen Beatmungsregimen behandelt werden, versuchten wir, in einer tierexperimentellen Studie folgende Fragen zu beantworten:

- Wie werden der normale und der erhöhte ICP durch Beatmung mit unterschiedlichen PEEP-Werten beeinflußt?
- Gibt es medikamentöse Möglichkeiten, den unter PEEP-Beatmung erhöhten ICP zu senken?
- Wie ist die Eigenwirkung von N_2O auf den ICP einzuschätzen und soll bei einer Narkose bei Patienten mit erhöhtem ICP auf N_2O-Anwendung verzichtet werden?
- Ist eine Veränderung des Inspirations-Exspirations-Verhältnisses (I:E) in der Lage, die Toleranz einer PEEP-Beatmung zu steigern?

Methodik

Die Untersuchungen wurden an 48 Bastardhunden durchgeführt, je 12 Hunde wurden randomisiert einer der vier unterschiedlichen Medikamentenkombinationen zugeteilt:

- Etomidat/Fentanyl/30% Sauerstoff/70% Raumluft
- Etomidat/Fentanyl/30% Sauerstoff/70% Stickoxydul
- Etomidat/Alfentanil/30% Sauerstoff/70% Raumluft
- Etomidat/Alfentanil/30% Sauerstoff/70% Stickoxydul

Tabelle 1. Dosierung der verwendeten Anästhetika (Bolus und Infusion)

Etomidat:	Bolus 1,0 mg/kg KG
	Dauerinfusion 0,1 mg/kg KG/min
Fentanyl:	Bolus 0,02 mg/kg KG
	Dauerinfusion 0,002 mg/kg KG/min
Alfentanil:	Bolus 0,2 mg/kg KG
	Dauerinfusion 0,02 mg/kg KG/min

Die Tiere waren unprämediziert und bekamen zur Narkoseeinleitung 0,2 mg/kg KG Alfentanil und 0,1 mg/kg KG Pancuroniumbromid. Nach endotrachealer Intubation wurden sie unter Dauerrelaxation mit kontrollierter Normoventilation beatmet, Körpertemperatur und Hirntemperatur wurden konstant gehalten. Zur Messung des ICP wurde ein Tipkatheter über ein temporales Bohrloch in einen Seitenventrikel vorgeschoben. Nach Sicherung der korrekten Lage und Ausschluß einer Blutung wurde das Bohrloch anschließend mit Methylacrylat wasserdicht verschlossen. Bei jeweils 6 Hunden der vier verschiedenen Medikamentengruppen wurde über ein kontralaterales Bohrloch ein Ballonkatheter zur artefiziellen ICP-Erhöhung in den temporo-parietalen Epiduralraum eingeführt. Nach Ausschluß einer Blutung und Verschluß des Bohrloches wurde der ICP bei diesen Tieren durch schrittweises Füllen des Ballons angehoben, bis für eine Zeit von mindestens 40 min ein konstanter Druck erreicht war [21]. Die Registrierung der Ausgangswerte ICP, MAP und CPP vor Gabe der Anästhetikakombination erfolgte jeweils über eine Meßperiode von 6 min mit den PEEP-Stufen 0,4, 8, 12, 16, 20 und 24 cmH$_2$O. In jeder Meßperiode wurde im 30-Sekunden-Abstand ICP, MAP und CPP registriert und der Medianwert der 12 Einzelmessungen aufgelistet. Anschließend erfolgte die Bolusgabe der Medikamente, die Infusionsdosierung schloß sich an und wurde zum Erreichen eines steady-state-Anästhetikazustandes 30 min unter Beatmung mit PEEP O gegeben (Tabelle 1). Im Anschluß daran wurde unter weiterer Zufuhr der Anästhetika die Registrierung der Meßwerte in gleicher Weise, wie oben beschrieben, durchgeführt. Verwendet wurde Etomidat pro infusione (125 mg/ml).

Während in diesem Untersuchungsteil generell mit einem I:E-Verhältnis von 1:1 beatmet wurde, haben wir im zweiten Teil der Untersuchungen die I:E-Verhältnisse in den vier Gruppen bei normalem und erhöhtem ICP bei PEEP 0,4, 8, 12 cmH$_2$O wie folgt variiert: 3:1, 2:1, 1.5:1, 1:1, 1:2, 1:3, 1:4.

Ergebnisse

Auswirkungen unterschiedlicher PEEP-Werte auf ICP, MAP und CPP: In der Gruppe, die vor steady-state-Narkose untersucht wird, finden sich bei Beatmung mit O$_2$-Luft-Gemisch mit der Höhe des PEEP-Niveaus zunehmende ICP-Werte. Unter Beatmung mit O$_2$/N$_2$O-Gemischen liegen die Werte des ICP um 10–15% höher als in der O$_2$-Luft-Gruppe (Abb. 1). Der MAP sinkt mit zunehmenden PEEP-Niveau bis auf 106 mmHg bei PEEP 24 ab. Unter Beatmung mit einem O$_2$/N$_2$O-Gemisch kommt es zu einem ähnlichen Verhalten. Entsprechend dem Verhalten von ICP und MAP ist die Veränderung des CPP.

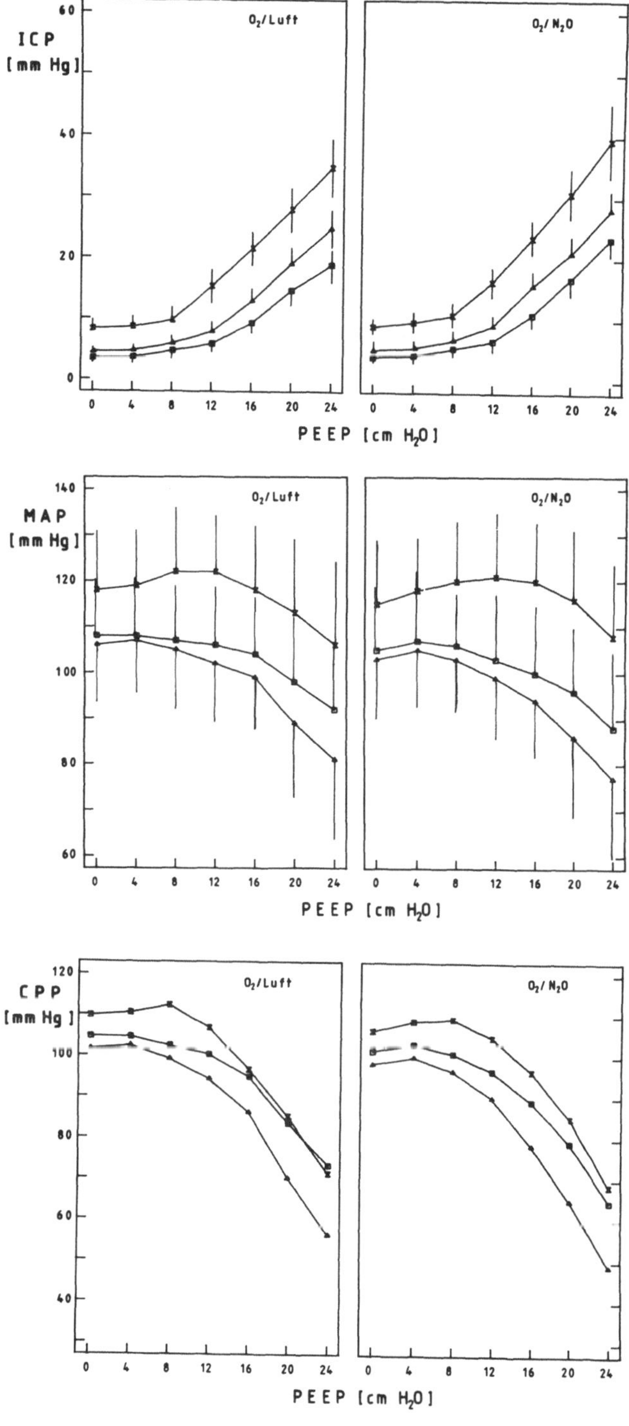

Abb. 1. Verhalten von ICP, MAP
und CPP unter verschiedenen
PEEP-Werten bei Beatmung mit
O_2/Luft bzw. O_2/N_2O
($\times$ = vor Medikamentengabe,
▲ = nach Etomidat/Fentanyl,
■ = nach Etomidat/Alfentanil)
$\bar{x} \pm$ SEM

Unter Etomidat/Fentanyl-Narkose liegen bei Beatmung mit O_2-Luft-Gemisch die ICP-Werte deutlich unter den vor der Narkose registrierten Drücken. Nach Zugabe von N_2O zum Atemgemisch liegen die ICP-Werte um 10–20% über den vergleichbaren Werten unter Beatmung mit O_2-Luft-Gemischen, erreichen allerdings auch hier nicht die Höhe der Vergleichsuntersuchungen vor Narkose. Der MAP unter Etomidat/Fentanyl-Narkose liegt bei Beatmung mit O_2-Luft-Gemisch deutlich niedriger als vor Narkosebeginn. Mit Zunahme des PEEP nimmt der MAP kontinuierlich ab. Ähnliche Verläufe des MAP, auf geringfügig niedrigerem Niveau, zeigen sich bei Beatmung mit N_2O-Zugabe.

Zu noch deutlicheren Senkungen kommt es unter O_2/N_2O-Beatmung.

Die Etomidat/Alfentanil-Kombination läßt den ICP deutlicher absinken, als dies unter Etomidat/Fentanyl der Fall ist. Ebenfalls deutlich niedriger als unter Etomidat/Fentanyl sind die ICP-Werte bei Beatmung mit O_2/N_2O-Gemischen. Der MAP unter Etomidat/Alfentanil liegt geringfügig höher als bei Etomidat/Fentanyl-Gabe. Zugabe von N_2O zum Atemgemisch senkt den Druck geringfügig stärker. Entsprechend sind die Veränderungen des CPP unter Etomidat/Alfentanil weniger deutlich ausgeprägt als unter Etomidat/Fentanyl.

Auswirkungen unterschiedlicher PEEP-Werte auf ICP, MAP und CPP bei artifiziell erhöhtem intrakraniellem Druck (Tabelle 2 und 3): Bei artifiziell erhöhtem ICP liegt bereits bei einem PEEP von 0 und unter O_2-Luft-Beatmung vor steady-state-Narkose der ICP bei 20 mmHg. Steigerung des PEEP führt zu zunehmenden Steigerungen des ICP. Eine Messung bei PEEP 24 war nicht mehr möglich, da alle Tiere eine solche PEEP-Erhöhung nicht mehr tolerierten. Unter O_2/N_2O-Beatmung waren die Steigerungen

Tabelle 2. Einfluß unterschiedlicher PEEP-Werte auf ICP, MAP und CPP

ICP	PEEP	0	4	8	12	16	20	24
Ohne Narkose	30% O_2/70% Luft	8,2±1,4	8,5±1,7	9,6±2,0	15,2±2,6	21,4±2,8	27,8±3,6	34,8±4,7
	30% O_2/70% N_2O	8,8±1,3	9,6±1,5	10,8±2,1	16,3±2,4	23,5±2,7	30,8±3,8	39,5±5,8
Etomidat/Fentanyl	30% O_2/70% Luft	4,4±0,8	4,6±0,9	5,8±1,3	7,7±1,7	12,8±2,1	18,9±2,6	24,8±3,0
	30% O_2/70% N_2O	4,9±1,0	5,3±1,1	6,6±1,5	9,0±1,6	15,6±2,4	21,0±2,7	28,1±3,2
Etomidat/Alfentanil	30% O_2/70% Luft	3,4±0,8	3,5±0,9	4,6±1,0	5,7±1,1	9,2±1,5	14,5±2,2	18,8±2,6
	30% O_2/70% N_2O	3,8±0,9	4,1±1,1	5,3±1,2	6,5±1,5	10,9±1,8	16,8±2,6	23,4±2,8

MAP	PEEP	0	4	8	12	16	20	24
Ohne Narkose	30% O_2/70% Luft	118±13	119±12	122±14	122±12	118±14	113±16	106±18
	30% O_2/70% N_2O	115±14	118±11	120±13	121±14	120±13	116±15	108±16
Etomidat/Fentanyl	30% O_2/70% Luft	106±12	107±11	105±13	102±12	99±11	89±16	81±17
	30% O_2/70% N_2O	103±13	105±12	103±11	99±13	94±12	86±17	77±18
Etomidat/Alfentanil	30% O_2/70% Luft	108±12	108±13	107±12	106±13	104±13	98±15	92±15
	30% O_2/70% N_2O	105±14	107±15	106±11	103±14	100±15	96±14	88±17

CPP	PEEP	0	4	8	12	16	20	24
Ohne Narkose	30% O_2/70% Luft	109,8	110,5	112,4	106,8	96,6	85,2	71,2
	30% O_2/70% N_2O	106,2	108,6	109,2	104,7	96,5	85,2	68,5
Etomidat/Fentanyl	30% O_2/70% Luft	101,6	102,4	99,2	94,3	86,2	70,1	56,2
	30% O_2/70% N_2O	98,1	99,7	96,4	90,0	78,4	65,0	48,9
Etomidat/Alfentanil	30% O_2/70% Luft	104,6	104,5	102,4	100,3	94,8	83,5	73,2
	30% O_2/70% N_2O	101,2	102,9	100,7	96,5	89,1	79,2	64,6

Tabelle 3. Einfluß unterschiedlicher PEEP-Werte auf ICP, MAP und CPP bei artefiziell erhöhtem intrakraniellen Druck

ICP	PEEP	0	4	8	12	16	20	24
Ohne Narkose	30% O_2/70% Luft	$20,2\pm3,4$	$23,6\pm3,8$	$27,8\pm4,0$	$33,4\pm4,4$	$42,5\pm5,2$	$56,8\pm7,0$	n.g.
	30% O_2/70% N_2O	$23,0\pm3,5$	$26,2\pm4,1$	$31,0\pm4,4$	$36,7\pm5,1$	$48,3\pm6,2$	n.g.	n.g.
Etomidat/Fentanyl	30% O_2/70% Luft	$10,8\pm1,8$	$11,9\pm2,1$	$14,4\pm2,7$	$19,7\pm2,6$	$27,5\pm3,8$	$38,6\pm4,5$	n.g.
	30% O_2/70% N_2O	$12,4\pm2,1$	$14,2\pm2,9$	$18,5\pm3,7$	$25,0\pm3,6$	$34,3\pm4,8$	n.g.	n.g.
Etomidat/Alfentanil	30% O_2/70% Luft	$9,2\pm1,6$	$9,8\pm1,8$	$12,0\pm2,4$	$15,2\pm2,6$	$19,8\pm2,8$	$25,5\pm3,3$	$34,5\pm4,5$
	30% O_2/70% N_2O	$10,4\pm1,9$	$12,0\pm2,2$	$14,6\pm2,7$	$18,0\pm2,8$	$24,1\pm3,3$	$32,8\pm4,4$	n.g.

MAP	PEEP	0	4	8	12	16	20	24
Ohne Narkose	30% O_2/70% Luft	124 ± 10	126 ± 11	127 ± 10	125 ± 11	106 ± 11	91 ± 10	n-g-
	30% O_2/70% N_2O	120 ± 13	118 ± 11	116 ± 11	102 ± 10	90 ± 11	n.g.	n.g.
Etomidat/Fentanyl	30% O_2/70% Luft	114 ± 15	116 ± 13	116 ± 12	105 ± 10	93 ± 10	89 ± 10	n.g.
	30% O_2/70% N_2O	106 ± 13	104 ± 12	100 ± 12	95 ± 14	88 ± 11	n.g.	n.g.
Etomidat/Alfentanil	30% O_2/70% Luft	110 ± 12	113 ± 12	116 ± 10	113 ± 11	106 ± 12	99 ± 11	91 ± 10
	30% O_2/70% N_2O	105 ± 11	106 ± 9	108 ± 11	105 ± 10	95 ± 11	88 ± 8	n.g.

CPP	PEEP	0	4	8	12	16	20	24
Ohne Narkose	30% O_2/70% Luft	103,8	102,4	99,2	91,6	63,5	34,2	n.g.
	30% O_2/70% N_2O	97,0	91,8	85,0	65,3	41,7	n.g.	n.g.
Etomidat/Fentanyl	30% O_2/70% Luft	103,2	104,1	101,6	85,3	65,5	50,4	n.g.
	30% O_2/70% N_2O	93,6	89,8	81,5	70,0	53,7	n.g.	n.g.
Etomidat/Alfentanil	30% O_2/70% Luft	100,8	103,2	104,0	97,8	86,2	73,5	56,5
	30% O_2/70% N_2O	94,6	94,0	93,4	87,0	70,9	55,2	n.g.

noch um 10–15% deutlicher ausgeprägt. Der MAP sinkt unter O_2-Luft-Beatmung erst ab PEEP 16 ab. Die Messung bei PEEP 24 ist nicht mehr möglich. Bei O_2/N_2O-Beatmung fällt eine deutliche Senkung des MAP um bis zu 20% unter die Vergleichswerte bci O_2-Luft-Beatmung auf, ferner ist auch eine deutliche Abhängigkeit der Drucksenkung vom PEEP-Niveau festzustellen. Im Verhalten des CPP vor Narkose fällt auf, daß unter O_2-Luft-Beatmung die Drücke erst bei PEEP-Erhöhung auf 16 cmH_2O zu einem CPP-Abfall führen. Bei Zugabe von N_2O zum Beatmungsgemisch liegen die CPP-Werte bereits bei einem PEEP von 8 deutlicher niedriger.

Die Etomidat/Fentanyl-Narkose führt zu einem deutlichen Absinken der erhöhten ICP-Werte, wobei es im Bereich zwischen PEEP 0 und 8 fast zu einer Halbierung der ICP-Werte kommt. Unter Beatmung mit O_2-Luft-Gemisch werden erst bei PEEP 12 ICP-Werte um 20 mmHg erreicht. Der letzte zu messende Wert bei PEEP 20 führt zu einer Erhöhung auf 39 mmHg. Unter O_2/N_2O-Beatmung liegen die ICP-Werte um 20% über den Werten unter Luftbeatmung. Der MAP unter Etomidat/Fentanyl liegt bei O_2-Luft-Beatmung bis zu einem PEEP von 12 cm H_2O zwischen 116 und 105 mmHg, um dann bis PEEP 20 auf 89 mmHg abzusinken. Bei N_2O-Zugabe ist der MAP um 10–15% niedriger als unter O_2-Luft-Beatmung. Bei PEEP 16 werden noch 88 mmHg erreicht (Abb. 2). Im CPP unter Etomidat/Fentanyl ist bei O_2-Luft-Beatmung erst bei PEEP-Erhöhung ein deutliches Absinken zu erkennen. Unter N_2O-Zugabe zum Beatmungsgemisch werden die Veränderungen des CPP deutlicher und treten früher auf.

Die Etomidat/Alfentanil-Gabe führt unter Beatmung mit O_2-Luft-Gemischen zu einer deutlichen und lang anhaltenden Senkung des artefiziell erhöhten ICP. Bis zu ei-

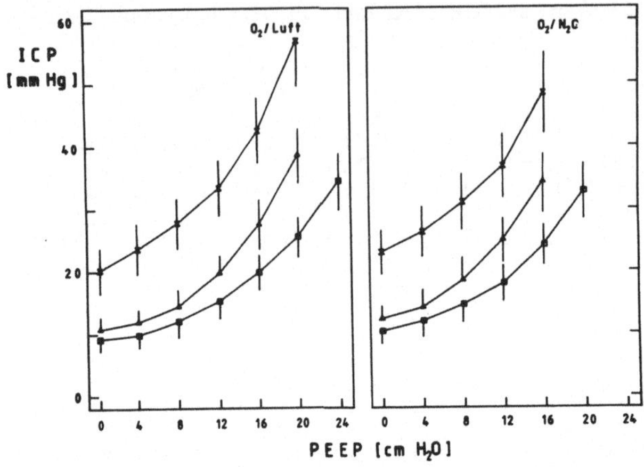

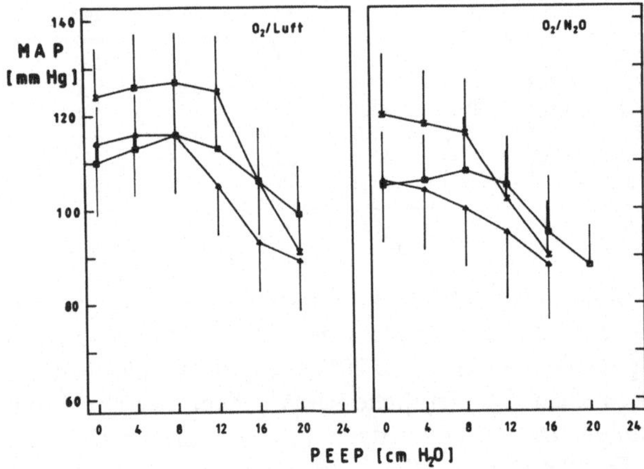

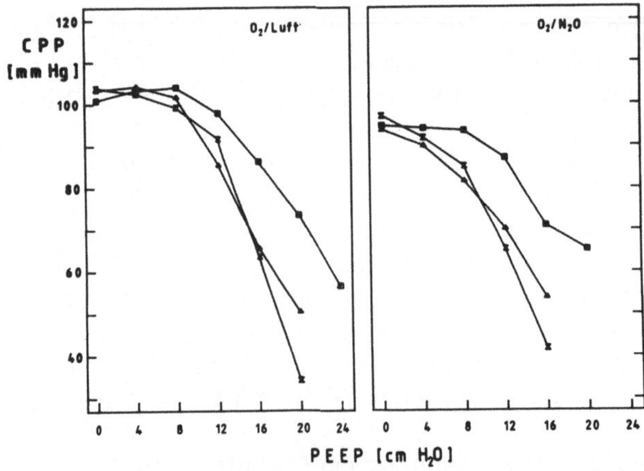

Abb. 2. Verhalten von ICP, MAP und CPP unter verschiedenen PEEP-Werten bei Beatmung mit O_2/Luft bzw. O_2/N_2O (artefiziell erhöhter ICP) ($\times$ = vor Medikamentengabe, ▲ = nach Etomidat/Fentanyl, ■ = nach Etomidat/Alfentanil) $\bar{x} \pm$ SEM

nem PEEP von 12 cm H$_2$O liegen die ICP-Werte bei max 15 mmHg. Nur unter Etomidat/Alfentanil-Narkose ist die Messung bei PEEP 24 möglich. Unter Beatmung mit O$_2$/N$_2$O-Gemisch finden sich um 15–20% erhöhte ICP-Werte gegenüber den unter Luftbeatmung erhobenen Befunden. Bei PEEP 20 findet sich ein ICP von 33 mmHg. Eine Messung bei PEEP 24 ist nicht möglich (Abb. 2). Der MAP ist unter Etomidat/Alfentanil bei O$_2$-Luft-Beatmung bis zu einem PEEP von 16 cm H$_2$O konstant. Unter Beatmung mit O$_2$/N$_2$O-Gemisch ist diese Stabilität bis in einen PEEP-Bereich von 12 zu beobachten. Der CPP bleibt bei Etomidat/Alfentanil unter O$_2$-Luft-Gemisch bis in einen PEEP-Bereich von 12 cm H$_2$O stabil, um dann kontinuierlich zu sinken. Zugabe von N$_2$O zum Beatmungsgemisch senkt die CPP-Werte um 10%, allerdings ist auch hier bis PEEP 12 eine gewisse Konstanz festzustellen. Bei PEEP-Erhöhung auf 20 kommt es dann zum Absinken (Abb. 2).

Auf die Ergebnisse unter I:E-Variation (Abb. 3 u. 4) wird in der Diskussion kurz eingegangen.

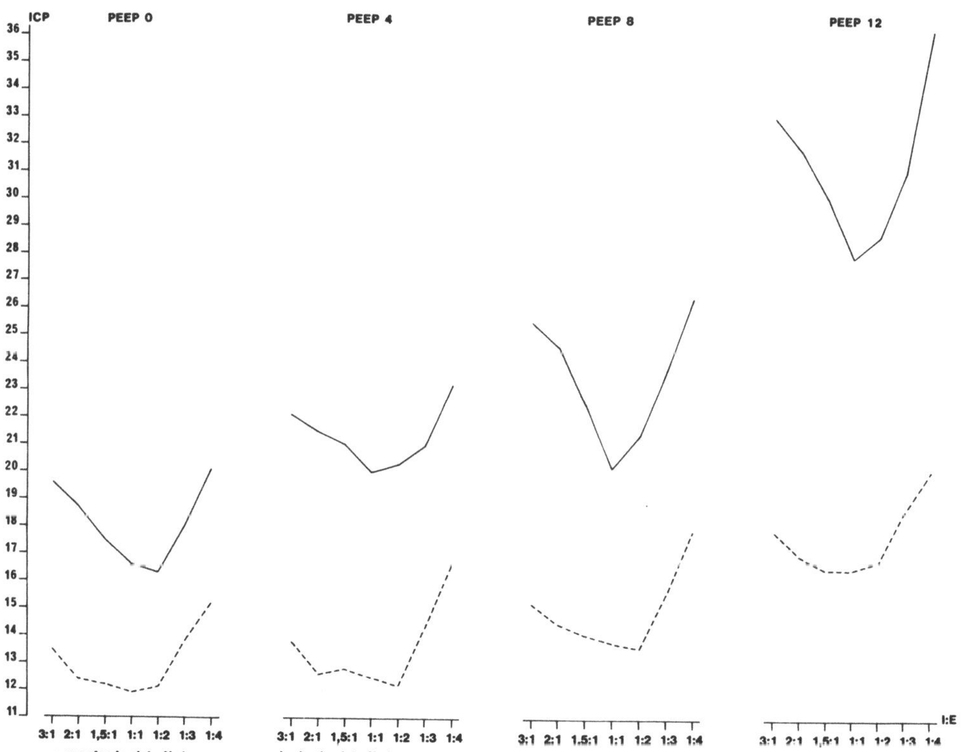

Abb. 3. Einfluß unterschiedlicher I:E-Verhältnisse auf den artefiziell erhöhten intrakraniellen Druck unter Etomidat/Fentanyl/Sauerstoff/Luft (n = 5)

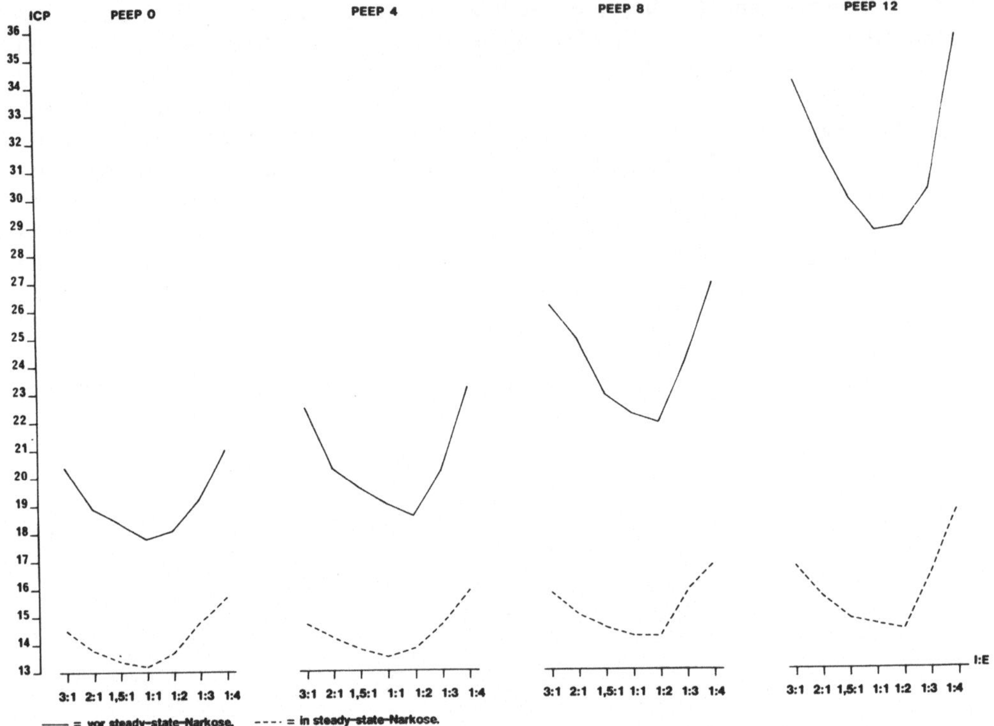

Abb. 4. Einfluß unterschiedlicher I:E-Verhältnisse auf den artefiziell erhöhten intrakraniellen Druck unter Etomidat/Alfentanil/Sauerstoff/Luft (n = 5)

Diskussion

Die akute respiratorische Insuffizienz stellt eines der wichtigsten Probleme der modernen Intensivmedizin dar. Eine Wiedereröffnung kollabierter Alveolen und Verbesserung der Sauerstoffdiffusion läßt sich am ehesten durch eine Beatmungstechnik mit PEEP erreichen. Die objektivierbare Verbesserung der Lungenfunktion zeigt sich in einer Verminderung der intrapulmonalen Shunts und in einer Verbesserung der arteriellen Oxygenierung [19, 20]. Andererseits kann jede Art von Überdruck-Beatmung durch Beeinträchtigung der zentralen Hämodynamik zu einer Einschränkung des Herzzeitvolumens führen. Dabei können auch erhebliche Veränderungen der peripheren Hämodynamik und der Perfusion einzelner Organe (z.B. des Gehirns) auftreten. Durch Steigerung des intrathorakalen Druckes kommt es zu einer Verlagerung von Blut aus dem Thoraxraum in extrathorakal gelegene Bereiche. Die daraus folgende Abnahme des venösen Rückstromes führt zu einer Senkung der intrakardialen Füllungsvolumina beider Ventrikel, was für verschiedene Versorgungsgebiete kritische Durchblutungsverhältnisse schaffen kann [25]. Für die eng miteinander verknüpften Parameter Hirndurchblutung und Hirndruck sind die von verschiedenen Untersuchern gefundenen Ergebnisse unter PEEP-Beatmung ausgesprochen kontrovers.

Die pathophysiologischen Vorstellungen legen die Vermutung nahe, daß es als Folge der intrathorakalen Drucksteigerung unter PEEP-Beatmung zu einem Anstieg des zentralen Venendruckes mit Behinderung des venösen Rückflusses aus der zerebralen Stombahn kommt. Dies wirkt sich durch Vermehrung des intrazerebralen Blutvolumens im Sinne einer Steigerung des ICP aus. Gleichermaßen ist auch der CPP gesenkt, was im Normalfall durch die Autoregulation der Hirndurchblutung ausgeglichen werden kann. Bei intakter Autoregulation und einem Perfusionsdruck über 60 mmHg wird daher in der Regel keine zerebrale Minderdurchblutung auftreten. Vorbestehende hirnorganische Erkrankungen, insbesondere akute traumabedingte Hirnschädigungen, können dagegen über eine Ausschaltung der Autoregulationsmechanismen zur zerebralen Minderperfusion bis hin zum totalen Durchblutungsstop führen [1, 2, 4, 8, 10, 15, 16, 26, 27].

Aidinis konnte im Tierexperiment zeigen, daß es parallel zur Steigerung des intrathorakalen Mitteldruckes bei PEEP-Beatmung zu deutlichen Erhöhungen des ICP kam. Dieser Hirndruckanstieg und die Verminderung des CPP waren aber weniger deutlich ausgeprägt, wenn die PEEP-Beatmung bei Tieren mit Ölsäure-induziertem Lungenödem durchgeführt wurde [2]. Aus der gleichen Arbeitsgruppe sah Shapiro bei hirntraumatisiersten Patienten erhebliche Anstiege des ICP unter PEEP-Beatmung, wobei es schon bei Anwendung positiv endexspiratorischer Drücke um 5–7 cm H_2O zu gefährlichen Verminderungen des CPP kam [26]. Ebenso signifikante Steigerungen des ICP beschreiben Apuzzo et al. bei der Anwendung von PEEP-Werten von 3–8 cm H_2O [4]. Im Gegensatz hierzu werden von Frost bei PEEP-Werten von 5–20 cm H_2O keine Steigerungen des ICP berichtet [15, 16].

Bei aller kontroversen Betrachtung muß immer betont werden, daß sich die Beatmung mit PEEP bei Vorliegen kombinierter Schädigungen an Gehirn und Lunge durch die Verbesserung der Gasaustauschvorgänge positiv auf die Stabilisierung der zerebralen Funktionsabläufe auswirken kann. Deshalb sollte die Frage lauten, wie die möglicherweise negativen Auswirkungen auf die intrakraniellen Druckverhältnisse vermindert werden können. Die von vielen Autoren in den Vordergrund gestellte Bedeutung der PEEP-Beatmung für die Frühtherapie des Multiorganversagens ist eine weitere Begründung für die Wichtigkeit, Methoden zu finden, die problematischen Auswirkungen erhöhter Beatmungsdrücke auf den Schädel-Hirn-traumatisierten Patienten möglichst gering zu halten [1, 10, 19, 27].

Bei der Betrachtung unserer Untersuchungsergebnisse mit normalem ICP fällt auf, daß die Meßwerte in der Phase vor Applikation der Medikamentenkombinationen Etomidat/Fentanyl oder Etomidat/Alfentanil bei Gabe von O_2/N_2O in allen PEEP-Stufen um etwa 10–15% gegenüber der O_2/Luft-Beatmung erhöht sind. Dagegen führen unter Beatmung mit O_2/Luft sowohl die Gabe von Etomidat/Fentanyl als auch von Etomidat/Alfentanil zu einer deutlich besseren Tolerierung der Beatmung mit allen angewendeten positiv endexspiratorischen Drücken. Bis zu einem PEEP von 12 cm H_2O werden unter Narkosebedingungen nicht einmal die Ausgangswerte des ICP bei PEEP vor Gabe der Medikamente erreicht. Unter Etomidat/Alfentanil liegen die ICP-Werte um etwa 30% unter der nach Etomidat/Fentanyl erhobenen Befunden. Die Zugabe von N_2O zum Atemgemisch verschlechtert die Situation dergestalt, daß es zu einer zwischen 15 und 25% liegenden Steigerung des ICP kommt. Vor Gabe der Anästhetika liegt der MAP bei Beatmung mit PEEP-Werten bis 16 cm H_2O im Normbereich, unter Beatmung mit O_2/N_2O dagegen etwa 10% niedriger. Die weitere PEEP-

Erhöhung führt zu einem mäßigen Absinken des MAP. Nach Gabe von Etomidat/ Fentanyl kommt es zu einem Absinken um 10–15%, bei höheren PEEP-Werten um 20–25%. Diese Beeinflussung des MAP unter Etomidat/Fentanyl wird durch die gleichzeitige Zugabe von N_2O im Beatmungsgemisch noch verstärkt.

Im Gegensatz dazu sind unter Etomidat/Alfentanil bis zu einem PEEP von 16 fast konstante MAP-Werte zu registrieren, die um etwa 10% unter den Ausgangswerten vor Anästhetikagabe liegen. Erst bei PEEP 20 beträgt die MAP-Senkung etwa 15%. N_2O-Gabe zum Atemgemisch hat nur eine geringfügige MAP-Reduktion zur Folge. Der Einfluß des Etomidat/Alfentanil-Schemas hat also deutlich geringere Auswirkungen auf den MAP, als dies unter Etomidat/Fentanyl der Fall war und führt zusätzlich zu einer besseren Toleranz der N_2O-Zugabe. Die beschriebenen Veränderungen zeigen sich im Verhalten des CPP besonders deutlich, da es unter verschiedenen Meßbedingungen zu teilweise gleichlaufenden Veränderungen in ICP und MAP kommt. Erstaunlicherweise sind die Ergebnisse unter Etomidat/Fentanyl nicht vergleichbar günstig. Bei PEEP über 12 sind deutlich erniedrigte CPP-Werte nachweisbar, da der MAP unter diesen Bedingungen nachhaltig gesunken ist. Obwohl dieser Teil der Untersuchungen von normalen ICP-Werten ausgeht, sind die Abfälle des CPP bei den hohen PEEP-Stufen unter Etomidat/Fentanyl als bedrohlich anzusehen. Unter Etomidat/Alfentanil kommt es auch zu einem Absinken des CPP, jedoch deutlich geringfügiger als unter Etomidat/Fentanyl.

Zu graduell unterschiedlichen Ergebnissen führen die Messungen, unter *artefizieller ICP-Erhöhung*. Bei PEEP 0 ohne Anästhetikagabe liegen die ICP-Werte bereits im Bereich über 20 mmHg. Jede weitere PEEP-Erhöhung verschlechtert die Situation dramatisch (PEEP 12 = 33 mmHg, PEEP 16 = 42 mmHg). Die Zugabe von N_2O führt zu einer weiteren Steigerung des ICP um 10–15%. Nach Gabe von Etomidat/Fentanyl fällt auf, daß unter O_2/Luft-Beatmung ein ICP von 20 mmHg bis zu einem PEEP von 12 cm H_2O nicht überschritten wird, hier also bereits durch die Medikamentengabe eine Schutzfunktion zu erreichen ist. Unter Beatmung mit O_2/N_2O sind die ICP-Werte um etwa 20% höher als die Werte unter O_2/Luft. Die günstigsten Verläufe des intrakraniellen Druckverhaltens zeigen sich unter Etomidat/Alfentanil, wobei besonders die Beatmung mit O_2/Luft synergistisch im Sinne einer ICP-Senkung wirkt. Im Gegensatz zu anderen Meßreihen ist hierbei auch eine Messung bis PEEP 24 möglich.

Unter Beatmung mit O_2/N_2O sind die ICP-Werte auch nach Etomidat/Alfentanil um etwa 20% höher als unter O_2/Luft. Im Verhalten des MAP sind bei diesen Tieren mit simulierten hohen ICP vor Anästhetikagabe höhere Werte zu registrieren, als dies bei normalem Ausgangs-Hirndruck der Fall war; erst ab PEEP 20 sinkt der MAP auf Werte unter 100 mmHg ab. Die entsprechenden Senkungen des MAP unter Etomidat/ Fentanyl sind deutlich stärker ausgeprägt, die Beatmung mit O_2/N_2O unter Etomidat-Alfentanil wird besser toleriert. Am deutlichsten treten auch hier die induzierten Veränderungen im Verhalten des CPP hervor. Wiederum sind unter Gabe von Etomidat/ Alfentanil/O_2/Luft im Vergleich zu Fentanyl die günstigsten Ergebnisse festzustellen. Durch N_2O-Zugabe verschlechtern sich zwar die Meßwerte, nicht jedoch im gleichen Ausmaß wie nach Etomidat/Fentanyl oder ohne Anästhetikagabe.

Die wesentlichen therapeutischen Maßnahmen, die beim schweren ARDS im Rahmen einer Vielfachverletzung zur Aufrechterhaltung der Normoxämie eingesetzt werden können, sind neben der Aufrechterhaltung eines positiven Druckniveaus im Exspirium (PEEP) und der unterschiedlichen Fraktion an inspiratorisch angebotenem

Sauerstoff (F_iO_2) die Variation des Verhältnisses im Atemzyklus (I:E-Verhältnis). Mehrere Untersuchungen über die Verlängerung der Inspirationsphase bis zu inversen I:E-Verhältnissen von 2:1, 3:1 oder 4:1 haben gezeigt, daß hier eine Möglichkeit besteht, die Oxygenierung des arteriellen Blutes auch bei drohendem oder bereits eingetretenem Lungenversagen zu verbessern [6, 7, 9, 19]. Demgegenüber sind die Berichte über die Auswirkungen dieser differenten Beatmungstechnik auf die zerebrale Durchblutung und den ICP sehr spärlich. – Unsere eigenen vorläufigen Untersuchungsergebnisse über den Einfluß unterschiedlicher I:E-Verhältnisse auf den ICP zeigen, daß unter verschiedenen Beatmungssituationen stets unter Beatmungstechniken mit relativ langer Inspirationsphase (1:2, 1:1, 1,5:1) die niedrigsten intrakraniellen Drücke erreicht werden. Wie schon in den Untersuchungen bei verschieden hohen PEEP-Werten werden auch hier durch die Kombination der Gabe von Etomidat/Alfentanil/O_2/ Luft mit I:E-Verhältnissen von 1:2 oder 1:1 die günstigsten Verläufe erreicht. Die Bedeutung ausreichender medikamentöser Ruhigstellung geht auch hier aus den Unterschieden der ICP-Werte vor und nach Medikamenten-Gabe hervor (Abb. 3, 4).

Auch die aus der Literatur bekannten Auswirkungen der Gabe von N_2O auf den ICP und auf die Kreislaufparameter haben sich in unseren Untersuchungen bestätigen lassen [5, 13, 18, 24]. Besonders bei schon erhöhtem ICP kommt es zu erheblichen Anstiegen des ICP und zum Absinken des MAP, besonders in Kombination mit weiteren zur Narkose verwendeten Medikamenten, so daß gefährliche Senkungen des zerebralen Perfusionsdruckes resultieren können.

Breiten Raum nimmt derzeit die Diskussion über mögliche Nebenwirkungen der Etomidat-Anwendung zur Narkoseeinleitung und besonders zum Einsatz im intensivmedizinischen Bereich ein. Begonnen wurde die Diskussion durch eine Veröffentlichung von Ledingham, der auf seiner Intensivstation eine Zunahme der Letalität sah, nachdem Etomidat im Sedierungsschema angewendet wurde. Ohne näher auf die komplexen Begleitumstände jeder intensivtherapeutischen Behandlung einzugehen, wird hierfür eine Nebennierenrindensuppression durch Etomidat verantwortlich gemacht. Leider fehlt bislang eine Aussage zur klinischen Relevanz, so daß wir der Ansicht sind, daß die Vorteile der guten Kreislaufstabilität, der fehlenden Organtoxizität, der günstigen pharmakokinetischen Daten, wie kurze HWZ und fehlende Kumulationsneigung, und vor allem die überlegene hirndrucksenkende und antikonvulsive Wirkung des Etomidat seine Anwendung zumindest als ultima ratio in dieser Indikationsstellung weiterhin rechtfertigen. Allerdings sollte die Etomidat-Anwendung im intensivmedizinischen Indikationsbereich unter strenge Kautelen gestellt werden und solchen Patienten vorbehalten bleiben, die an schweren Hirndruckanstiegen und/oder Krampfanfällen leiden. Die für diese Indikationen notwendige Therapiedauer überschreitet selten die Grenze von 48 h, so daß die Nebennierenrindensuppression reversibel bleibt. Zusammenfassend lassen sich die anfangs gestellten Fragen wie folgt beantworten:

Der normale und besonders der erhöhte ICP werden durch die Beatmung mit PEEP über 8 cm H_2O deutlich und teilweise in bedrohlicher Weise gesteigert.

Um die schädlichen Einflüsse der PEEP-Beatmung auf den ICP zu verringern, erwies sich in unseren Untersuchungen die Kombination Etomidat/Alfentanil als besonders günstig.

Die Eigenwirkung von N_2O auf ICP und Kreislauf darf nicht vernachlässigt werden, da es zu ICP-Erhöhungen und zu MAP-Abfällen kommt, wobei diese Veränderungen bei erhöhtem ICP besonders evident sind. Narkosen bei Patienten mit erhöhtem ICP sollten ohne Zugabe von N₂O durchgeführt werden.

Variation des I:E-Verhältnisses im Sinne einer Verlängerung der Inspirationsphase kann bei sonst gleichen Beatmungsparametern den ICP senken, während I:E-Verhältnisse mit verkürzter Inspirationsphase den ICP erhöhen.

Eine sinnvolle Kombination verschiedener beatmungstechnischer Maßnahmen mit Dauerapplikation geeigneter Anästhetika kann uns in die Lage versetzen, auch schwerste pulmonale Insuffizienzzustände bei gleichzeitigem Vorliegen eines SHT angemessen therapieren zu können.

Literatur

1. Abbushi W, Herkt G, Speckner E, Birk M (1980) Beeinflussung des Hirndruckes bei Patienten mit Schädel-Hirn-Trauma durch PEEP-Beatmung und Oberkörperhochlagerung, Anaesthesist 29:521
2. Aidinis SJ, Lafferty J, Shapiro HM (1976) Intracranial response to PEEP. Anesthesiology 15:275
3. Allolio B (1983) Long-term etomidate and adrenocortical suppression. Lancet II:626
4. Apuzzo MLJ, Weiss MH, Petersons V, Small T, Kurtze RB, Heiden JS (1977) Effects of positive end-exspiratory pressure ventilation on intracranial pressure in man. J Neurosurg 46:226
5. Barker J (1974) Nitrous oxide and intracranial pressure. Br J Anaesth 46:116
6. Baum M, Benzer H, Mutz N, Pauser G, Tonczar L (1980) Inversed ratio ventilation (IRV). Anaesthesist 29:592
7. Berman LS, Downs JB, van Eeden A, Delhaben D (1981) Inspiration: exspiration-ratio. Is mean airway pressure the difference? Crit Care Med 9:775
8. Burchiel KJ, Steege TD, Wyler AR (1981) Intracranial pressure changes in brain injured patients requiring positive end-exspiratory pressure ventilation. Neurosurgery 8:443
9. Cole AGH, Weller SF, Sykes MK (1984) Inversed ratio ventilation compared with PEEP in adult respiratory failure. Int Care Med 10:227
10. Cunitz G, Danhauser I, Gruß P (1979) Beeinflussung des intrakraniellen Druckes bei neurochirurgischen Operationen durch Hyperventilation, positiv-negative Druckbeatmung und PEEP. Anaesthesist 28:142
11. Doenicke A (1983) Etomidate pro infusione. Lancet II:168
12. Edbrooke AL, Mather ST, Dixon AM, Hebron BS (1982) Safer sedation for ventilated patients: a new application for etomidate. Anaesthesia 37:765
13. Eisele JH, Smith NT (1972) Cardiovascular effects of 40% nitrous oxide in man. Anaesth Analg (Cleveland) 51:956
14. Fellows IW, Bastow MD, Byrne AJ, Allison SP (1983) Adrenocortical suppression in multiple injured patients: a complication of etomidate treatment. Br Med J 2:1838
15. Frost EAM (1977) Effects of positive end-exspiratory pressure on intracranial pressure and compliance in brain injured patients. J Neurosurg 47:195
16. Frost EAM (1979) The physiopathology of respiration in neurosurgical patients. J Neurosurg 50:699
17. Hempelmann G, Lüben V, Klug N (1982) Möglichkeiten der Hirnprotektion unter besonderer Berücksichtigung von Etomidate (Hypnomidate). Notfallmed 8:83
18. Henriksen HT, Jorgensen PB (1973) The effect of nitrous oxide on intracranial pressure in patients with intracranial disorders. Br J Anaesth 45:486
19. Koller W, Benzer H, Duma S, Mutz N, Pauser G (1983) Ein Modell zur einheitlichen Behandlung und Therapieauswertung beim schweren ARDS. Anaesthesist 32:576
20. Ledingham Mc L (1983) Influence of sedation on mortality in critical ill multiple trauma patients. Lancet I:1270
21. Leech P, Miller JD (1974) Intracranial volume-pressure relationships during experimental brain compression in primates. J Neurol Neurosurg Psychiatr 37:1105

22. Newby DM, Edbrooke DL (1983) Influence of sedation on mortality in trauma patients. Lancet I:1381
23. Schranz D, Stopfkuchen H, Schwarz M, Walther B, Rochel M, Jüngst BK (1984) Der Einsatz von Etomidat zur möglichen Hirnprotektion. Monatsschr Kinderhlk 132:59
24. Schulte am Esch J, Thiemig I, Entzian W (1980) Die Wirkung einiger Inhalationsanästhetika auf den intrakraniellen Druck unter besonderer Berücksichtigung von Stickoxydul. Anaesthesist 28:136
25. Schuster HP (1984) Die hämodynamischen Auswirkungen der Überdruckbeatmung. Klin Wochenschr 62:56
26. Shapiro HM (1975) Intracranial hypertension: Therapeutic and anaesthetic considerations. Anesthesiology 43:445
27. Wiedemann K, Hamer J (1982) Zur Behandlung des Schädel-Hirn-Traumas. Anästh Intensivmed 23:15

III Neue Wege in der Intensivmedizin

Leitung: A. Benke und P. Lawin

Erfassung der Funktion des Lungenkapillarendothels beim ARDS

P. M. Suter

Die frühesten Störungen der Lungenfunktion beim akuten schweren Lungenversagen des Erwachsenen (ARDS) spielen sich am Kapillarendothel ab [6]. Eine vermehrte Adhäsion von aktivierten Granulozyten und Thrombozyten, eine pathologische Permeabilität, eine gestörte lokale Koagulation sowie eine erhöhte pulmonal-vaskuläre Resistenz führen unabhängig von der auslösenden Ursache zu einem interstitiellen und alveolären Lungenödem, einer Verminderung von Compliance, Lungenvolumina und einer deutlichen Verschlechterung des Gasaustausches.

Die Veränderung der Reaktivität und Permeabilität des Kapillarendothels werden direkt durch hämotogene oder alveoläre toxische Substanzen oder indirekt über Leukotriene oder Prostaglandine verursacht. Da die Halbwertszeit dieser Substrate sehr kurz ist und sie größtenteils in der Lunge selbst metabolisiert werden, bleibt ihre Erfassung in der Klinik problematisch. Die herkömmlichen Methoden zur Untersuchung der Endothelfunktion, z.B. die Röntgenaufnahme oder die Auskultation, sind erst dann signifikant verändert, wenn eine massive Extravasation von Ödemflüssigkeit vorliegt.

Das Ziel der vorliegenden Übersicht ist es, einige neuere und feinere Methoden zur Erfassung der Funktion des Lungenkapillarendothels bei drohender oder etablierter Lungeninsuffizienz zu diskutieren.

Erfassung der Kapillarpermeabilität

Die Messung der Extravasationsgeschwindigkeit kann mit radioaktiven Isotopen erfolgen. Dazu wird z.B. markiertes Albumin oder Diethylenetriamin-Pentaazetat intravenös infundiert oder als Aerosol verabreicht und seine Akkumulation in der Lunge mit einer externen, konventionellen Gamma-Kamera gemessen [3]. Mit diesen Methoden kann ein hydrostatisch bedingtes (d.h. „kardiogenes") von einem durch eine Permeabilitätsstörung verursachten Lundenödem unterschieden werden. Die Extravasation dieser Marker erfolgt wahrscheinlich durch den interzellulären Spalt und kann eine Endothelzellstörung frühzeitig erfassen.

Die Messung des extravaskulären Lungenwassers durch die Doppel-Indikator-Verdünnungsmethode [4] wird heute in vielen Intensivabteilungen durchgeführt. Sie erlaubt eine bessere Quantifizierung eines Lungenödems, wobei allerdings die Variabilität einzelner Bestimmungen nicht immer befriedigend ist, weil viele Faktoren, z.B. die Kapillaroberfläche, eine gewisse Rolle spielen.

Störungen der metabolischen Funktion und der „Austauschoberfläche" des Kapillarendothels

Verschiedene biochemische Substanzen werden von den Endothelzellen aktiv metabolisiert oder passiv „gebunden" oder aufgenommen. Die Bestimmung der *Extraktion* dieser Substrate durch die Lunge, d.h. der Differenz zwischen der *venösen* Konzentration (bzw. Injektion) und dem *arteriellen* Spiegel ermöglicht heute präzise und mutliple Untersuchungen der Endothelzellfunktion in der Intensivstation [1, 2, 5]. Die folgenden Substanzen werden heute, versehen mit einem radioaktiven Markierungsatom, für die Erfassung der Endothelfunktion eingesetzt:

- Harnstoff, zur Bestimmung der Permeabilitätsoberfläche (diffundiert passiv),
- Serotonin, zur Untersuchung der metabolischen Kapazität (wird aktiv in die Zelle aufgenommen),
- Propranolol, zur Erfassung der Endotheloberfläche (tritt passiv in die Zelle ein), u.
- Prostaglandin E_1, zur Untersuchung der metabolischen Aktivität (aktiv aufgenommen).

Neuere Untersuchungen mit diesen biochemischen Stoffen beim Patienten während und nach einem größeren chirurgischen Eingriff sowie einer entsprechend längeren Anästhesie haben gezeigt, daß sich diese Methoden gut eignen, pulmonale Kapillaroberfläche, Permeabilität und metabolische Zellfunktion zu erfassen.

In noch laufenden Untersuchungen werden spezifische Komponenten oder „Marker" einer Endothelzellschädigung bestimmt, z.B. Fibronectin, oder ACE (angiotensin converting enzyme).

Die Resultate dieser klinischen und experimentellen Studien sollten in Zukunft dazu beitragen, Störungen oder Endothelzellfunktion frühzeitig zu erfassen. Diese Methoden dürften auch ein wichtiges Mittel zu einer objektiven und präzisen Bewertung therapeutischer Maßnahmen zur Prophylaxe und Therapie des akuten Lungenversagens darstellen.

Literatur

1. Dargent F, Neidhart P, Bachmann M, Suter PM, Junod AF (1985) Simultaneous measurement of serotonin and propranolol pulmonary extraction in patients after extracorporeal circulation and surgery. Am Rev Respir Dis 131:242–245
2. Dargent F, Gardaz JP, Morel Ph, Suter PM, Junod AF (1985) Effect of atelectasis and vascular occlusion on the simultaneous measurement of serotonin and propranolol extraction in dogs. Clin Science 69:279–286
3. Jones JG, Minty BD, Royston D (1982) The physiology of leaky lungs. Br J Anaesth 54:705–721
4. Lewis FR, Elings VB, Hill SL, Christensen JM (1982) The measurement of extravascular lung water by thermal-green dye indicator dilution. Ann N Y Acad Sci 384:394–410
5. Morel DR, Dargent F, Bachmann M, Suter PM, Junod AF (1985) Pulmonary extraction of serotonin and propranolol in patients with ARDS. Am Rev Respir Dis 132:479–484
6. Rinaldo JE, Rogers RM (1982) Adult respiratory distress syndrome. N Engl J Med 306:900–909

Hämodynamische Probleme
beim Acute Respiratory Distress Syndrome (ARDS)

D. Scheidegger

Einleitung

Die akute pulmonale Hypertension ist für ein voll ausgebildetes ARDS pathognomonisch. In dieser kurzen Übersicht sollen die Auswirkungen der pulmonalen Hypertension auf die rechtsventrikuläre Funktion, auf die rechtsventrikuläre Koronardurchblutung und auf die linksventrikuläre Funktion beschrieben werden. Die hämodynamischen Veränderungen bei der akuten pulmonalen Hypertension wurden in vielen Tierexperimenten untersucht. In der Klinik ist aber einmal mehr die Situation viel schwieriger, da das Ziel nicht nur die Verbesserung der Ventrikelfunktion ist, sondern auch andere Organe, wie Leber, Gehirn und Niere, mitberücksichtigt werden müssen.

Rechtsventrikuläre Funktion beim ARDS

Da der Druck in der A. pulmonalis tief ist, ist der rechte Ventrikel nicht gewohnt, gegen Widerstand zu arbeiten. Wenn es zu einem plötzlichen Anstieg des rechtsventrikulären Afterloads durch eine aktive pulmonale Hypertension kommt, nimmt das Schlagvolumen des rechten Ventrikels sofort ab, da seine Auswurffraktion kleiner wird. Die gleichzeitig vorhandene Hypoxämie zwingt uns, diese Patienten mit positiv endexspiratorischem Druck zu beatmen. Durch die dabei zustande kommende Verminderung des venösen Rückstromes wird der Preload des rechten Ventrikels gesenkt, und es kommt zu einer weiteren, jetzt häufig schlecht vom Patienten tolerierten, Abnahme des rechtsventrikulären Schlagvolumens. Wir wissen heute aus verschiedenen Untersuchungen, daß bei Patienten mit einem ARDS die Mortalität drastisch ansteigt, wenn es im Verlaufe der Erkrankung zusätzlich zu einem Nierenversagen kommt. Unser Ziel muß deshalb sein, das gleiche rechtsventrikuläre Schlagvolumen zu erreichen, das der Patient vor seiner Erkrankung gehabt hat, weil wir dann sicher sind, daß die Nieren adäquat perfundiert werden. Dies kann nur erreicht werden durch eine drastische Erhöhung des rechtsventrikulären enddiastolischen Volumens, da – wie bereits erwähnt – die Auswurffraktion abgenommen hat. Diese Erhöhung des Volumens führt zu einer Dilatation und zu einer starken Zunahme der Wandspannung. Da die Compliance des rechten Ventrikels hoch ist, ist die intraventrikuläre Druckmessung in dieser Situation nur ein sehr ungenügender Parameter. Die pathophysiologischen Überlegungen bei Patienten mit ARDS sollten deshalb immer auf Messungen des enddiastolischen Volumens und nicht des enddiastolischen Druckes beruhen.

ARDS und RV-Koronardurchblutung

Eine andere Folge des tiefen Druckes in der A. pulmonalis ist, daß auch während der Systole ein großer Druckgradient zwischen Aorta und rechtem Ventrikel besteht. Dies hat zur Folge, daß das rechtsventrikuläre Myokard nicht nur diastolisch durchblutet wird, wie der linke Ventrikel, sondern auch während der Systole. Nimmt der systolische Druck im rechten Ventrikel aber plötzlich zu, wie z.B. nach einer pulmonalen Hypertension, ohne daß der Druck in der Aorta ansteigt, kommt es zu einer Abnahme der myokardialen Durchblutung des rechten Ventrikels. Wir haben es also bei Patienten mit einem ARDS und einer vorbestehenden koronaren Herzkrankheit mit zwei Problemen zu tun:

1. ist die Spannung der freien Wand des rechten Ventrikels massiv erhöht und damit der Sauerstoffverbrauch, und
2. ist die myokardiale Durchblutung während der Systole vermindert.

Welche therapeutischen Konsequenzen ergeben sich daraus? Bei Patienten mit einem ARDS und einer koronaren Herzkrankheit muß der systolische und diastolische Aortendruck hochgehalten werden, damit die myokardiale O_2-Versorgung gewährleistet ist. Das rechtsventrikuläre enddiastolische Volumen sollte so klein wie möglich bleiben, um die Wandspannung niedrig zu halten. Da es bei diesen Patienten häufig nicht gelingt, den üblichen systolischen Druckgradienten zwischen Aorta und RV von etwa 100 mm Hg aufrechtzuerhalten, muß die Herzfrequenz gesenkt werden, damit zumindest die diastolische Durchblutung des rechtsventrikulären Myokards gewährleistet ist.

Linksventrikuläre Funktion beim ARDS

Durch die plötzliche Dilatation des rechten Ventrikels in dem nicht akut dehnbaren Perikard kommt es zu Veränderungen des Druck-Volumen-Verhältnisses des linken Ventrikels. Die gegen Atmosphäre gemessenen linksventrikulären Füllungsdrücke, die wir mit einem Swan-Ganz-Katheter messen können, sind häufig erhöht. Wenn wir eine Volumenmessung durchführen, sehen wir aber, daß das enddiastolische Volumen unverändert ist oder sogar abgenommen hat. Es ist deshalb falsch, aufgrund des erhöhten linksventrikulären Druckes darauf zu schließen, daß der Patient eine linksventrikuläre Insuffizienz hat. Seit wir mit der Radionuklid-Methode eine Möglichkeit haben, ventrikuläre Volumenmessungen am Krankenbett durchzuführen, wissen wir nämlich, daß der linke Ventrikel bei Patienten in diesen Situationen sehr gut funktioniert. Es ist deshalb wichtig, daß wir uns daran erinnern, daß bei einer akuten respiratorischen Insuffizienz und stark erhöhtem Pulmonalisdruck ein Anstieg des linksventrikulären Füllungsdruckes durch die rechtsventrikuläre Dilatation bedingt ist.

Viele der in diesem kurzen Abschnitt besprochenen Therapieziele sind schwierig zu erreichen. Trotzdem kann durch gute Kenntnisse der hämodynamischen Veränderungen beim ARDS die kardiale Therapie besser und individueller angepaßt werden.

Literatur

1. Laver MB, Strauss HW, Pohost GM (1979) Right and left ventricular geometry: adjustments during acute respiratory failure. Crit Care Med 7:509–519
2. Pobotham JL, Lixfeld W, Holland L et al. (1980) The effects of positive end-exspiratory pressure on right and left ventricular performance. Am Rev Respir Dis 121:677–683
3. Snider MT, Rie MA, Bingham JB, Lauer J, Urbina A, Strauss HW (1980) Right ventricular performance in ARDS: radionuclide scintiscan and thermal dilution studies. Am Rev Respir Dis 121:192
4. Wells DE, Befelder B (1974) Dysfunction of the right ventricle in coronary artery disease. Chest 66:230–235
5. Vlahakes GJ, Turley K, Hoffman JIE (1981) The pathophysiology of failure in acute right ventricular hypertension: hemodynamic and biochemical correlations. Circulation 63:87–95

Prostaglandine als Modulatoren
des pulmonalen Gefäßtonus

R. Scherer, G. Vigfusson und P. Lawin

Neuere Erkenntnisse über die Entstehung des akuten Lungenversagens (ARDS) haben die Lunge als hormonal aktives Organ in den Mittelpunkt des Interesses gerückt.

Von besonderem Interesse sind hier die hochwirksamen Arachidonsäuremetaboliten Prostaglandine (PG) und Leukotriene (LT), da sie sowohl den Tonus als auch die Permeabilität der Lungengefäße beeinflussen.

Die Arachidonsäure ist normalerweise an Phospholipide der Zellmembranen gebunden. Durch eine Vielzahl von Stimuli wird Arachidonsäure aus den Zellmembranen freigesetzt. Über den Cyclooxygenaseweg werden aus Arachidonsäure die PGE_2, $F_{2\alpha}$ und I_2 (Prostacyclin) sowie Thromboxan (TXA_2) gebildet. Der Lipoxygenaseweg führt zur Bildung von Leukotrienen (LT) [1]. Die Lunge ist ein wichtiges Organ für den Arachidonsäuremetabolismus, da sie nicht nur über die notwendigen Enzyme für die Synthese dieser Substanzen verfügt, sondern auch gleichzeitig für den selektiven Metabolismus der zirkulierenden PGE_2 und $F_{2\alpha}$ verantwortlich ist [2].

In der Lunge führt PGE_2 zur Bronchodilatation und mäßigen Vasokonstriktion, $PGF_{2\alpha}$ dagegen ist ein pulmonaler Vaso- und Bronchokonstriktor. PGI_2 ist ein potenter pulmonaler Broncho- und Vasodilatator und hemmt die Thrombozytenaggregation. TXA_2 hat genau entgegengesetzte Wirkungen. LT fördern die Chemotoxie der Leukozyten und die Aktivierung des Komplements, sie haben eine starke bronchokonstriktorische Wirkung und steigern die Permeabilität der Lungengefäße [1].

Über die physiologische Rolle der PG ist noch wenig bekannt, dank ihrer gegensätzlichen Wirkungen scheinen sie geeignete Modulatoren des pulmonalen Gefäßtonus zu sein. Die gleichzeitige Aktivierung von Agonisten und Antagonisten ist ein typisches Merkmal dieses Mediatorensystems. Dies soll an zwei Beispielen dargestellt werden.

Demling [3] konnte beim tierexperimentellen Lungenversagen mit Endotoxin zeigen (Abb. 1), daß im Plasma und in der Lungenlymphe die Konzentration von $PGF_{2\alpha}$ und $6K\text{-}PGF_{1\alpha}$, dem stabilen Metaboliten von Prostacyclin, deutlich anstiegen. Der Anstieg des potenten pulmonalen Vasokonstriktors $PGF_{2\alpha}$ zusammen mit dem ebenfalls vermehrt gebildeten TXA_2 sind für die pulmonale Hypertonie im Initialstadium des Lungenversagens verantwortlich. Die vermehrte Synthese von PGI_2 stellt die automatische endogene Gegenregulation dieses Mediatorsystems dar, die eine Vasodilatation zum Ziel hat. Die hypertensive Phase nach Endotoxingabe kann durch die Gabe von Zyklooxygenase-Hemmern, wie z. B. Indomethacin, oder die externe Zufuhr von vasodilatierenden PGE_1 oder Prostacyclin abgefangen werden (Abb. 2).

Zyklooxygenase-Hemmer verhindern aber nicht die spätere Zunahme der Gefäßpermeabilität mit Steigerung des Lymphflusses, eher das Gegenteil ist der Fall. Da die LT die Permeabilität steigern, wird vermutet, daß nach Gabe von Indomethacin die freie

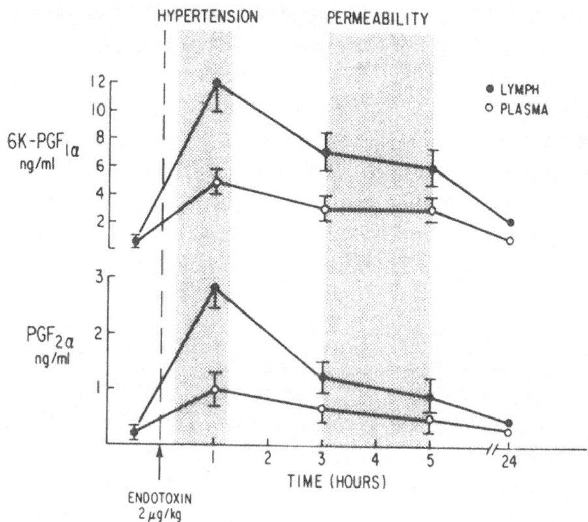

Abb. 1. Wirkung von Endotoxin auf Plasma- und Lymphkonzentrationen von PGF$_{2\alpha}$ und 6K-PGF$_{1\alpha}$ (Nach [3]). Erklärung siehe Text

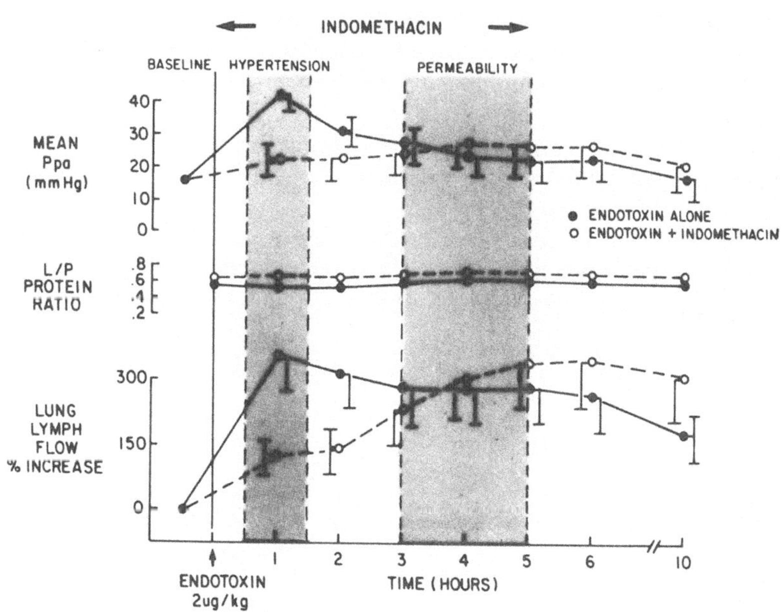

Abb. 2. Einfluß von Indomethacin auf das endotoxininduzierte Lungenversagen beim Schaf. (Nach [3]). Erklärung siehe Text

Arachidonsäure vorzugweise über den Lipoxygenaseweg zu Leukotrienen verstoffwechselt wird [4].

Eigene Untersuchungen an einem tierexperimentellen Modell mit unilateraler Atelektase sind ein weiteres Beispiel, wie mit PGF$_{2\alpha}$ der pulmonale Gefäßtonus beeinflußt werden kann [5].

Eine Gruppe von 7 anästhesierten Hunden wurde seitengetrennt intubiert und mit einer F_iO_2 von 66% beatmet. Nach Stickstoffauswaschung wurde eine akute Atelektase einer Lunge erzeugt. Über einen Katheter in der Pulmonalarterie der nicht belüfteten Lunge wurde $PGF_{2\alpha}$ in einer Dosierung von 0,4, 0,6, 1,2 und 1,8 µg kg^{-1} min^{-1} infundiert. Nach Blockierung der endogenen PG-Synthese durch den Zyklooxygenase-Hemmer Indomethacin erfolgte eine zweite PG-Infusion.

Die Abb. 3 zeigt die Veränderung des arteriellen pO_2 durch die akute Atelektase und die PG-Infusion. Trotz aktiver hypoxischer pulmonaler Vasokonstriktion mit Anstieg des pulmonal-arteriellen Mitteldrucks fällt der PaO_2 unter one-lung-ventilation (OLV) deutlich ab. Die Infusion von $PGF_{2\alpha}$ bis zu einer Dosierung von 1,2 µg kg^{-1} min^{-1} führt zu einem signifikanten Anstieg des PaO_2 (p $\leq$ 0,001) von 90 auf über 170 mmHg. Bei einer weiteren Steigerung der PG-Dosis fällt der PaO_2 wieder leicht ab.

Nach der Gabe von Indomethacin und vor der zweiten PG-Infusion unterscheidet sich der PaO_2, dargestellt in den schraffierten Säulen, nicht signifikant von den Vergleichswerten vor bzw. nach der ersten PG-Infusion (Abb. 4). Der Anstieg des PaO_2 während der zweiten PG-Infusion ist deutlich stärker als bei der ersten Infusion, besonders in den niedrigen Dosierungsstufen von 0,4 und 0,6 kg^{-1} min^{-1}. Eine dreifaktorielle Varianzanalyse bestätigt einen hochsignifikanten (p $\leq$ 0,001) Effekt des Indomethacins auf die Wirkung der $PGF_{2\alpha}$-Infusion.

Der PaO_2 liegt bei der zweiten Infusion um 25–30 mmHg über den Werten der ersten Infusion. Es kommt dabei auch zu keinem Abfall des PaO_2 bei der höchsten Dosierungsstufe.

Diese Untersuchung zeigt, daß es möglich ist, die HPV der atelektatischen Lunge selektiv zu verstärken und so mehr Blut in die belüftete Lunge umzuleiten. Das Resultat ist eine Steigerung des PaO_2.

Die deutliche Potenzierung der Wirkungen von $PGF_{2\alpha}$ durch Indomethacin zeigt, daß der Organismus die erste PG-Infusion mit einer Gegenregulation zu beantworten scheint, d.h. mit einer vermehrten Synthese vasodilatierender PG. Nach Blockierung

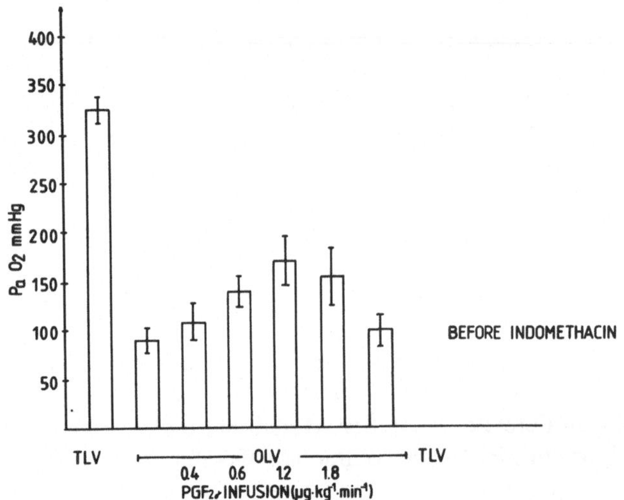

Abb. 3. Einfluß von $PGF_{2\alpha}$ auf den arteriellen PO_2 unter one-lung-ventilation

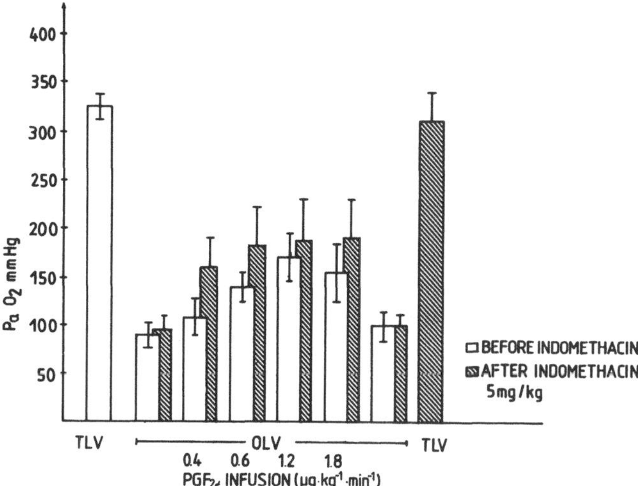

Abb. 4. Einfluß von $PGF_{2\alpha}$ auf den arteriellen PO_2 unter one-lung-ventilation vor und nach Gabe von Indomethacin 5 mg/kg

der körpereigenen PG-Synthese durch Indomethacin findet diese Gegenregulation nicht mehr statt, wodurch die Wirkung des $PGF_{2\alpha}$ verstärkt wird.

Der bei 1,8 µg kg^{-1} min^{-1} $PGF_{2\alpha}$ beobachtete Abfall des PaO_2 kann auf eine Überschreitung der Abbaukapazität der Lunge für diese Substanz hinweisen. $PGF_{2\alpha}$ gelangt somit in den Systemkreislauf, was auch am Anstieg von Herzfrequenzen, Herzindex und Blutdruck deutlich wurde. Folglich kann dann auch $PGF_{2\alpha}$ in die belüftete Lunge gelangen. Eine Vasokonstriktion, nunmehr in beiden Lungen, würde einer Blutumverteilung in die belüftete Lunge entgegenwirken. Da während der zweiten Infusion gleichzeitig keine körpereigenen PG über denselben Weg verstoffwechselt werden müssen, kann das infundierte $PGF_{2\alpha}$ vollständig in einer Lungenpassage eliminiert werden.

Zusammenfassend kann man feststellen:

1. Endogene und von außen zugeführte PG können den pulmonalen Gefäßtonus modulieren. Die Infusion von $PGF_{2\alpha}$ ermöglicht eine selektive Beeinflussung der HPV in einer atelektatischen Lunge. Diese könnte sich als klinisch nützlich erweisen bei einseitigen Lungenschädigungen, unilateraler Lungenlavage sowie bei Operationen unter Ein-Lungen-Beatmung.
   Die Infusion vasodilatierender PGE_1 und I_2 könnte beim akuten Lungenversagen den pulmonal-arteriellen Druck senken. Hallcroft et al. aus Sacramento konnten in einer bisher nicht veröffentlichten Studie mit PGE_1 die Mortalität des akuten Lungenversagens signifikant vermindern.
2. Es konnte ferner gezeigt werden, daß bei Eingriffen in diese Mediatorensysteme durch Gegenregulation des Organismus neue Imbalancen entstehen können.
   Daher ist die genauere Erforschung der verschiedene Mediatorensysteme und ihrer Interaktionsmöglichkeiten notwendig, bevor Prostaglandine eine neue therapeutische Perspektive in der Intensivbehandlung eröffnen können.

Literatur

1. Hyman AL, Mathé AA, Lippton HL, Kadowitz PJ (1981) Prostaglandins and the lung. Med Clin North Am 65:789
2. Piper PJ, Vane JR, Wyllie JH (1970) Inactivation of prostaglandins by the lungs. Nature 225:600
3. Demling RH (1982) Role of prostaglandins in acute microvascular injury. Ann N Y Acad Science 384:517
4. Ogletree M, Brigham K (1979) Indomethacin augments endotoxin-induced lung vascular permeability in sheep. Am Rev Resp Dis 119:383
5. Scherer RW, Vigfusson G, Hultsch E, Van Aken H, Lawin F (1985) Prostaglandin F2α improves oxygen tension and reduces venous admixture during one-lung-ventilation in anesthetized paralyzed dogs. Anesthesiology 62:23

Computerunterstütztes „breath-by-breath"-Verfahren zur Bestimmung der Sauerstoffaufnahme in der Intensivmedizin

H. Metzler, G. Wießpeiner und W. F. List

Wunsch und Forderung des Intensivmediziners nach fortlaufender Registrierung von Sauerstoffverbrauch und Kohlendioxidabgabe beim kritisch Kranken haben in den letzten Jahren Forschungsgruppen in aller Welt (teilweise mit kommerziellem Hintergrund) dazu bewogen, adäquate Systeme mit hoher Meßgenauigkeit und klinischer Praktikabilität zu entwickeln.

Grundsätzlich stellen sich heute 3 Systeme im intensivmedizinischen Bereich zur engeren Wahl:

1. Mischkammerverfahren unterschiedlicher Konzeption, deren gemeinsames Merkmal jedoch immer die Sammlung der Exspirationsluft über mehrere Atemzüge zur Bestimmung gemischt exspiratorischer O_2- und CO_2-Konzentrationen ist und die als veredelte, automatisierte Douglassack-Verfahren zu bezeichnen sind.
2. Die Replenishment-Technik („Wieder-Auffüll-Technik"), von Westenskow erstmals 1977 beschrieben, bei der in einer Kammer das vom Patienten verbrauchte O_2 in gleicher Menge ersetzt wird.
3. Einen grundsätzlich anderen Weg beschreitet die „breath-by-breath"-Methode, also die Registrierung der O_2-Aufnahme und CO_2-Abgabe durch fortlaufende, mikroprozessorgesteuerte Messung von O_2, CO_2 und Flow, Atemzug für Atemzug mit entsprechend hoher Abtastrate aller 3 Kurven (Abb. 1).

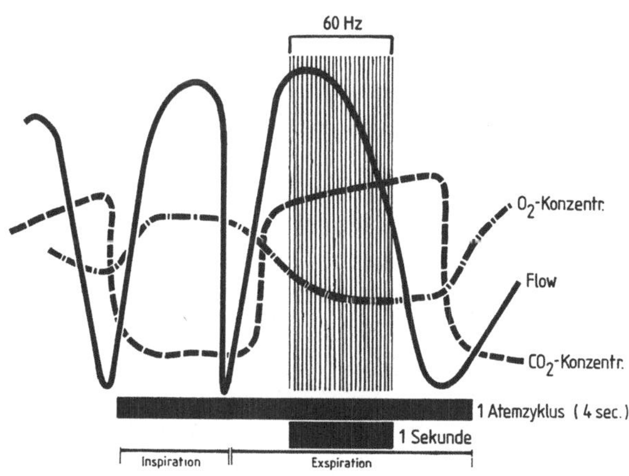

Abb. 1. „breath-by-breath"-Methode

Abgesehen von Atemphysiologen, die sich ja seit Jahren mit dieser Problematik befassen – die erste relevante Arbeit unter Zuhilfenahme eines computerisierten Verfahrens stammt von Beaver et al. [1] – haben einige Forschungsgruppen unter Zielrichtung Einsatz in der Intensivmedizin diesen Weg in unterschiedlicher Konzeption gewählt [2, 3].

Systemkomponenten

- Massenspektometrie zur simultanen on-line Mehrfachgaskonzentrationsanalyse;
- Balancierte Thermistoranemometrie mit hoher Empfindlichkeit, großer Dynamik und Einstellungsgeschwindigkeit zur bidirektionalen Flowmessung;
- Mikrocomputereinheit zur exakten Erkennung von Inspiration und Exspiration, sowie von Beginn und Ende einer Atemphase durch programmierte Atemmusteranalyse, mit entsprechenden Korrekturprogrammen und Programmen zur Berechnung und Ausgabe relevanter Meßgrößen.

Wo liegen die Vorzüge eines „breath-by-breath"-Verfahrens?

- Messung von inspiratorischem und exspiratorischem Flow bzw. von Flow- und Gaskonzentration an einem identen Punkt (von Fletcher auch als „instantaneous flow" bezeichnet) [4];
- atemwegsnahe Registrierung ohne Mischkammer;
- Unabhängigkeit von Atem- und Beatmungsform;
- echtes „Single-Sensor"-Prinzip;
- Möglichkeit zur Erweiterung des Systems von der zweiten zur höchsten Stufe der Berechnung des gesamten Gasaustausches, also vom „true-gas-exchange" am Mund durch simultane Registrierung von N_2 zur Berechnung des alveolären Gasaustausches.

Im weiteren möchte ich die gegenwärtigen Probleme in der fortlaufenden Sauerstoffverbrauchsmessung beim Intensivpatienten und die unseres Erachtens nach notwendigen Entwicklungsschritte für die nächsten Jahre aus unserer Sicht darstellen:

1. Die Erfahrung der letzten Jahre hat uns gelehrt, daß wir unsere traditionellen Vorstellungen – das sind teilweise auch eingefahrene Vorstellungen von Atem- und Leistungsphysiologen – über erhebliche Schwankungen der Sauerstoffaufnahme beim Intensivpatienten unter Beatmung, Sedierung, Relaxierung etc. zur revidieren haben. Die Schwankungsbreiten der üblichen $\dot{V}O_2$- und $\dot{V}CO_2$-Werte sind erstaunlich gering. Andererseits beobachten wir z. B. bei wachen, spontanatmenden Patienten auch ohne massive hämodynamische, respiratorische und metabolische Veränderungen Schwankungen der $\dot{V}O_2$, die den 100%-Bereich überschreiten und die die Frage nach den physiologischen Bandbreiten aufwerfen.
2. Ist mit Hilfe derartiger Systeme die Bestimmung der O_2-Aufnahme und verwandter Größen auch bei extremen Atem- und Beatmungsformen möglich?
   Nach wie vor nicht ideal gelöst ist das Problem korrekter Bestimmung der Sauer-

stoffaufnahme bei kontinuierlichem Flowsystem wie T-Stück, CPAP und höherfrequenter Beatmung. Bis heute ist es eigentlich mit keinem verfügbaren System möglich, $\dot{V}O_2$ und $\dot{V}CO_2$ unter den zitierten Bedingungen zufriedenstellend genau zu messen. Ebenso ungelöst ist teilweise das Problem des tachypnoischen Atemmusters mit Grenzfrequenzen um 35–40.

3. Ist die Massenspektrometrie als derzeit einziges Verfahren zur exakten Bestimmung der O_2-Konzentration in dem für den intensivmedizinischen Patienten so wesentlichen Bereich der F_iO_2 0,5–1,0 entbehrlich oder nicht?
Kommerzielle Erwägungen schließen ja heute bereits massenspektrometrische Systeme aus. Demgegenüber stellt sich jedem, der jemals mit massenspektrometischen Systemen gearbeitet hat, die Frage nach dem Gewicht von ökonomischen finanziellen Möglichkeiten einerseits und intensivmedizinischer Notwendigkeit andererseits, aufgrund hoher Anschaffungskosten, großer Störanfälligkeit und hoher Wartungserfordernisse der Massenspektrometrie.

4. Sauerstoffaufnahme und Kohlendioxidabgabe sind keine isoliert zu betrachtenden Meßgrößen, wie z.B. die Herzfrequenz oder pCO_2. Sie gewinnen erst in Verbindung mit anderen hämodynamischen, respiratorischen und metabolischen Meßgrößen für den Intensivmediziner einen aussagekräftigen, entscheidungserleichternden Informationswert. Inwieweit soll dieses, ohne weiteres durch einen Personal-Computer verarbeitet und präsentierte, relativ kompakte Datenprogramm in ein übergeordnetes gesamtintensivmedizinisches Datensystem ohne Verlust an Überschaubarkeit integriert werden?

Literatur

1. Beaver WL. Lamara N, Wasserman K (1981) Breath-by-breath measurement of true alveolar gas exchange. J Appl Physiol 51 (6):1662 1675
2. Shimada Y, Yoshia I, Hirata T, Takezawa J, Taenaka N (1984) Evaluation of a system for On-line Analysis of VO_2 and V_{CO2} for Clinical Applicability. Anesthesiology 61:311–314
3. Metzler H, Wießpeiner G, List WF (1985) Measurement of Oxygen Uptake with a New Method. In: Osswald PM (ed) Computers in Critical Care and Pulmonary Medicine. Springer, Berlin Heidelberg New York Tokyo
4. Fletcher R, Werner O, Nordström L, Jonson B (1983) Sources of error and their correction in the measurement of carbon dioxide elimination using the Siemens-elema CO_2-Analyzer. Br J Anaesth 55, 2:177–85

O_2-Aufnahme und CO_2-Abgabe beim Intensivpatienten

M. Semsroth, M. Baum, B. Brandstätter, M. Hiesmayr und W. Koller

Methoden zur Bestimmung der ventilatorischen Größen Sauerstoffaufnahme und Kohlendioxidabgabe (indirekte Kalorimetrie) wurden bereits zu Beginn des Jahrhunderts klinisch an spontan atmenden Patienten angewendet. Somit handelt es sich hierbei vom Prinzip her keineswegs um einen „neuen Weg". Durch die Entwicklung der Intensivtherapie ergeben sich heute verschiedenste Krankheitsbilder, bei denen der Patient in hohem Maße vital bedroht ist und eine Beatmung aus vitaler Indikation unumgänglich wird. Da aber gerade bei diesen gefährdeten Kranken der Stoffwechsel von vielfältigen inneren und äußeren Faktoren beeinflußt wird, die zudem noch zeitlich rasch wechseln können, kann die Beurteilung der tatsächlichen metabolischen Situation unüberschaubar werden. Deswegen haben nach Formeln berechnete Umsatzraten [4, 8], die zudem aus älterer Literatur, damit aus anderer therapeutischer Ära und von spontan atmenden Patienten stammen, hier auch lediglich grob orientierenden Charakter.

Nun kann nicht nur ein zu geringes Nährstoffangebot, sondern auch eine zu hohe Zufuhr dem Patienten Schaden zufügen [5, 6]. Ein im Ausmaß individuell ablaufender Hypermetabolismus kann bei einem schwerkranken Intensivtherapiepatienten bereits grenzwertige Anforderungen an das normalerweise auf ausreichende Reserven ausgelegte kardiopulmonale System stellen. In diesen Situationen, die teilweise bildlich durchaus einem Balanceakt gleichen, können nur äußerst geringe Toleranzbreiten für therapeutische Fehler vorhanden sein. Dies gilt auch für die Ernährungstherapie.

Deswegen ist es von besonderem klinischen Interesse, ein praktikables Meßverfahren zur Verfügung zu haben, um dadurch mehr Einsicht ins individuelle Stoffwechselgeschehen und seine Veränderungen beim beatmeten Patienten zu erhalten.

Nun sind Meßverfahren für den Gasaustausch aber gerade beim *beatmeten* Patienten besonders schwierig anzuwenden. Einerseits liegen diese Schwierigkeiten im technischen Bereich des Verfahrens selbst (z. B. Meßgenauigkeit, Stabilität, Lecks im System Patient-Respirator-Meßplatz); andererseits sind sie in der klinischen Situation des Patienten sowie in zahlreichen Einflüssen, die die O_2-Aufnahme und die CO_2-Abgabe laufend ändern können, zu suchen (z. B. Streß, kardiopulmonale Funktionsänderungen, Fieberanstieg). Begründungen für technische Probleme liegen vor allem in der nahezu immer erforderlichen, erhöhten inspiratorischen O_2-Konzentration und ihren möglichen Schwankungen in der zuführenden Leitung, in der konstanten Abgabe des respiratorischen O_2-Luft-Mixers, im Gassammelsystem oder bei den Gasanalysatoren. Besonders schwierig ist die Bestimmung *sehr genauer,* reproduzierbarer Atemminutenvolumina ($\dot{V}_E$), die limitierend für die Genauigkeit der Messung sein können.

Komponenten des Meßplatzes

Alle bisher entwickelten, uns bekannten Meßverfahren, die am beatmeten Patienten mit hyperoxischen Gasgemischen angewendet wurden, konnten nach unseren Erfahrungen die an sie gestellten Anforderungen bezüglich Genauigkeit, Reproduzierbarkeit und Praktikabilität nicht ausreichend erfüllen. Deswegen wurde ein mobiler Meßplatz zur O$_2$-Aufnahme und CO$_2$-Abgabe, der aus einzelnen Komponenten zusammengesetzt ist, von uns neu konzipiert. Wie in Abb. 1 ersichtlich, besteht dieser Meßplatz neben dem integrierten Respirator (UV 2; Dräger) aus einem Massenspektrometer (Perkin-Elmer MGA 1100), einem dem Exspirationsventil nachgeschalteten Gasmischsystem und dem integrierten Vortex-Anemometer. Der zwischen den beiden Wandauslässen für Sauerstoff und Preßluft und dem Respirator extern vorgeschaltete „highflow" Bird-Mischer hat zwei Funktionen: Zunächst gibt dieses Mischermodell unabhängig vom Atemzyklus und Beatmungsmuster eine sehr stabile Sauerstoff-Fraktion (F$_i$O$_2$) ab. Dadurch können beträchtliche Fehler vermieden werden [3]. Beispielsweise würde eine Schwankung der inspiratorischen F$_i$O$_2$ um 0,002 bei einer Differenz zwischen inspiratorischer und gemischt-exspiratorischer O$_2$-Fraktion von 0,02 (z. B. Δ FO$_2$ = 0,50–0,48) einen beträchtlichen Fehler von 10% Überschätzung für V̇O$_2$ verursachen. Dieser Fehler kann sich noch deutlich potenzieren, wenn Δ F$_i$O$_2$ kleiner wird. Dies kann dann zutreffen, wenn ein hohes Atemminutenvolumen z. B. wegen Lungenversagen notwendig wird. Neben dem konstanten Inspirationsgas liefert dieser Bird-

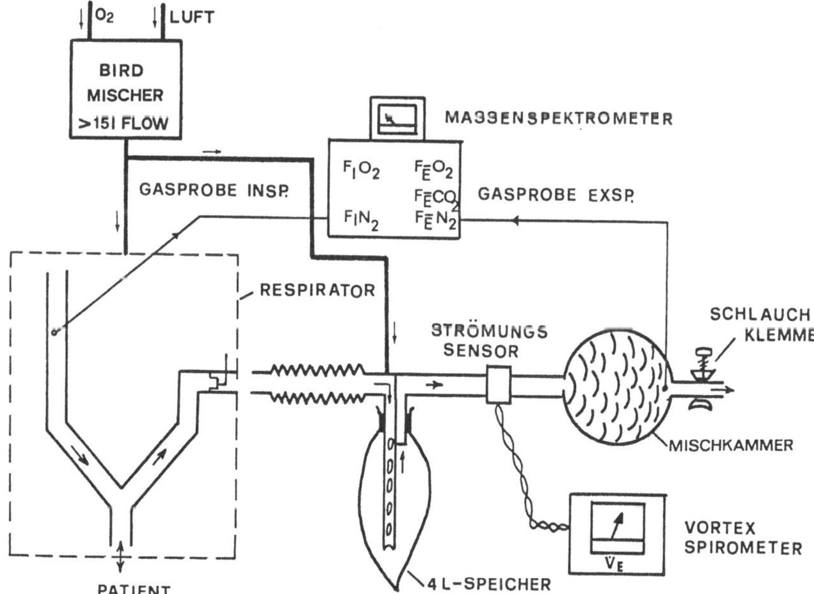

Abb. 1. Meßanordnung zur Bestimmung der ventilatorischen O$_2$-Aufnahme und CO$_2$-Abgabe bei beatmeten Patienten. Der extern vorgeschaltete Gasmischer liefert sowohl dem Respirator in beide Gaseingänge (für O$_2$ und Preßluft) als auch dem nachgeschalteten Gassammelsystem das gleiche Gasgemisch. Weitere Beschreibungen siehe Text

Mischer im parallelen Bypass eine zusätzliche Gasmenge von 4 l/min über ein Nadelventil in das exspiratorische Gasmischsystem (Abb. 1). Dadurch wird erreicht, daß der Gesamtgasstrom (abgeatmetes Volumen $+4$ l Bypassgas) zusammen mit dem exspirierten Gas des Patienten im Bereich zwischen 10 und 20 l/min liegt. In diesem Bereich mißt das verwendete Vortex-Anemometer (Bourns LS 75) am genauesten und die Linearität ist hier am besten. Der Preis für diese genaue Volumenmessung wird dabei allerdings mit einer Dilution der ausgeatmeten Gasmenge bezahlt. Dies wiederum stellt besonders hohe Anforderungen an die Genauigkeit der Gasanalysatoren.

Das zwischen den beiden Komponenten des Gasmischsystems (Speicherballon und eigentliche Mischkammer mit Labyrinth) angebrachte Vortex-Anemometer wurde durch Modifikationen des Wirbelkörpers auf eine Genauigkeit von $< \pm 1\%$ gebracht. Es scheint uns wichtig, darauf hinzuweisen, daß der verwendete Wirbelkörper von dem ausgeatmeten Flow immer in gleicher Richtung durchströmt wird. Als Referenzmethode verwendeten wir in Vorversuchen ein Glockenspirometer. Eine genaue Beschreibung dieses von der Gasviskosität und damit von der Gaszusammensetzung bzw. von der O_2-Fraktion unabhängigen Meßprinzips findet sich bei Baum [1].

Ein wesentlicher Bestandteil des Meßplatzes ist das Gasmischsystem selbst. Dieses besteht aus einem 4 l Atembeutel und einer aufwendigen Mischkammer mit einem Labyrinth. Das exspirierte und mit 4 l Inspirationsgas diluierte Gas wird über ein starres Rohr, das mit einzelnen Löchern zur Verwirbelung versehen ist, in den Reservoirbeutel geleitet. Zur möglichst perfekten Glättung des mit jedem Atemzyklus periodisch schwankenden ausgeatmeten Gases durchströmt das Gemisch dann konstant weiter das Labyrinth. An dessen Ausgang können die gemischten exspiratorischen Gasproben abgenommen werden. Durch diese zweiteilige, räumlich übereinander angeordnete Konstruktion ist es möglich, mit einer kleinen Mischkammer auszukommen. Dadurch ist eine rasche Ansprechbarkeit des Systems gewährleistet. Bei einem Flow von 16 l/min beträgt die Halbwertszeit ca. 10 s.

Spezielle Fehlerquellen für $\dot{V}O_2$-Messungen bei Beatmeten

Um zu reproduzierbaren und ausreichend genauen Ergebnissen zu kommen, ist unsere Forderung, daß der Gesamtfehler der Messung bei beatmeten Patienten nicht höher als 10% liegen dürfe. Dieser Wert wurde in Voruntersuchungen nur erreicht, wenn die inspiratorische *O₂-Fraktion nicht höher als 0,6* war. Bei einer gegebenen Meßgenauigkeit des Sauerstoffanalysators und der Volumenmessung steigt der prozentuale Fehler im Meßergebnis mit ansteigender O_2-Fraktion. Dies sei an einem theoretischen Zahlenbeispiel anhand der Mengenbilanzen in Tabelle 1 aufgezeigt. Während in diesem Beispiel der Fehler im Fall A ($F_iO_2 = 0,3$) 8% beträgt, steigt er im Fall B unter verdoppelter F_iO_2 (0,6) auf 18% an. Beim respiratorischen Quotienten (R) $\neq$ 1,0 wäre theoretisch ein weiterer Fehler zu erwarten, da die Annahme $\dot{V}_I = \dot{V}_E$ nicht mehr zuträfe. Diese Differenz kann durch Verwendung des sogenannten Stickstoffquotienten aus dem Verhältnis der Stickstoff-Fraktion im gemischtexspiratorischen und inspiratorischen Gas ($F_{\bar{E}N_2}/F_{IN_2}$) vermieden werden. Durch Einfügen dieses Korrekturquotienten wird davon ausgegangen, daß der Organismus im Gleichgewichtszustand ist und über das Atemgas weder Stickstoff aufnimmt noch abgibt, so daß die inspirierte Stickstoffmenge der exspirierten Stickstoffmenge gleichzusetzen ist ($\dot{V}_I \cdot F_{IN_2} = \dot{V}_E \cdot F_{\bar{E}N}$).

Tabelle 1. Theoretische Fehlerabschätzung für $\dot{V}O_2$ bei unterschiedlicher F_iO_2

Meßgenauigkeit Volumen: $\pm 1\%$; F_iO_2: $\pm 1\%$
Annahme: R = 1,0

A: $\dot{V}_I = \dot{V}_{\dot{E}}$ = 10 000 ml/min	B: $\dot{V}_I = \dot{V}_{\dot{E}}$ = 10 000 ml/min
$\quad F_iO_2$ = 0,3	$\quad F_iO_2$ = 0,6
$\quad \dot{V}O_2$ = 300 ml/min	$\quad \dot{V}O_2$ = 300 ml/min

$\dot{V}_IO_2 = \dot{V}_I \cdot F_iO_2$
$\qquad = 10\,000 \times (0,303 \div 0,297)$
$\qquad = 3\,030 \div 2\,970$ ml/min
$\dot{V}_EO_2 = \dot{V}_E \cdot F_{\dot{E}}O_2$
$\qquad = (10\,100 \div 9\,900) \times (0,2727 \div 0,2673)$
$\qquad = 2\,754 \div 2\,646$ ml/min
$\dot{V}O_2 = \dot{V}_IO_2 - \dot{V}_{\dot{E}}O_2$
$\qquad = 3\,030 - 2\,754 = 276$ *ml/min*
bzw. $= 2\,970 - 2\,646 = 324$ *ml/min*
Fehler: $\pm 8\%$

$\dot{V}_IO_2 = \dot{V}_I \cdot F_iO_2$
$\qquad = 10\,000 \times (0,606 \div 0,594)$
$\qquad = 6\,060 \div 5\,940$ ml/min
$\dot{V}_{\dot{E}}O_2 = \dot{V}_{\dot{E}} \cdot F_{\dot{E}}O_2$
$\qquad = (10\,100 \div 9\,900) \times (0,5757 \div 0,5643)$
$\qquad = 5\,814 \div 5\,587$ ml/min
$\dot{V}O_2 = \dot{V}_IO_2 - \dot{V}_{\dot{E}}O_2$
$\qquad = 6\,060 - 5\,814 = 246$ *ml/min*
bzw. $= 5\,940 - 5\,587 = 353$ *ml/min*
$\pm 18\%$

(unter Ausschluß, daß in- und exspiratorisch auftretende Fehler jeweils in unterschiedliche Richtungen auftreten („worst case-Bedingungen")).

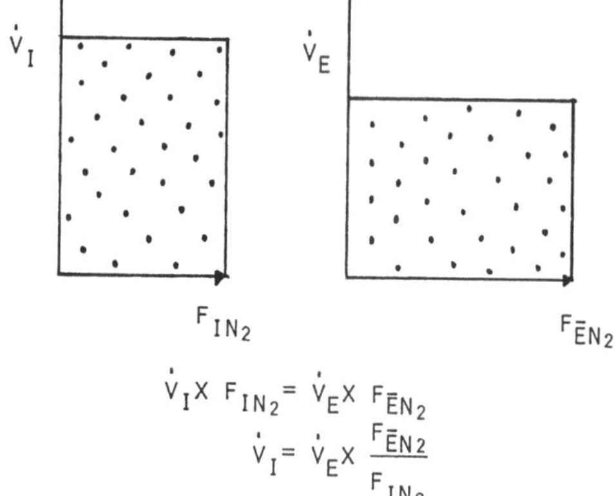

Abb. 2. Graphische Darstellung für die Verwendung des Stickstoffquotienten zur Korrektur des inspiratorischen Atemminutenvolumens, wenn nur das exspiratorische Volumen gemessen wird und $\dot{V}_I$ ungleich $\dot{V}_E$ ist. (Nach Baum [2])

Wenn nun $\dot{V}_I$ und $\dot{V}_E$ unterschiedlich sind, werden bei konstanter Menge N_2-Moleküle in- und exspiratorisch differente N_2-Fraktionen meßbar, wie in Abb. 2 dargestellt. Diese Stickstoffunterschiede sind im Gleichgewichtszustand relativ gesehen aber nur sehr gering (0,2–0,5%). Selbst mit einem Massenspektrometer, das häufig als „Goldstandard" gewertet wird, kommt man bei diesen kleinen Differenzen an die Grenzen der Genauigkeit heran. Die Annahme $\dot{V}_I = \dot{V}_E \cdot (F_{\overline{E}N_2}/F_{IN_2})$ ist nur dann valid, wenn die FRC der Lungen während des Meßzeitraumes tatsächlich kontant bleibt.

Ein weiterer hier angesprochener Punkt, bei dem es zur Fehlinterpretation von Meßergebnissen kommen kann, sind *Zustände mit gestörtem Gleichgewicht*. Nur dann ist von den ventilatorisch erfaßten Meßgrößen O_2-Aufnahme und CO_2-Abgabe auf die Ebene des Stoffwechsels in den zellulären Mitochondrien zu schließen, wenn beide Gasmengen tatsächlich ident sind, so daß auch ihre jeweiligen respiratorischen Quo-

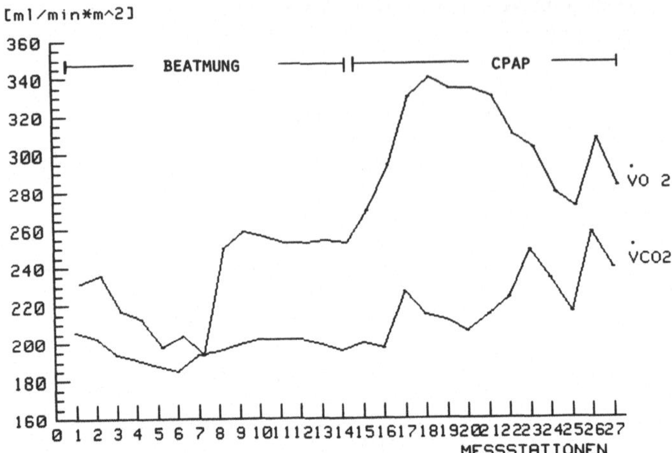

Abb. 3. Beispiel für den Verlauf von $\dot{V}O_2$ und $\dot{V}CO_2$ in stabilen und instabilen Phasen bei einem Patienten in der postoperativen Phase. Zwischen Meßstation 7 und 8 wurde eine zuvor bestehende Hypovolämie therapiert. Die akut steigende $\dot{V}O_2$ ist hier offenbar Ausdruck einer verbesserten Herzauswurfleistung. Während der Umstellungsphase von künstlicher Beatmung auf Spontanatmung (CPAP) ging das zwischen der 9. und 14. Meßphase erworbene Gleichgewicht wieder verloren. Nach der 23. Phase stellte sich aber wieder ein Gleichgewichtszustand ein

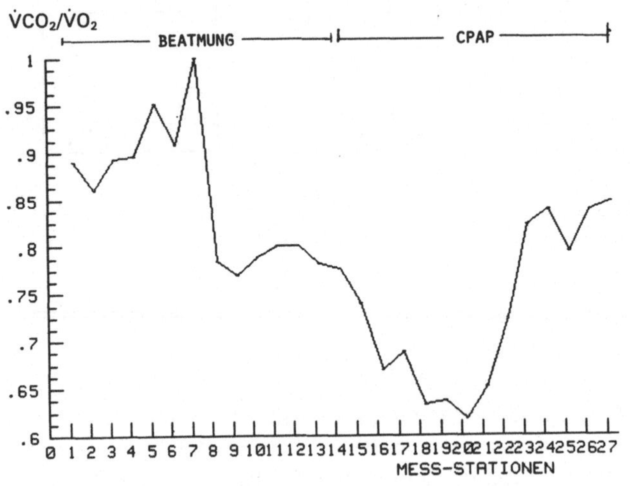

Abb. 4. Verlauf der aus den gemessenen Werten für die O_2-Aufnahme und CO_2-Abgabe errechneten respiratorischen Quotienten (R) des gleichen Patienten

tienten (R bzw. RQ = $\dot{V}CO_2/\dot{V}O_2$) ident werden. Die indirekte Kalorimetrie setzt somit voraus, daß die ventilatorisch erfaßten Meßgrößen den metabolischen Parametern tatsächlich entsprechen. Dies trifft für schwerkranke Patienten einer Intensivtherapiestation häufig aber nicht zu. Zwischen dem Meßort des ventilatorischen Gasaustausches (äußere Atmung) und dem zellulären Ort des metabolischen Gasaustausches (innere Atmung) liegen verschieden große Kompartimente, die als Puffersysteme wirken. Da deren Kapazitäten für O_2 und CO_2 aber außerordentlich unterschiedlich sind, werden entstandene Veränderungen des Zellstoffwechsels für beide Gase nicht gleichzeitig meßbar und damit nicht erkennbar. Es ergibt sich dann die Situation, daß der ventilatorische respiratorische Quotient (R) nicht mehr dem metabolischen respiratorischen Quotienten (RQ) entspricht. Während sich die Kapazität für O_2 im wesentlichen auf das Blut beschränkt (200 ml/l Blut) und mit etwa einer 10er-Potenz höher liegt als der metabolischen Aufnahme pro Minute entspricht, liegt der CO_2-Bestand des Körpers mit etwa 120000 ml um drei 10er-Potenzen deutlich höher [7]. Deswegen zeigen sich Veränderungen der CO_2-Produktion in der CO_2-Elimination sehr viel träger als Veränderungen des O_2-Verbrauches in der gemessenen O_2-Aufnahme. Anhand der Abb. 3 und 4 ist der Verlauf von $\dot{V}O_2$ und $\dot{V}CO_2$ bzw. der resultierende R-Verlauf während einer Phase eines gestörten Gleichgewichts bzw. während eines Übergangszustandes zu einem neuen „steady state" wiedergegeben. In dieser Phase spiegeln die gemessenen Werte keineswegs die metabolische Situation wider. Dies trifft besonders für den respiratorischen Quotienten zu.

Um dennoch bei diesen Patienten, bei denen Störungen des Gleichgewichtes nicht auszuschließen sind, zu relevanten Meßergebnissen zu kommen, können von den erhobenen Meßdaten Mittelwerte über längere Zeitspannen gebildet werden. Andererseits ist es möglich, durch die sehr sensitive Reaktion des Meßverfahrens mit digitaler Anzeige „non-steady-state-Zustände" frühzeitig zu erkennen. Dies geht vor allem auf die wesentlich direktere Erfassung von Veränderungen der O_2-Aufnahme zurück.

Schlußbemerkungen

Messungen der O_2-Aufnahme und CO_2-Abgabe sind unter den unphysiologischen Bedingungen der künstlichen Überdruckbeatmung besondere schwierig durchzuführen. Die heute immer noch nicht abgeschlossenen Entwicklungsarbeiten vielfältiger Meßverfahren deuten darauf hin. Diese Messungen liefern aber bei vital bedrohten Patienten hohe Informationswerte über ihre klinisch kaum durchschaubare Stoffwechselsituation und deren Veränderungen. Um zu genügend genauen, reproduzierbaren und damit zuverlässigen Meßergebnissen zu kommen, sollten verrechnete Ergebnisse anhand der gemessenen Primärdaten überprüfbar sein. Diese Forderung wird bei dem vorgestellten Prototyp dadurch erfüllt, daß seine einzelnen Komponenten überschaubar, vor allem aber kontrollierbar sind. Dadurch können tatsächliche Fehler eher erkannt und differenziert werden. Andererseits ist es aber auch möglich, Meßergebnisse unter Zuständen gestörten Gleichgewichts, die metabolisch nicht mehr verständlich sind (z.B. R-Werte über 1,5), eher plausibel werden zu lassen. In Verbindung mit einem datenverarbeitenden Computer kann dieses Verfahren – wenn auch noch mit verhältnismäßig großem personellen Aufwand – als „nützliches" Monitoring für schwerkranke beatmete Patienten eingesetzt werden.

Literatur

1. Baum M, Richter JA, Schmid D, Mendler N (1977) Die Überwachung der pulmonalen Funktion beatmeter Patienten. Herz 2:473
2. Baum M, Benzer H, Koller W, Semsroth M (1985) Spezielle Bestimmungsmethoden der pulmonalen Funktion am beatmeten Patienten. In: Rügheimer E, Pasch T (Hrsg) Notwendiges und nützliches Messen in Anästhesie und Intensivmedizin. Springer, Berlin Heidelberg New York Tokyo, S 116
3. Browning JA, Lindberg SE, Turney SZ (1982) The effect of fluctuating F_iO_2 on metabolic measurements in mechanically ventilated patients. Crit Care Med 10:82
4. Harris JA, Benedict FG (1919) A biometric study of basal metabolism in man. Carnegie Institution of Washington, Publication no 279
5. Koretz RL (1984) Breathing and feeding: Can you have one without the other? (Editorial). Chest 85:298
6. Law DK, Dudrick SJ, Abdon NJ (1974) The effects of protein caloric malnutrition on immune competence of the surgical patient. Surg Gynecol Obstet 139:257
7. Nunn JF (1977) Applied respiratory physiology. 2nd Edition, Butterworth, London Boston
8. Rutten P, Blackburn GL, Flatt JP, Hallowell E, Cochran D (1975) Determination of optimal hyperalimentation infusion rate. J Surg Res 18:477
9. Semsroth M (1985) Indirekte Kalorimetrie bei beatmeten polytraumatisierten Patienten. 1. Teil – Untersuchungen an Erwachsenen. Infusionstherapie 12:213

Kontinuierliche arterio-venöse Hämofiltration (CAVH) in der Intensivmedizin

H. Burchardi und T. Stokke

Die kontinuierliche arterio-venöse Hämofiltration (CAVH) wird seit ihrer Einführung 1977 durch Kramer et al. [5] in der Intensivmedizin zunehmend und erfolgreich eingesetzt. Dieses neue Verfahren der Nierenersatztherapie ist kostengünstig, personalsparend und bestechend einfach.

Durchführung der CAVH

Über einen extrakorporalen arterio-venösen Shunt durchströmt das Blut einen Kapillarfilter, in dem ein Ultrafiltrat abgepreßt wird (Abb. 1) Die treibende Kraft hierfür ist die arterio-venöse Blutdruckdifferenz. Das Verfahren wurde von uns in einer früheren Publikation ausführlich beschrieben [12].

Extrakorporaler Shunt

Der arterio-venöse Shunt wird üblicherweise zwischen Arteria und Vena femoralis an gelegt. Die Katheterisierung der Gefäße erfolgt unter streng sterilen Bedingungen nach

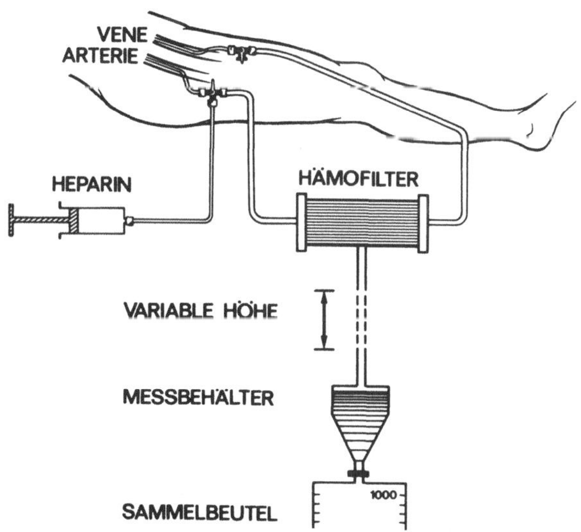

Abb. 1. Kontinuierliche arterio-venöse Hämofiltration (CAVH): Hämofilter (Amicon) im extrakorporalen Shunt zwischen A. und V. femoralis. Kontinuierliche Heparinzufuhr in den arteriellen Schlauch. Tiefes Aufhängen des Meßbehälters kann bei niedrigen Perfusionsdrücken die Filtration verbessern. Näheres siehe Text

einer modifizierten Seldinger-Technik mit einem speziellen Katheterbesteck (Firma Vygon). Die Punktionsstelle liegt etwa 2–3 cm kaudal des Lig. inguinale, um die Perforation von abgehenden Gefäßästen zu vermeiden. Die kurzen Verweilkatheter (Durchmesser: 8 bzw. 10 Ch) aus einem Teflon-Polypropylen-Gemisch sind biegsam und knickbeständig. Bei liegenden Verweilkatheter ist eine Beugung des Oberschenkels unter großer Vorsicht bis zu 45° möglich.

Die Katheter werden mit Naht sorgfältig und sicher fixiert und die Punktionsstellen mit einem Polyvidon-Jodsalben-Verband steril abgedeckt.

Blutentnahmen und Infusionen über den Shunt erhöhen das Infektionsrisiko; sie dürfen nur unter streng sterilen Bedingungen erfolgen. Alle Verbindungen sind mit Überwurfmuttern vor Diskonnektion zu sichern. Wegen der geringeren Komplikationsrate bevorzugen es einige Anwender, die CAVH über einen Scribner-Shunt einzusetzen; hierbei muß allerdings eine verminderte Durchflußrate und eine geringere Effektivität in Kauf genommen werden.

Heparinisierung

Der extrakorporale Shunt erfordert eine „low-dose"-Heparinisierung zur Unterdrückung der Blutgerinnung. Durch eine kontinuierliche Zufuhr von Heparin über eine Motorpumpe in den arteriellen (zuführenden) Schenkel des Shunts läßt sich eine Selbststeuerung der Antikoagulation im extrakorporalen System erreichen: Bei Strömungsverlangsamung im Shunt steigt die relative Heparinkonzentration im Shuntbereich.

Dosierungsempfehlung für Heparin [9]:

1. Patienten mit intaktem Gefäßsystem und thromboembolischen Komplikationen bzw. disseminierter intravasaler Gerinnung: Initial: 50 IE/kg KG. Dauerinfusion: 10–20 IE/kg KG·h; Kontrolle: Verlängerung der PTT auf das Doppelte des Normwertes.
2. Patienten mit intaktem Gefäßsystem oder leicht kontrollierbaren Blutungsherden (drainierte oder oberflächliche Wunden): Initial: 15–26 IE/kg KG. Dauerinfusion: 10 IE/kg KG·h; Kontrolle: Verlängerung der PTT um 10–15 s.
3. Patienten mit Blutungsgefahr (z. B. Frischoperierte, Polytraumatisierte): Initial: 10 IE/kg KG. Dauerinfusion 5–8 IE/kg KG·h; Kontrolle: Engmaschig PTT an der oberen Normgrenze.

Spricht die Heparintherapie nicht an, so ist an einen AT-III-Mangel zu denken und entsprechend zu behandeln.

Filter und Ultrafiltrat

Der Hämofilter (Amicon D-20 oder D-30) besteht aus Bündeln von Kapillaren. Die aktive Kapillarmembran besitzt eine hohe Permeabilität für Wasser und kleine Moleküle (z. B. Elektrolyte, Harnstoff, Harnsäure, Inulin). Sämtliche Moleküle mit einem Molekulargewicht über 10 000 werden dagegen zurückgehalten. Das Ultrafiltrat wird kontinuierlich abgeschieden; die Filtrationsrate ist abhängig vom Blutdurchfluß und damit besonders von der wirksamen Druckdifferenz, von der Plasmaproteinkonzentration und vom Hämatokrit. Bei einem Hämatokrit unter 40% läßt sich unter femoralem Bypass bereits mit einem systolischen Blutdruck von 70 mmHg eine Filtrationsleistung von 2–4 ml/min erreichen. Bei einem Blutdruck um 100 mmHg werden Austauschvolumina von 10–20 l/24 h erzielt. Über den weniger effektiven Scribner-Shunt ist nach Olbricht et al. [8] bei Patienten mit akutem Nierenversagen für eine ausreichende Filtrationsleistung von mindestens 14 l/24 h ein *mittlerer* Blutdruck von mindestens 130 mmHg für den Filter D-20 bzw. 80 mmHg für den Filter D-30 erforderlich. Daher sollte beim Scribner-Shunt stets der größere Filter (Amicon D-30) eingesetzt werden.

Ultrafiltratsubstitution und Bilanzierung

Der hohe Flüssigkeitsumsatz erfordert bei der Bilanzierung von Einfuhr und Ausfuhr äußerste Aufmerksamkeit, engmaschige Kontrolle und subtile Protokollierung. Hier wird vom Personal der Intensivstation große Sorgfalt und Disziplin verlangt. Die Filtratmenge wird in Urinmeßzylindern und Auffangbeuteln gesammelt. Entsprechend der therapeutisch beabsichtigten Flüssigkeitsbilanzierung wird die Ultrafiltratmenge vollständig oder teilweise ersetzt. In der Regel wird der überwiegende Anteil als modifizierte, kaliumfreie Ringer-Laktatlösung intravenös infundiert. Da durch das Ultrafiltrat auch Phosphat kontinuierlich verloren geht, die Ersatzlösung jedoch kein Phosphat enthält, muß unter CAVH das anorganische Phosphat im Serum regelmäßig kontrolliert werden und, je nach der Situation, täglich 20 mg und mehr substituiert werden (z. B. als Kalium-Phosphat oder Glucose-1-Phosphat).

Läuft die CAVH über längere Zeit, so sind selbst bei großer Sorgfalt Bilanzierungsfehler möglich; so enthalten z. B. die handelsfertigen Substitutionslösungspackungen meist ein größeres Flüssigkeitsvolumen als angegeben.

Indikationen für die CAVH

Wegen der großen Menge an Ultrafiltrat bietet die CAVH eine gute Möglichkeit, besonders den Wasser- und Natriumhaushalt effektiv und rasch wirksam zu bilanzieren und zu korrigieren. Der kontrollierte, kontinuierliche Flüssigkeitsentzug wird dabei von kreislaufinstabilen Patienten wesentlich besser vertragen als der intermittierende Einsatz herkömmlicher Dialyseverfahren. Aus diesen Gründen ist die CAVH in der Intensivmedizin besonders gut einsetzbar und indiziert. Bei einer Reihe von Indikationen hat sich hier die CAVH inzwischen bewährt:

Diuretika-resistente Überwässerung

Eine Überwässerung, die selbst durch massive Diuretikatherapie nicht zu beherrschen ist, stellt ein wohlbekanntes, intensivmedizinisches Problem dar: Akute Gefahr droht in erster Linie aus der Überwässerung der Lunge mit Störung des Gasaustausches, sei es als „Hochdrucködem" im Rahmen einer dekompensierten Herzinsuffizienz, sei es als „Permeabilitätsödem" im Rahmen des akuten Lungenversagens bei Sepsis, Polytrauma und anderem. Die Respiratorbeatmung mit positivem endexspiratorischen Druck (PEEP) verbessert zwar im allgemeinen den Gasaustausch ganz wesentlich, kann jedoch die vermehrte extravasale Flüssigkeit in der Lunge nicht reduzieren. Läßt sich eine negative Flüssigkeitsbilanz durch Diuretika nicht mehr erreichen, so bietet die CAVH die Möglichkeit, die Flüssigkeitsausfuhr rasch und effizient, aber gleichzeitig kontrollierbar und kreislaufschonend zu verstärken. Besonders beim kardiogenen Lungenödem mit intakter pulmonaler Gefäßpermeabilität wurde die CAVH inzwischen mit Erfolg eingesetzt [1, 2, 6].

Doch auch beim nicht-kardiogenen Lungenödem mit pulmonaler Permeabilitätsschädigung bietet die CAVH einen zusätzlichen wirksamen Weg, die Flüssigkeitsbilanz wieder zu normalisieren, die Menge an extravaskulärem Lungenwasser zu reduzieren und damit den Gasaustausch entscheidend zu verbessern [4, 10].

Die massive Flüssigkeitselimination durch CAVH kann auch erforderlich werden bei Patienten, denen über parenterale Ernährung hohe Kalorienmengen zugeführt werden müssen. Die große Flüssigkeitsmenge, die für eine solche parenterale Ernährung benötigt wird, kann bei Intensivpatienten mit eingeschränkter Ausscheidungsfunktion gelegentlich nur durch die Unterstützung der CAVH ermöglicht werden.

Akutes Nierenversagen

Harnpflichtige Substanzen sind im Ultrafiltrat nur in relativ geringer Konzentration vorhanden. Wird die CAVH als Nierenersatztherapie im akuten Nierenversagen eingesetzt, so muß eine hohe Filtrationsleistung (etwa 14 1/24 h) erreicht werden. Wegen der niedrigen Kalium-Konzentration im Serum ist die K^+-Ausscheidung über die CAVH ebenfalls begrenzt (mit 10 l Ultrafiltrat/Tag lassen sich nur etwa 60 mVal K^+ eliminieren!). Wichtig ist auf jeden Fall, daß frühzeitig mit der CAVH begonnen wird; dann läßt sich in vielen Fällen das akute Nierenversagen kompensieren (ggf. mit flankierenden Maßnahmen: z. B. Azidose-Pufferung, Ionenaustauscher per Einlauf) [7, 8]. Besonders bei traumatisierten Patienten oder in der postoperativen Phase bietet die CAVH gegenüber den konventionellen Dialyseverfahren die nicht zu unterschätzenden Vorteile der größerer Kreislaufstabilität und der niedrigeren Heparindosierung. Bei Nierenversagen mit gleichzeitigem hohen Katabolismus oder ausgedehntem Zelluntergang (z. B. Polytrauma, Sepsis u. a.) ist allerdings die CAVH alleine in der Regel überfordert. Hier können neben der kontinuierlichen CAVH intermittierend die anderen konventionellen Nierenersatztherapien (z. B. Hämodialyse, -filtration) ergänzend eingesetzt werden.

Hypernatriämie

Die gelegentlich in der Intensivmedizin auftretenden bedrohlichen Hypernatriämien (z. B. nach Wiederbelebungsmaßnahmen), die oft gegenüber einer Behandlung mit Natriuretika resistent sind, lassen sich mit der CAVH häufig kompensieren.

Fragliche Indikationen

Bei hochgradigen Hyperkaliämien und in der Behandlung von Intoxikationen hat die
CAVH gegenüber konventionellen Dialyseverfahren eine wesentlich geringere Effektivität.

Komplikationen

Angesichts der relativ einfachen Durchführung der CAVH besteht leicht die Gefahr,
die zweifellos vorhandenen Risiken der Methode zu mißachten [11] und mögliche
Komplikationen zu verdrängen.

Blutungen

Die modifizierte Seldinger-Technik kann in der Hand des Unerfahrenen unter der
Punktion zu Perforationen und Blutungen führen. Daher darf die Anlage des Shunts
nur durch punktionserfahrene Ärzte durchgeführt werden. Bei Verdacht auf ausge-
dehntere arteriosklerotische Veränderungen der Femoralgefäße sollte hier auf die Katheterisierung verzichtet werden; es könnte dann auf einen Scribner-Shunt ausgewi-
chen werden.

Thrombosen und Thromboembolien

Eine wandständige Thrombosierung in der Arteria femoralis zwischen Gefäßwand
und Katheter tritt relativ häufig auf. Hierdurch können im Bein Durchblutungsstörun-
gen auftreten, die ein chirurgisches Eingreifen erforderlich machen. In unserem Krankengut haben wir diese ernste Komplikation in 13% unserer CAVH-behandelten Fälle
beobachtet [11]. Auch über periphere Thromboembolien ist berichtet worden [3]. Unter
der CAVH-Behandlung empfehlen wir daher eine regelmäßige Kontrolle der peripheren Durchblutung (am besten mittels Dopplersonographie). Bei fehlenden Fußpulsen
mit schlechter Kapillarperfusion bei unzureichender Kollateraldurchblutung muß der
Arterienkatheter sofort entfernt werden. Bei uns geschieht dieses unter Operationsbe-
dingungen durch einen Gefäßchirurgen, der sofort nach Entfernung des Katheters
eine Thrombektomie durchführt und die Arterie mit einer Gefäßnaht versorgt.

Infektion der Punktionsstelle

Infektionskomplikationen an der Punktionsstelle müssen unbedingt vermieden werden, da sie eine ernste Bedrohung für das Bein darstellen. Infektionsgefahren bestehen
sowohl während der Punktion als auch unter der CAVH-Behandlung (z. B. durch evtl.
Blutentnahmen, Infusionen u. a.), aber auch nach Entfernung der Katheter (z. B. durch
Infektion des Hämatoms). Daher ist bei allen Maßnahmen auf strengste Sterilität zu

achten; alle evtl. notwendigen gefäßchirurgischen Interventionen sollten im Operationssaal durchgeführt werden.

Diskonnektion

Bei der hohen Durchflußrate des extrakorporalen Shunts bedeutet eine Diskonnektion stets akute Lebensgefahr. Daher ist das System sorgfältigst vor Diskonnektion zu sichern (z. B. durch „Lock"-System); alle unnötigen Verbindungen sind zu vermeiden. Ebenso ist die lückenlose Überwachung des Patienten sicherzustellen. Eine solche Überwachung kann selbstverständlich nur auf einer gut organisierten Intensivstation gewährleistet werden.

Fehlende Fachkompetenz

Die einfache Durchführung der CAVH könnte leicht zu einer unkritischen Anwendung verführen. Doch auch bei Beherrschung der „handwerklichen" Probleme bleiben die schwierigen pathophysiologischen und klinischen Fragen des akuten Nierenversagens bestehen. Wir empfehlen daher, beim akuten Nierenversagen sowie vor (und während) der Behandlung mit der CAVH den Nephrologen zu Rate zu ziehen.

Nur bei gewissenhafter Berücksichtigung dieser Gesichtspunkte kann diese einfache und überzeugende Methode ihren gebührenden Stellenwert in der Intensivmedizin erlangen und wird nicht durch vermeidbare Mißerfolge diskreditiert.

Literatur

1. Coraim F, Fasol R, Stellwag F, Wolner E (1985) Continuous arteriovenous hemofiltration (CAVH) after cardiac surgery. In: Sieberth HG, Mann H (eds) Continuous arteriovenous hemofiltration (CAVH). Karger, Basel, p 116–124
2. Coraim F, Wollner E (1985) Management of cardiac surgery patients with continuous arteriovenous hemofiltration. In: Sieberth HG, Mann H (eds) Continuous arteriovenous hemofiltration (CAVH). Karger, Basel, p 103–110
3. Gröne HJ, Kramer P (1982) Punktion und Langzeitkanülierung der Arteria und Vena femoralis beim Erwachsenen. In: Kramer P (Hrsg) Arterio-venöse Hämofiltration. Nieren-(Ersatz)-Therapie im Intensivpflegebereich. Vanderhoeck & Ruprecht, Göttingen, S 31–49
4. Koller WF, Benzer HM, Pauser GF (1985) CAVH in acute respiratory failure. In: Sieberth HG, Mann H (eds) Continuous arteriovenous hemofiltration (CAVH). Karger, Basel, p 96–102
5. Kramer P, Wigger W, Rieger J, Matthaei D, Scheler F (1977) Arteriovenous hemofiltration: A new and simple method for treatment of overhydrated patients resistent to diuretics. Klin Wochenschr 55:1121–1122
6. Magilligan DJ Jr (1985) Effect of ultrafiltration on lung water. In: Sieberth HG, Mann H (eds) Continuous arteriovenous hemofiltration (CAVH). Karger, Basel, p 80–95
7. Olbricht C, Müller C, Schurek HJ, Stolte H (1982) Die Behandlung des postoperativen akuten Nierenversagens mit der kontinuierlich arterio-venösen Hämofiltration (CAVH). In: Kramer P (Hrsg) Arterio-venöse Hämofiltration. Nieren-(Ersatz)-Therapie im Intensivpflegebereich. Vandenhoeck & Ruprecht, Göttingen, p 201–217
8. Olbricht CJ, Schurek HJ, Stolte H, Koch KM (1985) The influence of vascular access modes on the efficiency of CAVH. In: Sieberth HG, Mann H (eds) Continuous arteriovenous hemofiltration (CAVH). Karger, Basel, p 14–25

9. Schrader J, Scheler F (1985) Coagulation disorders in acute renal failure and anticoagulation during CAVH with standard heparin and with low molecular weight heparin. In: Siebert HG, Mann H (eds) Continuous arteriovenous hemofiltration (CAVH). Karger, Basel, p 25–36
10. Stokke T, Burchardi H, Koller W, Benzer H (1985) Pulmonary interstitial edema: An indication for continuous arteriovenous hemofiltration? In: Kramer P (ed) Arteriovenous hemofiltration. A kidney replacement therapy for the intensive care unit. Springer, Berlin Heidelberg New York Tokyo, p 172–179
11. Stokke T, Kettler D (1985) Komplikationen der kontinuierlichen arteriovenösen Hämofiltration. Anaesthesist 34:528–529
12. Stokke T, Kramer P, Schrader J, Gröne HJ, Burchardi H (1982) Kontinuierliche arteriovenöse Hämofiltration (CAVH). Anaesthesist 31:579–583

Hämofiltration bei Peritonitis und Pankreatitis

P. Sporn, W. Mauritz, G. Redl, I. Schindler und E. Zadrobilek

Das akute Nierenversagen (ANV) ist eine häufige und extrem bedrohliche Komplikation septischer Abdominalerkrankungen. Die intermittierende Hämodialyse kann die ausgefallene Nierenfunktion nicht in jeder Hinsicht adäquat ersetzen. Auch bei ausgefeilten Techniken sind Schwankungen im Blutvolumen, der Serumosmolalität und der Elektrolyte nicht ganz zu vermeiden. Die Anwendung eines kontinuierlichen Verfahrens lag deshalb bei diesem Krankengut nahe. Da die ersten eigenen Ergebnisse der spontanen arterio-venösen Hämofiltration (CAVH) nach der von Kramer angegebenen Technik [1, 2, 3, 5, 6] bei hyperkatabolen Intensivpatienten von der Dialysance her eher enttäuschend waren, wurde ein kontinuierliches pumpengetriebenes Verfahren (PDHF) gewählt, von dem im folgenden berichtet sei.

Methodik

Abb. 1 gibt ein Blockschema der von uns verwendeten Filtrationseinheit wieder. Als Zugangsweg dient entweder ein doppellumiger zentral-venöser Katheter oder ein externer arterio-venöser Shunt. Der Blutfluß wird von einer okklusiven Rollerpumpe ge-

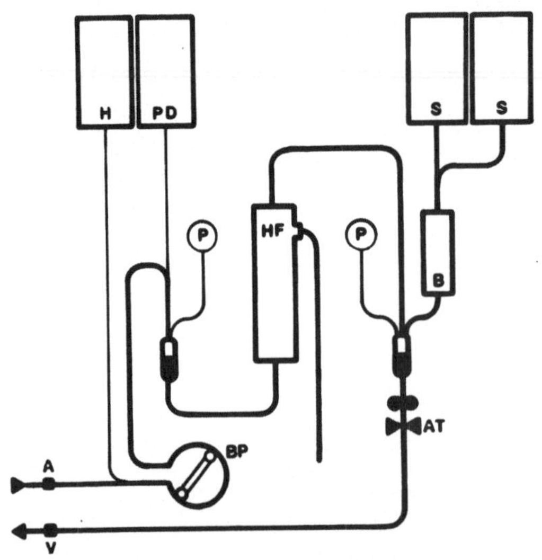

Abb. 1. Schema des PDHF-Systems. A = arterielle Zufuhr; H = Heparininfusion; BP = Blutpumpe; PD = Prä-Dilutionslösung; P = Drucküberwachung; HF = Hämofilter; B = Blutwärmer; AT = Luftfalle; V = venöse Rückfuhr

steuert (NFG 05, Dialysetechnik Karlsruhe), Flow zwischen 90 und 160 ml/min. Im arteriellen Schenkel des Systems werden mittels zweier Infusionspumpen Heparin und zur Prädilution pro Minute 5 ml Elektrolytlösung zugesetzt. Das Blut wird durch ein Kapillarfilter gepumpt (Amicon D 30), wo Plasmawasser abgepreßt wird und in ein großvolumiges Meßglas abtropft. Im venösen Schenkel des Systems wird dem einge- dickten Blut mittels zweier weiterer Infusionspumpen die Substitutionslösung (HÄMFL MD Leopold) beigemischt und so dem Patienten refundiert. Arterieller und venöser Druck im System werden laufend überwacht. Überschreiten der eingestellten Grenzwerte bzw. Luft in der venösen Falle lösen automatisch einen Pumpenstillstand und Alarm aus.

Krankengut

(Tabelle 1) – Unser Krankengut umfaßt 27 Patienten; 16 mal bestand eine Peritonitis, 11 mal eine Pankreatitis. Sämtliche Patienten waren nach Ausschöpfung sämtlicher Optimierungsversuche mit einer Kreatiniclearance unter 15 ml/min im ANV. Bei 23 der Kranken bestand ein ARDS, sie mußten mit effektiven AaDO2-Werten über 200 torr für mehr als 24 h beatmet werden, 25 dieser 27 Schwerstkranken benötigten Va- sopressoren, was insgesamt aussagt, daß praktisch alle Patienten im Polyorganversa- gen waren. Als Basis für jede weitere Intensivtherapie wurden im Mittel 2,1 chirurgi- sche Sanierungsversuche durchgeführt.

Ergebnisse

Unter einer durchschnittlichen Filtrationsleistung von 26 ml/min, das entspricht 37,4 l in 24 h, kam es zu einem absolut ausreichenden Ausgleich der Azotämie (Abb. 2) Bei keinem Patienten kam es zu Kreislaufkrisen, die dem extrakorporalen Kreislauf zuzu- schreiben wären. Tabelle 2 zeigt die Ergebnisse einer laufenden Studie über Hämody- namik, Gasaustausch und Verhalten des extravaskulären Lungenwassers (Doppelindi- katormethode, Edwards) unter Hämofiltration. Wie dieser Zusammenstellung zu ent- nehmen ist, konnte gemessen an suffizientem arteriellen Druck und erhöhtem Cardiac Index bei niedrigen Linksvorhofsdrücken durchaus zufriedenstellende hyperdyname Kreislaufverhältnisse aufrechterhalten werden. Keine Besserung zeigte sich jedoch beim pulmonalen Shuntvolumen, bei der AaDo2 sowie beim extravaskulären Lungen-

Tabelle 1. Krankengut

Patienten	N = 27
Diffus eitrige Peritonitis	16
Hämorrhagisch nekrotisierende Pankreatitis	11
Wegen Lungenversagen dauerbeatmet	23
Kreislaufinsuffizient (Vasopressortherapie)	25
Alter 17–77 A	47,3 ± 15,2
Filtrationsdauer (Tage)	12,2 ± 8,7

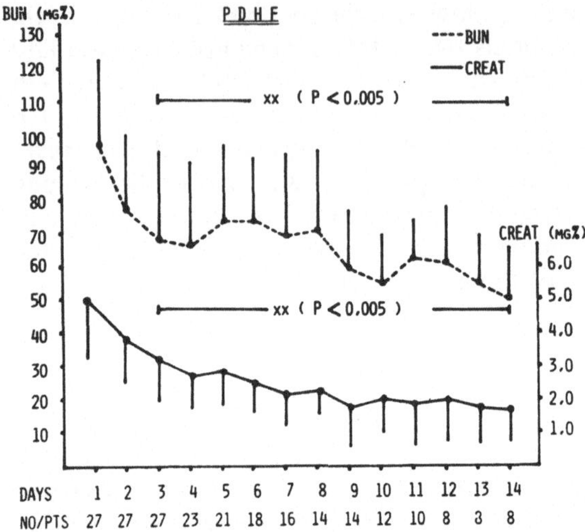

Abb. 2. Verhalten von BUN und Kreatinin bei PDHF in den ersten beiden Behandlungswochen

Tabelle 2. Sequentieller Verlauf kardiorespiratorischer Parameter während PDHF

		0 h n = 7	4 h n = 7	24 h n = 7	48 h n = 7	72 h n = 4
EVLW	(ml/kg)	$7,5 \pm 5,2$	$7,2 \pm 5,6$	$9,4 \pm 6,6$	$9,5 \pm 6,7$	$11,2 \pm 6,5$
PCWP	(mmHg)	13 ± 5	11 ± 4	10 ± 4	11 ± 3	9 ± 2
MPAP	(mmHg)	24 ± 4	22 ± 5	24 ± 4	23 ± 4	22 ± 4
MAP	(mmHg)	77 ± 16	76 ± 12	77 ± 15	76 ± 16	66 ± 16
CI	(l/min)	$4,7 \pm 1,6$	$4,4 \pm 1,6$	$4,1 \pm 1,2$	$4,5 \pm 1,4$	$4,0 \pm 0,6$
SVRI	(dyn s/cm^5)	1159 ± 401	1274 ± 323	1381 ± 333	1178 ± 308	1127 ± 173
AaDO$_2$	(mmHg)	213 ± 38	208 ± 40	223 ± 38	248 ± 54	232 ± 106
Qs/Qt	(%)	$25,6 \pm 4,7$	$24,8 \pm 8,1$	$28,4 \pm 7,0$	$25,8 \pm 7,6$	$22,5 \pm 7,3$

Tabelle 3. Ergebnisse

Zahl der Patienten	27
Erholung der Nierenfunktion	12 = 44,4%
Überlebende	8 = 29,6%

wasser; dieses stieg zwar nicht signifikant, aber doch kontinuierlich von anfangs mäßig erhöhten Werten weiter an. An spezifischen Komplikationen kam es dreimal zu heparinbedingten diffusen Blutungen, die zweimal zum passageren Stop der HF führten. Einmal mußte deswegen auf intermittierende Hämodialyse übergangen werden. Trotz der hohen Flüssigkeitsumsätze – die maximal filtrierte und substituierte Menge betrug immerhin über 57 l in 24 h, kam es in keinem Fall zu schweren Elektrolyt- bzw. Volumenentgleisungen. Bei 12 der 27 Patienten kam es zur Erholung der Nierenfunktion, 8 Patienten überlebten (Tabelle 3).

Diskussion

Das ANV beim Patienten mit akutem Abdomen ist als Katstrophenereignis anzusehen. Einerseits spiegelt es den unbeherrschten Verlauf der abdominellen Sepsis wider, andererseits bringt es beträchtliche Probleme und die Gefahr von sequentiellen Organversagen mit sich.

Die intermittierende Hämodialyse kann die ausgefallene Nierenfunktion nicht in jeder Hinsicht adäquat ersetzen. Hauptproblem sind die praktisch nicht vermeidbaren Volumenschwankungen: Parenterale Ernährung, Gerinnungstherapie mit Frischplasma und Albuminsubstitution führen zu einer nicht unbeträchtlichen Volumenbelastung, die bei einer septischen Vasopermeabilitätsstörung oft nur schlecht toleriert wird. Die intermittierende Dialyse muß daher gelegentlich passager über Ultrafiltration „Platz" für die notwendige Volumenzufuhr der nächsten 24 h schaffen. Diese wenn auch nur vorübergehend induzierte Hypovolämie kann zu hypodynamen Zuständen führen [7], da der hyperdyname septische Zustand nur bei einem mäßig expandierten intravasalen Volumen aufrechterhalten werden kann [4, 9, 11, 12]. Die Möglichkeit, mittels HF binnen Minuten jede gewünschte Bilanz anzusteuern, spiegelt sich in den beschriebenen stabilen Kreislaufverhältnissen wider.

Ein spezifischer Kreislaufeffekt beim septischen Patienten über Elimination von Toxinen bzw. kardiodepressiver Substanzen kann aus unseren Daten hingegen nicht abgeleitet werden. Desgleichen zeigten unveränderte respiratorische Daten und leicht ansteigendes extravaskuläres Lungenwasser, daß das Permeabilitätsverhalten der Lungenkapillaren vorwiegend durch die Dynamik der auslösenden Sepsis bestimmt wird. Deshalb stellen Steuerung der Flüssigkeitsbilanz und damit die Beeinflussung der Füllungsdrücke durch die HF nur begleitende Therapiemaßnahmen des permeabilitätsbedingten Lungenödems dar. Was die Dialysance des Verfahrens anlangt, kann festgestellt werden, daß derart niedrige BUN, Kreatinin und Osmolalitätswerte bei diesem Krankengut mittels intermittierender HD nicht zu realisieren sind.

Eine Erholung der Nierenfunktion bei nahezu der Hälfte der Patienten liegt deutlich über bisherigen Erfahrungswerten. Wenn die Letalität von 70% noch immer bedrückend hoch erscheint, sie anzumerken, daß sämtliche 8 Überlebende zum Zeitpunkt des ANV wegen eines ARDS dauerbeatmet werden mußten; diese Kombination von Peritonitis, Lungen- und Nierenversagen wurde noch vor wenigen Jahren als inkurable Trias angesehen [8, 10]. Angesichts eines solchen intensiv-therapeutischen Fatalismus kann deshalb die langsame Verbesserung der Prognose septischer Patienten mit einer gewissen Befriedigung zur Kenntnis genommen werden, sie könnte unter anderem auch der HF zuzuschreiben sein. Trotzdem zeigt eine Letalität von 70% nur zu deutlich, daß das Hauptgewicht intensivtherapeutischer Bemühungen in der Prophylaxe des ANV liegen muß. Der rechtzeitigen chirurgischen Sanierung kommt deshalb nach wie vor die Schlüsselstellung zu.

Literatur

1. Dodd NJ, O'Donovan RM, Bennett-Jones DN, Rylance PB, Bewick M, Parsons V, Weston MJ (1983) Arteriovenous hemofiltration: A recent advance in the management of renal failure. Brit Med J 287:1008
2. Kramer P, Wigger W, Rieger J, Matthaei D, Scheler F (1977) Arteriovenous hemofiltration: A new and simple method for treatment of overhydrated patients resistant to diuretics. Klin Wschr 55:1121
3. Kramer P, Kaufhold G, Gröne HJ, Wigger W, Rieger J, Matthaei D, Stokke T, Burchardi H, Scheler F (1980) Management of anuric intensive-care patients with arteriovenous hemofiltration. Artificial Organs 3:225
4. Krausz MM, Perel A, Eimerl D, Cotev S (1977) Cardiopulmonary effects of volume loading in patients in septic shock. Ann Surg 185:429
5. Lauer A, Saccaggi A, Ronco C, Belledonne M, Glabman S, Bosch JP (1983) Continous arteriovenous hemofiltration in the critically ill patient. Ann Int Med 99:455
6. Olbricht C, Müller C, Schurek HJ, Stolte H (1982) Treatment of acute renal failure in patients with multiple organ failure by continous spontaneous hemofiltration. Trans Am Soc Artif Intern Organs 28:33
7. Samii K, Rapin M, Le Gall JR, Regnier B (1978) Haemodynamic study of patients with severe sepsis during haemodialysis. Intensive Care Med 4:127
8. Schuster HP (1980) Akutes Nierenversagen bei Peritonitis, Ileus und Pankreatitis. In: Schönborn H, Neher M, Schuster HP, Mangold GM: Intensivmedizin-Notfallmedizin-Anästhesiologie Band 20, Intensivmedizin bei gastroenterologischen Erkrankungen. Thieme, Stuttgart New York, S 192
9. Siegel JH, Cerra FB, Coleman B, Giovanni I, Shetye M, Border JR, McMenamy RH (1979) Physiological and metabolic correlations in human sepsis. Surgery 86:163
10. Weis KH, Homann B, Schreiber W (1975) Pulmonal- Renal- und Abdominalinsuffizienz - eine intensivtherapeutische inkurable Trias? Abstract Nr E3, Zentraleurop Anästhesiekongreß
11. Weisel RD, Vito L, Dennis RC, Valeri CR, Hechtman HB (1977) Myocardial depression during sepsis. Am J Surg 133:512
12. Zöch G, Mauritz W, Schindler I, Zadrobilek E, Sporn P (1985) Hämodynamik und Herz-Kreislauftherapie septischer Zustandsbilder. In: Deutsch E, Kleinberger G, Lenz K, Ritz R, Schuster HP (Hrsg) Die Hämodynamik kritisch kranker Patienten. Schattauer, Stuttgart New York, S 435

Zur Anwendung hochpermeabler Membranen im Rahmen der intensivmedizinischen Therapie

F. Holzer, K. Mengele und G. Zuntner

Einleitung

Durch die in den letzten Jahren über die übliche Hämodialyse (HD) hinausgehenden extrakorporalen Behandlungsverfahren wie Hämofiltration (HF), Hämodiafiltration (HDF), Plasmapherese, Hämoperfusion und kontinuierliche a-v-Filtration, haben sich insbesondere durch die Entwicklung neuer hochpermeabler Membranen (Polysulfon, Polyacronylonitril, Cellulose-Azetat, Polyamid, Polykarbonat u. a.) für den sinnvollen Einsatz des einen oder anderen Verfahrens in der Intensivmedizin neue Aspekte ergeben.

Als weiteres entscheidendes Problem ist, neben der Membranqualität, die Zusammensetzung der Spülflüssigkeit bzw. der jeweiligen Substitutionslösung, besonders bei der Behandlung von intensivmedizinischen Patienten, anzusehen. Hier bestehen grundsätzlich drei Möglichkeiten, nämlich Bikarbonat, Laktat und/oder Azetat als alkalisierende Komponente zu verwenden, wobei ohne Zweifel Bikarbonat als die natürliche Puffersubstanz den physiologischen Notwendigkeiten am besten gerecht wird. Bei Laktat besteht abgesehen von der zur Bildung von Bikarbonat notwendigen metabolischen Leistung (Leber!!) insbesondere bei Intensivpatienten mit multiplen Stoffwechselstörungen die Gefahr der Entstehung einer Laktazidose. Wie sich aus vielfachen Untersuchungen in den letzten Jahren ergeben hat, besteht ein gesicherter negativer Effekt des Azetates bzw. seiner Metaboliten auf das kardiovaskuläre System (Tabelle 1). Das bedeutet für die intensivmedizinische Praxis, daß auch Azetat in der Spül- bzw. Substitutionsflüssigkeit bei kardiovaskulärer Labilität und besonders bei gleichzeitig vorliegenden Gesamtstoffwechselstörungen nicht geeignet ist.

Ziel unserer Untersuchungen war es vor allem die Einsatzmöglichkeiten von Polysulfon-Kapillardialysatoren im intensivmedizinischen Bereich zur Behandlung des

Tabelle 1. Wirkungen von Azetat und Bikarbonat auf das Herz-Kreislaufsystem

	Azetat	Bikarbonat
Schlagvolumen	↓	↑
Herzminutenvolumen	↓	↑
Herzfrequenz	↑	≐
Peripherer Widerstand	↓ ↑(HF, HDF)	↓
Diastol. pulmonalart. Druck	↑	↓
Myokardiale Kontraktilität	↓	↑
Katecholamine	↑	≐

akuten Nierenversagens und/oder zur Behebung massiver Hyperhydratationszustände bei extrem instabilen, schlechten Herz-Kreislaufverhältnissen abzuklären.

Dementsprechend untersuchten wir die Leistung von Polysulfon-Kapillardialysatoren:

– bei Hämodialyse mit bikarbonathaltiger Spülflüssigkeit und Substitutionslösung im einfach offenen System mit Bettenwaage,
– bei Hämofiltration mit Laktat in der Substitutionsflüssigkeit, und
– bei kontinuierlicher a-v-Filtration.

Patienten und Methoden

Verwendet wurden die Polysulfonmembrankapillaren der Fa. Fresenius (Hämoflow F 60), mit einer aktiven Oberfläche von 1,25 Quadratmeter und einem molekularen cut off weitgehendst dem des normalen Glomerulum entsprechend.

Anwendung der F 60 bei Hämodialyse mit bikarbonathaltiger Spülflüssigkeit (0,5 l/min und Substitutionslösung (Tabelle 2–4): Die Untersuchungen wurden an 10 Intensivpatienten mit Ausfall mehrerer essentieller Organfunktionen, massiver Hyperhydratation und vor allem mit extremer kardiovaskulärer Depression durchgeführt. Wir verwendeten die Kapillare auf einem gewöhnlichen Dialysegerät (single needle oder mit Doppelkopfpumpe) und eine Bettenwaage zur genauen Kontrolle des Flüssigkeitshaushaltes. Diese Anordnung ist für den intensivmedizinischen Bereich gegenüber einer kontrollierten volumetrischen Bilanzierung bzw. einem automatischen Bilanziergerät (ABG) wie bei HDF-Geräten von Vorteil. Aufgrund der zwangsläufig hohen, durch die Membranqualität und dem Strömungswiderstand im System automatisch vorgegebenen Ultrafiltrationsrate der F 60 sind auch engmaschige Kontrollen, eventuelle stündlich, verschiedener Serum- bzw. Plasmagrößen (Natrium, Kalium, Blutzucker u.a.) unbedingt erforderlich. Nur unter diesen Voraussetzungen ist es möglich, eine bestimmte, gewünschte Gewichtsreduktion (Dehydrierung) und eine Normalisierung des Wasser-Elektrolyt- und Säure-Basen-Haushaltes sicher zu stellen. Als zusätzliche wichtige Kontrolle unseres Vorgehens erstellten wir auch die Nettobilanzen verschiedener Serum- bzw. Plasmainhaltsstoffe (Tabelle 4).

Tabelle 2. Behandlungsgrößen für Dialysebetrieb mit Bettenwaage (n = 10)

Spülflüssigkeit (mVal/L):	$Na^+ = 145 \pm 2$, $K^+ = 2,0 \pm 0,2$, $Ca^{++} = 3,6 \pm 0,4$, $Cl^- = 113 \pm 10$, $HCO_3^- = 36 \pm 8$, BE $= 9 \pm 3$ ($-$)
Dialysatfluß (ml/min):	500
Dialysedauer (h):	4
Mittlerer Blutfluß (ml/min):	200
Mittlerer Transmembrandruck (Torr):	100
Ultrafiltrat (ml/min):	51 ± 6 (3060 ± 360 ml/h)
Substitutionslösung:	Glukose – Elektrolyt – Bikarbonatlösung entsprechend dem aktuellen Laborwert
Standard:	$Na^+ = 140$ mVal/L, $K^+ = 4,5$ mVal/L, $HCO_3^- = 35$ mVal/L, Glukose 100 mg%

Tabelle 3. Patientenausgangs- (A) und Endwerte (E) bei Dialysebetrieb mit Bettenwaage (n = 10)

	RR syst (Torr)	HK (%)	ges. EW (g%)	Glukose (mg%)	HS (mg%)	Bun (mg%)	Kreat. (mg%)	Na^+ (mVal/L)	K^+	Ca^{++}	Cl^-	HCO_3^-	BE (−)
A	70 ± 10	24 ± 1	$6,1\pm0,4$	150 ± 10	$5,9\pm0,3$	140 ± 10	10 ± 2	148 ± 2	6 ± 1	$3,5\pm0,3$	108 ± 6	18 ± 4	-10 ± 2
E	100 ± 10	29 ± 1	$6,9\pm0,5$	100 ± 20	$3,8\pm0,4$	90 ± 20	$6,5\pm1$	140 ± 2	$4\pm0,3$	$4\pm0,2$	110 ± 7	30 ± 3	$+3\pm2$

Tabelle 4. Nettobilanzen bei entsprechender Substitution (Dialysebetrieb mit Bettenwaage) (n = 10)

ΔG (kg)	Glukose (g)	Harnsäure (g)	BUN (g)	Kreatinin (g)	Na^+ (mVal)	K^+	Ca^{++}	Cl^-	HCO_3
-4 ± 1	-43 ± 11	$-1,2\pm0,4$	-34 ± 10	$-3,4\pm0,9$	-1216 ± 268	-96 ± 26	234 ± 215	500 ± 405	474 ± 180

ΔG = Gewichtsabnahme = Ultrafiltrat − Substitutionsmenge

Anwendung der F 60 bei Hämofiltration mit Laktat in der Substitutionslösung (Tabelle 5–7): Es handelt sich hierbei um 10 Patienten mit chronischer Niereninsuffizienz, die einer chronisch-intermittierenden Hämofiltrationsbehandlung unterzogen wurden. Die bei diesen Untersuchungen gewonnenen Daten sollten als Vergleichsbasis dienen.

Tabelle 5. Behandlungsgrößen für Hämofiltration (n = 10)

Substitutionsflüssigkeit (mVal/L):	$Na^+ = 135\pm1$, $K^+ = 0$, $Ca_{++} = 3,8\pm0,4$, $Mg^{++} = 1,5\pm0,2$
Fertigbeutel:	$Cl^- = 109\pm3$, $Laktat^- = 34\pm2$, Glukose $= 1,5\pm0,1$ g/l
Substitutionsmenge (l):	18
Hämofiltrationsdauer (h):	$4\pm0,2$
Blutfluß (ml/min):	300
TMP (Torr):	200
Ultrafiltrat (ml/min):	93 ± 7 (5580 ± 420 ml/h)

Tabelle 6. Patientenausgangs- (A) und Endwerte (E) bei Hämofiltration (n − 10)

	RR syst, (Torr)	HK (%)	ges. EW (g%)	Glucose (mg%)	HS (mg%)	BUN (mg%)	Kreat. (mg%)	Na^+ (mVal/L)	K^+	Ca^{++}	Cl^-	HCO_3^-	$Laktat^-$	BE (−)
A	160 ± 30	25 ± 1	$6,3\pm0,2$	120 ± 10	8 ± 2	130 ± 20	14 ± 2	143 ± 2	6 ± 1	$3,3\pm0,4$	107 ± 5	18 ± 3	$4\pm1,5$	-10 ± 3
E	140 ± 20	27 ± 2	$6,8\pm0,4$	130 ± 20	4 ± 1	80 ± 20	7 ± 2	141 ± 2	$3,8\pm0,5$	$4,3\pm0,2$	108 ± 4	20 ± 3	30 ± 10	-4 ± 1

Tabelle 7. Nettobilanzen bei entsprechender Substitution (Hämofiltration) (n = 10)

ΔG (kg)	Glukose (g)	Harnsäure (g)	BUN (g)	Kreatinin (g)	Na^+ (mVal)	K^+	Ca^{++}	Cl^-	HCO_3^-	$Laktat^-$
$-4\pm0,6$	-27 ± 9	$-0,9\pm0,3$	-19 ± 5	$-2,5\pm0,9$	-464 ± 121	-74 ± 18	15 ± 13	-411 ± 208	263 ± 161	$+308\pm60$

170   F. Holzer et al.

Anwendung der F 60 bei kontinuierlicher a-v-Filtration: Das untersuchte Gesamtpatientengut umfaßte 15 Personen aus dem Bereich der Intensivmedizin mit multiplen Organversagen und Hyperhydration. Bei einfachem Nierenversagen und/oder Hyperhydration ohne myokardiale Depression und ohne ersichtliche Metabolisierungsstörung für Laktat und Azetat kann man auch die Fertiglösungen für die maschinelle Hämofiltration als Substitutionslösung verwenden, summa summarum ⅔ azetat-, ⅓ laktathaltig. Ansonsten ist auch hier die Verwendung bikarbonathaltiger Substitutionslösungen dringendst zu empfehlen (s. oben Tabelle 1). Wir unterteilten das Gesamtpatientenkollektiv (n = 15) entsprechend dem Blutdruckverhalten in 2 Gruppen: *Gruppe 1:* mit kardiovaskulärer Depression (Tabelle 8); *Gruppe 2:* mit annähernd normalem Blutdruckverhalten (Tabelle 9).

Tabelle 8. Gruppe mit niedrigem Blutdruckverhalten (bei kontinuierlicher a-v-Filtration) (n = 8)

RR syst. (Torr):	65 ± 10 (Endwerte 80 ± 10)
HK (%):	28,3 ± 0,4 (Endwerte 30,2 ± 0,5)
Ges. EW (g%):	6,7 ± 0,3 (Endwerte 7,1 ± 0,2)
Mittlere Filtrationsrate (ml/h):	420 ± 180
Therapiedauer (h):	40 ± 20
Heparinbedarf (E/h):	1500 ± 300
Gewichtsverlust (kg):	5 ± 3

Tabelle 9. Gruppe mit angenähert normalem Blutdruckverhalten (F 60 bei kontinuierlicher a-v-Filtration) (n = 7)

RR systol. (Torr):	140 ± 30 (Endwerte 130 ± 20)
HK (%):	29,5 ± 0,6 (Endwerte 31,2 ± 0,5)
Ges. EW (g%):	6,9 ± 0,2 (Endwerte 7,0 ± 0,2)
Mittlere Filtrationsrate (ml/h):	900 ± 240
Therapiedauer (h):	60 ± 30
Heparinbedarf (E/h):	750 ± 250
Gewichtsverlust (kg):	6 ± 2

Diskussion der Ergebnisse

Wie aus Tabelle 2–4 ersichtlich, kann man auch bei kardiovaskulärer Depression mit der F 60 im Hämodialysebetrieb unter Verwendung von Bikarbonat als alkalisierende Komponente in der Spülflüssigkeit und in der Substitutionslösung neben einer ausreichenden Elimination dialysepflichtiger Substanzen einen Nettoflüssigkeitsentzug von ca. 1 Liter pro Stunde erzielen, wobei sich die Kreislaufverhältnisse stabilisierten. Diese hämodynamische Stabilität wird offenbar durch Erhöhung der linksventrikulären Auswurfleistung und damit durch Steigerung des Herzminutenvolumens erreicht, allem Anschein nach durch direkte positiv inotrope Wirkung des Bikarbonats auf das Myokard (s. Tabelle 1).

Entsprechend dem Ultrafiltrationsprogramm der F 60 (Abb. 1) haben wir uns auf einen mittleren Transmembrandruck (TMP) von 100 Torr festgelegt. Damit erreichen

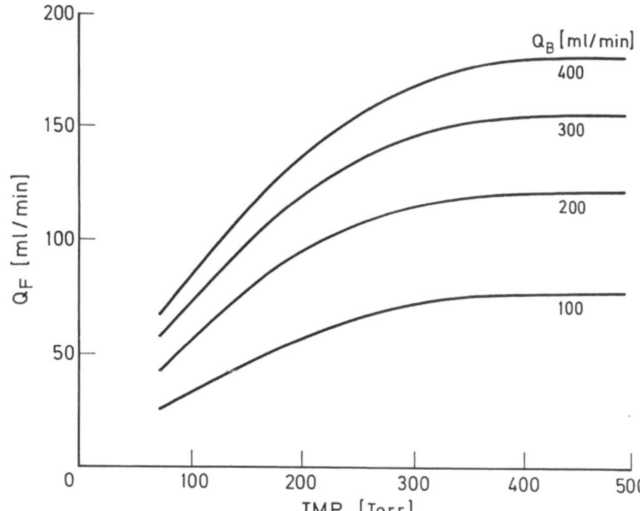

Abb. 1. Abhängigkeit der Filtrationsrate (QF) vom Transmembrandruck (TMP) bei verschiedenen Blutflüssen (QB)

wir unserer Meinung nach erstens ein optimales Verhältnis zwischen Elimination dialysepflichtiger Substanzen und notwendiger Substitutionslösungsmenge, vergleichbar einer Hämodiafiltration mit etwa 12 1 Elektrolyt-Bikarbonat-Substitutionslösung. Zweitens wird uns durch die sich ergebende Filtrationsrate ein weiter Regelbereich für den Nettoflüssigkeitsentzug durch Variation der Menge an Substitutionslösung geboten, wobei auch jederzeit und unmittelbar eine Anpassung an die momentane klinische Situation möglich ist. Allerdings ist dazu eine Gewichtskontrolle mittels Bettenwaage erforderlich. Wir sehen darin gegenüber einer rein volumengesteuerten Dialyse ohne Bettenwaage mit der F 60 besonders bei Risikopatienten einen wesentlichen Vorteil. Durch Steigerung des TMP kann natürlich die Filtratleistung, das heißt die konvektive Komponente und damit die Elimination größerer Moleküle gegebenenfalls erhöht werden. Man beachte jedoch den ganz erheblichen Verlust an Natrium, Kalium und Glukose (von der Spülflüssigkeit abhängig) der durch entsprechende Zusätze in der Substitutionslösung zu kompensieren ist (Tabelle 4). Engmaschige Kontrollen sind angezeigt. Die Tabellen 5–7 zeigen die Daten bei Anwendung der F 60 zur reinen, maschinellen Hämofiltration mit laktathaltiger Substitutionslösung (insgesamt 18 1 je Behandlung).

Bemerkenswert sind die signifikant geringeren Nettoausscheidungen der kleinmolekularen Substanzen im Vergleich zur oben beschriebenen Hämodialyse im offenen System. Auch die positive Laktat- bzw. Azetatbilanz mit ca. 300 mVal ist bei multiplem Organversagen nicht ohne Probleme. Weiters sieht man (s. Tabelle 3 und 6), daß durch Laktat kein so wirksamer Ausgleich der metabolischen Azidose wie durch Bikarbonat erfolgt (Bikarbonatverlust über die Kapillaren). Die hämodynamische Stabilität wird durch Steigerung des peripheren Widerstandes bei Verminderung des Schlagvolumens erreicht, was bei myokardialer Depression absolut als Nachteil anzusehen ist. In den Tabellen 8 und 9 sind die Werte bei Anwendung der F 60 als kontinuierlicher, direkter a-v-Filter zusammengestellt. Bei schlechten Kreislaufverhältnissen sinkt die Filtrationsrate unter 10 ml/min (600 ml/h), so daß das akute Nierenversagen nicht beherrscht werden kann. Gegebenenfalls werden intermittierend maschinelle Hilfen oder eine Blutpumpe nötig. Es sollten in diesen Fällen nur bikarbonathaltige Substitutionslösungen eingesetzt werden. Weiters sind dabei große Heparinmengen erforderlich. Trotzdem ist aber ein kreislaufschonender kontinuierlicher Flüssigkeitsentzug bei Überwässerung und/oder Schaffung eines Infusionsspielraumes möglich. Bei besseren Blutdruckverhältnissen (Tabelle 9) mit entsprechend höheren Filtrationsraten ist auch bei akutem Nierenversagen eine kompensierte Retention zu erreichen. Der Heparinbedarf sinkt wegen der höheren Blutflußraten deutlich. Sofern keine metabolischen Kontraindikationen bestehen, können hier zur Not auch die handelsüblichen Fertiglösungen zur Substitution bei Hämofiltration mit Azetat bzw. Laktat verwendet werden. Auf ein Faktum sei noch besonders hingewiesen. Aufgrund der hohen Membranpermeabilität kommt es besonders bei hohen Ultrafiltrationsraten entsprechend der Molekülgröße, dem Verteilungsraum und der Eiweißbindung auch zu einem kontinuierlichen Verlust von therapeutisch verabreichten Medikamenten und damit zum Absinken des Wirkspiegels derselben. Es sind daher Pharmaka mit hoher Eiweißbindung zu bevorzugen (z.B. Digitoxin gegenüber Digoxin usw.). Wo diese Auswahl nicht möglich ist, sollte der Wirkspiegel der Medikamente laufend überwacht (z.B. mit TDX Abbott) und die Dosierung angepaßt werden. Genauere Untersuchungen hinsichtlich der notwendigen Dosierung für die wichtigsten, in der Intensivmedizin angewandten Therapeutika sind in Arbeit.

Schlußfolgerungen

1. Durch den Einsatz hochpermeabler Membranen im Dialysebetrieb mit Bikarbonat in der Spülflüssigkeit und in der notwendigen Substitutionslösung und Flüssigkeitsbilanzierung mittels Bettenwaage kann auch bei extremer kardiovaskulärer Depression entwässert, aber auch das akute Nierenversagen beherrscht werden. Hierbei sind das Bikarbonat als alkalisierende Komponente und die hohe Anpassungsfähigkeit dieser Anordnung an die klinischen Notwendigkeiten von entscheidender Bedeutung. Neben der diffusiblen Komponente, die für die Elimination der kleinmolekularen Substanzen wesentlich ist, liegt bei den hochpermeablen Membranen zusätzlich eine konvektive Komponente vor, die für die Elimination mittelgroßer Moleküle (MG 10^4 bis $5 \cdot 10^4$ Dalton) bestimmend ist. Ihre Effektivität ist von der Filtrationsrate und dem Siebkoeffizienten der Membran abhängig. Die Gesamteliminationsleistung entspricht somit einer Hämodiafiltration, bei der der konvektive Anteil durch Wahl des Transmembrandruckes, d.h. der Filtrationsrate je nach klinischer Relevanz, verändert werden kann. Dieses Verfahren ist daher auch sehr gut zur Behandlung von Vergiftungen mit bestimmten Stoffen geeignet, wo ein massiver „wash out" derselben gefordert wird.
2. Eine konventionelle Hämofiltration oder Hämodiafiltration weist zwei Hauptnachteile auf. Erstens ist eine azetat- oder laktathaltige Substitutionslösung bei kardiovaskulärer Depression und/oder multiplen Stoffwechselstörungen schlecht, und zweitens ist es durch die automatische Gewichtsvorwahl an den Geräten nur schwer möglich, die Flüssigkeitsbilanz jederzeit und rasch der jeweiligen klinischen Situation anzupassen.

3. Die hochpermeablen Membranen sind auch sehr gut zur kontinuierlichen-direkten a-v-Filtration einzusetzen. Ein reiner Flüssigkeitsentzug kann damit unter allen Umständen erreicht werden. Bei schlechten Kreislaufverhältnissen sind allerdings hohe Heparinmengen erforderlich, und ein akutes Nierenversagen kann nicht beherrscht werden, wenn die durchschnittliche Ultrafiltrationsrate unter 10 ml/min sinkt und ein hoher Katabolismus besteht. Auch hier sollte, besonders bei Risikopatienten, Bikarbonat in der Substitutionslösung verwendet werden. Eine exakte Bilanzierung ist erforderlich und die Elimination von Arzneimitteln ist zu berücksichtigen.

Literatur

1. Aizawa Y, Ohmori T, Imai K, Nara Y, Matsuoka M, Hirosawa Y (1977) Depressant action of acetate upon the human cardiovascular system. Clin Nephrol 8:477–482
2. Borges HF, Fryd DS, Rosa AA, Kjellstrand CM (1981) Hypotension during acetat and bicarbonat dialysis in patients with the acute renal failure. Am J Nephrol 1:24
3. Chaignon M, Chem W, Tarazy RC, Nakamoto S, Bravo EL (1981) Blood pressure responce of hemodialysis. Hypertension 3:333
4. Fresenius AG, Bad Homburg: Datenblatt Hämoflow F 60
5. Hampl H, Praeper H, Unger V, Fischer Ch, Resa I, Kessel M (1981) Hämodynamic changes during hemodialysis sequential ultrafiltration and hemofiltration. Kidney International 18:83–88
6. Kersh ES, Kronfiled SJ, Unger A, Popper RW, Canter S, Cohn K (1974) Autonomic insufficiency in uremia as a cause of hemodialysis induced hypotension. New Eng J Med 290:650
7. Kirkendol PL, Devia C, Bower JD, Holbert RD (1977) A comparison of the cardiovascular effect of sodium acetat, sodium bicarbonat and other sources of fixed base in hemodialysate solution. Trans Am Soc Artif Intern Organs 23:399–404
8. Leber HW, Debus E, Grünlich U, Schütterle G (1981) Potential role of middle moleculare compounds in the development of anemia in uremia. Artif Organs 4 (Suppl):63
9. Leber HW, Witzmann V, Goubeaud G, Schütterle G (1978) Simultaneous hemofiltration/hemodialysis: an effective alternative to hemofiltration and conventional hemodialyses in the treatment of uremic patients. Clin Nephrol 9:115
10. Lewis EJ, Tolchin N, Roberts JL (1980) Estemation of the metabolic conversion of acetat to bicarbonate during hemodialysis. Kidney International 18 Suppl 10:51–55
11. Wizemann V, Rawer P, Schmidt H, Teichert F, Schütterle G (1981) Efficiency of hemodialysis, hemofiltration, hemodiafiltration in hemodiafiltration Proceedings 1. Symposion Gießen, pp 25–36, Hygieneplan, Oberursel/Ts.

Antagonisten in der Intensivtherapie

W. Dick und H. Gervais

Im Rahmen intensivtherapeutischer Maßnahmen kann der Einsatz von Antagonisten folgender Substanzklassen angezeigt sein:

1. Peripher wirkende, reversible Anticholinesterasen (Neostigmin etc.),
2. zentral wirkende, reversible Anticholinesterasen (z. B. Physostigmin),
3. Opiatantagonisten (z. B. Naloxon),
4. Benzodiazepinantagonisten,
5. Methylxantine,
6. Antihistaminika.

Zu 1. (Tabelle 1): Häufig ergibt sich die Indikation zur postoperativen Intensivüberwachung und Intensivbehandlung aus einer prolongierten Ateminsuffizienz bei bestehendem Überhang an Muskelrelaxanzien. Da zur intraoperativen Muskelerschlaffung überwiegend Präparate vom Typ der nicht depolarisierenden Muskelrelaxanzien verwendet werden, die in erster Linie über eine kompetitive Hemmung des Azetylcholins am postsynaptischen Rezeptor wirken, ist in diesen Fällen die Anwendung von peripher wirkenden reversiblen Anticholinesterasen angezeigt. Die am häufigsten verwendeten Präparate bei dieser Indikation gehören zur Gruppe der Carbaminsäureester (Neostigmin, Pyridostigmin und das vor allem in Osteuropa verbreitete Galanthamin). Gelegentlich findet das kurz wirkende Edrophonium allein bzw. die Kombination von Edrophonium mit Neostigmin oder Pyridostigmin Anwendung, die erstrebte Potenzierung des antagonistischen Effektes gelang allerdings nicht, lediglich eine einfache additive Wirkung konnte nachgewiesen werden [1].

Weitere Indikationen zum Einsatz von peripher wirkenden Hemmstoffen der Cholinesterase in der Intensivtherapie sind atonische Störungen sowohl der Darmfunktion – im Sinne eines paralytischen Ileus – als auch der Blasenfunktion – im Sinne von Blasenentleerungsstörungen. Darüber hinaus finden diese Substanzen bei der Therapie neuromuskulärer Erkrankungen wie der Myasthenia gravis (autoimmunologisch bedingter Mangel an postsynaptischen, cholinergen Endklappenrezeptoren) Verwendung.

Tabelle 1. Peripher wirksame reversible Anticholinesterasen

– Edrophonium	– Pyridostigmin (Mestinon)
– Neostigmin (Prostigmin)	– Galanthamin (Nivalin A)

Tabelle 2. Zentral wirksame reversible Anticholinesterasen

- Physostigmin (Eserinum, Physostigminsalicylat, Anticholium)
- 4-Aminopyridin (peripher und zentral wirksamer cholinerger Agonist)

Zu 2. (Tabelle 2): Zur Gruppe der zentral wirkenden reversiblen Anticholinesterasen zählen das 4-Aminopyridin und das Physostigmin. Das 4-Aminopyridin nimmt hierbei eine gewisse Sonderstellung ein, da es nicht nur zentral, sondern auch peripher wirkt, indem es eine präsynaptische vermehrte Azetylcholinfreisetzung hervorruft und so als Azetylcholinagonist wirkt. Diese Wirkung erfolgt sowohl an der motorischen Endplatte als auch an den autonomen cholinergen Synapsen und an sympathischen Ganglien. Im Rahmen der Intensivtherapie ist die Anwendung von 4-Aminopyridin zur Antagonisierung von nicht depolarisierenden Muskelrelaxanzien zwar möglich, sollte aber wegen der bei seiner Anwendung nicht unerheblichen kardiovaskulären Nebenwirkungen (im Tierversuch wurde zunächst ein atropin-sensitiver Blutdruckabfall, dem ein lang anhaltender adrenerg vermittelter Blutdruckanstieg folgte, beobachtet) erst als Mittel der zweiten Wahl gegeben werden [2, 3]. Dann kommt insbesondere der Einsatz bei unklaren Formen neuromuskulärer Blockierung im Zusammenhang mit einer Beeinträchtigung der neuromuskulären Übertragung durch bestimmte Antibiotika in Betracht, weil in diesen Fällen häufig präsynaptische Mechanismen involviert sind, die durch die oben angeführten Cholinesterasehemmstoffe kaum beeinflußt werden können.

Andere Indikationen für 4-Aminopyridin sind neurologische Erkrankungen, die mit Störungen der neuromuskulären Übertragung verbunden sind, wie das Eaton-Lambert-Syndrom oder die Myasthenia gravis [4].

Auch bei Botulismusintoxikationen wurde über gute Behandlungserfolge durch 4-Aminopyridingabe berichtet.

Prinzipiell läßt sich mit 4-Aminopyridin auch eine opiatbedingte Atemdepression antagonisieren, ohne daß es zur Aufhebung der analgetischen Effekte kommt. Diese Wirkung ist nicht über einen Einfluß peripherer Chemorezeptoren zu erklären, da der atemanregende Effekt von 4-Aminopyridin auch bei Patienten nachweisbar war, die mit einem hohen pCO_2 100% Sauerstoff atmeten [6]. Im Zusammenhang mit dieser zentral vermittelten Wirkung werden durch 4-Aminopyridin auch die Wirkungen von Ketamin und teilweise von Lachgas antagonisiert [5]. Im Tierversuch konnte ferner gezeigt werden, daß bei anästhesierten Tieren nach 4-Aminopyridingabe durch eine vermehrte Azetylcholinfreisetzung auf der Ebene zentraler Chemorezeptoren eine deutliche Steigerung der Aktivität des N. phrenicus zu verzeichnen war, die sich durch Atropingabe wieder aufheben ließ.

Physostigmin bewirkt eine rein zentrale Cholinesterasehemmung. Diese Wirkung wird in erster Linie zur Therapie des sogenannten zentralen anticholinergen Syndroms ausgenutzt. Hierbei kommt es durch zentrale Störungen des Azetylcholinstoffwechsels durch anticholinerge Substanzen wie Atropin, aber auch viele Anästhetika zu delirartigen Zuständen von Verwirrtheit und Desorientiertheit [7].

Überdies kann gerade in der Intensivtherapie durch Physostigmin die Wirkung vieler zur Sedierung der Patienten verwendeter Pharmaka aufgehoben werden: so liegen Berichte über die Antagonisierung der Effekte gänzlich verschiedener Substanzgruppen, wie Benzodiazepine, Neuroleptika, Anästhetika wie Ketamin oder Analgetika vom Morphintyp vor [8, 9, 10]. Aufgrund der genannten Wirkungen bietet sich Physostigmin als eine der Substanzen an, die versuchsweise bei Zuständen unklarer Bewußtlosigkeit – eventuell in Verbindung mit dem Vorliegen einer Atemdepression – gegeben werden können. Aus einem positiven oder negativen Effekt auf Bewußtseinslage und Atemfunktion lassen sich allerdings keine differentialdiagnostischen Rückschlüsse auf die Genese der Bewußtseinsstörung ziehen.

Zu 3. (Tabelle 3): Im Rahmen moderner Intensivtherapiemaßnahmen gewinnen Opiatantagonisten – und hier in erster Linie Naloxon – zunehmend an Bedeutung. Neben der ursprünglichen klassischen Indikation – Antagonisierung opiatbedingter Atemdepression – deuten sich verschiedene, über diesen Effekt hinausreichende Anwendungsgebiete an. An erster Stelle ist der Einsatz hoher Naloxondosen (0,1 mg/kg KG) bei verschiedenen Schockformen zu nennen. Zahlreiche Fallbeschreibungen über den erfolgreichen Einsatz sowohl beim septischen als auch beim hypovolämischen Schock belegen dies. Bei beiden Schockformen kommt es durch hochdosierte Naloxongabe zu deutlichen Verbesserungen hämodynamischer Parameter [11, 12]. Weniger eindeutig sind die bislang vorliegenden Berichte über die Anwendung von Opiatantagonisten bei Spinalverletzungen und akuten zerebralen Ischämien. Auch hierzu liegen zwar vereinzelte positive Fallberichte vor, andererseits aber auch Befunde, die nach Naloxongabe keine Verbesserungen hämodynamischer und neurologischer Befunde nachweisen konnten [13].

Ein weiterer Indikationsbereich für Opiatantagonisten in der Intensivtherapie könnte die Anwendung bei allen Zuständen unklarer Bewußtlosigkeit sein, insbesondere, wenn der Verdacht einer Intoxikation mit einer unbekannten Substanz besteht. Obwohl der exakte Wirkungsmechanismus unklar ist, liegen Erfolgsberichte über den Einsatz bei Intoxikationen mit einer Vielzahl von zentralnervös dämpfenden Substanzen vor (darunter Diazepam, Methadon, Dextro-Propoxyphen, Ketamin) [14]. In den genannten Fällen liegt die Vermutung nahe, daß Naloxon über einen opiatrezeptorunabhängigen unspezifischen Stimulationsmechanismus zu einer Aufhellung der Bewußtseinslage beiträgt. Für Alkoholintoxikationen liegen widersprüchliche Angaben in der Literatur vor.

Zu 4.: Mit der Einführung von Benzodiazepinantagonisten in die Klinik ist es zum ersten Mal gelungen, Benzodiazepineffekte zuverlässig aufzuheben. Benzodiazepinantagonisten gehören pharmakologisch zur Gruppe synthetischer Imidazodiazepine. Sie inhibieren spezifisch zentrale Benzodiazepinwirkungen auf der Ebene des Rezeptors. Die Eliminationshalbwertszeit des klinisch eingeführten Präparates RO 15-1788 wird

Tabelle 3. Opiatantagonisten

1. partielle Opiatantagonisten:
   – Nalorphin (Lethidrone)
   – Levallorphan (Lorfan)
2. reine Opiatantagonisten:
   – Naloxon (Narcanti)
   – Naltrexon

mit etwa 1 h angegeben; die Metabolisierung erfolgt überwiegend hepatisch. Das Ausmaß der Plasmaproteinbindung scheint nur unwesentlich zu sein. Ob RO 15-1788 in sehr hoher Dosierung benzodiazepinagonistische Eigenschaften hat, ob es also über eine intrinsische Aktivität verfügt, wird von den einzelnen Arbeitsgruppen unterschiedlich beurteilt. Besondere Bedeutung bei der klinischen Anwendung der Substanz gewinnt die Tatsache, daß es durch Gabe von RO 15-1788 zu keiner Veränderung hämodynamischer Parameter kommt. Desgleichen ist keine Veränderung der zerebralen Durchblutung festzustellen [15].

Mit der Anwendung von Benzodiazepinantagonisten ergeben sich in der Intensivtherapie neue Möglichkeiten der neurologischen Überwachung sedierter Patienten. Bislang galten Benzodiazepine zwar als außerordentlich brauchbare Sedativa bei Intensivpflegepatienten; häufig waren wegen deren langer Wirkungsdauer und kumulierender Effekte keine Differenzierungen dahingehend möglich, ob ein im weitesten Sinne „komatöser" Zustand eines Patienten durch die Sedierung oder durch krankheitsbedingte zerebrale Veränderungen verursacht war. In diesen Fällen kann die Applikation von Benzodiazepinantagonisten zur differentialdiagnostischen Abklärung beitragen. Gerade in bezug auf neurologische Veränderungen bei zerebralen Erkrankungen ist der durch die Benzodiazepinantagonisten unbeeinflußte zerebrale Blutfluß von entscheidender Bedeutung. Die Konstanz hämodynamischer Parameter nach Verabreichung von RO 15-1788 erlaubt, diese Substanz auch in der postoperativen Phase bei kardiochirurgischen Patienten oder anderen kardial besonders gefährdeten Patienten zur Aufhebung eines bestehenden Sedativaüberhanges einzusetzen [16].

Eine weitere Indikation zur Anwendung von Benzodiazepinantagonisten in der Intensivtherapie ist bei Vorliegen benzodiazepinbedingter Intoxikationen gegeben. Wegen des mit 1–2 min außerordentlich schnellen Wirkungseintrittes nach Gabe von RO 15-1788 kann bei Intoxikationen mit unbekannten Substanzen ein Beitrag zur differentialdiagnostischen Klärung dahingehend, ob ein Benzodiazepin Hauptursache der Intoxikation war, geleistet werden. Bei Anwendung bei Intoxikationen als auch bei bestehendem postoperativem Sedativaüberhang gilt es allerdings zu bedenken, daß die Wirkungsdauer von RO 15-1788 nur etwa 1 h beträgt und daß es anschließend zur Wiedereintrübung zuvor wacher Patienten kommen kann.

Insbesondere bei der postoperativen Anwendung von Benzodiazepinantagonisten sollte eine möglichst niedrige Dosierung der Substanzen gewählt werden, da sonst mit unerwünschten Nebenwirkungen in Form starker Angstgefühle des Patienten zu rechnen ist.

Zu 5. (Tabelle 4): Eine Substanz aus der pharmakologischen Gruppe der Methylxanthine – das Aminophyllin – wird ebenfalls zur Aufhebung durch Diazepam verursachter Sedierung empfohlen. Wenngleich Aminophyllin nicht als „Antagonist" im strengen Sinne, sondern eher als unspezifisches Stimulans gelten muß, liegen mehrere Berichte über die Antagonisierung einer Diazepambedingten Sedierung durch Aminophyllin vor. Auffallend war die fehlende Korrelation zwischen der Höhe des Aminophyllinspiegels im Plasma und dem Ausmaß der Vigilanzsteigerung [17]. Darüber hinaus liegen einzelne Fallbeschreibungen einer erfolgreichen Therapie morphinbedingter Atemdepressionen durch Aminophyllin vor, kontrollierte klinische Studien zur erfolgreichen Anwendung fehlen bisher noch, so daß die Relevanz dieser Befunde unklar ist [18].

Tabelle 4. Methylxanthine

- Theophyllin (Aminophyllin, Euphyllin)
- Caffein
- Theobromin

Tabelle 5. Antihistaminika 1

H1 – Rezeptorantagonisten:
  - Phenothiazine und Thioxanthene, z. B. Promethazin (Atosil)
  - Piperazine, Piperdine, z. B. Thenalidin (Sandosten-Calcium)
  - Äthylendiamine, z. B. Dimentinden (Fenistil)
  - Alkylamine, z. B. Dexchlorpheniramin (Polarinol)

Tabelle 6. Antihistaminika 2

H2 – Rezeptorantagonisten:
  - Cimetidin (Tagamet)
  - Ranitidin (Sostril, Zantic)

Zu 6. (Tabelle 5, 6): Im Rahmen der Intensivtherapie kommt den Antihistaminika einerseits bei der Behandlung von im weitesten Sinne „allergischen" Reaktionen eine wichtige Rolle zu; andererseits dienen sie zur Prophylaxe und Therapie gastrointestinaler Blutungen als Folge gesteigerter Magensaftresektion.

Bei „allergischen" Reaktionen kommt es durch Kontakt eines Antigens mit bestimmten an der Zelle fixierten Reaginen zur Histaminfreisetzung aus Mastzellen und basophilen Leukozyten. Die Konsequenzen der Histaminfreisetzung bestehen in einer ausgeprägten Vasodilatation mit den entsprechenden hämodynamischen Konsequenzen, in Bronchospasmen, Schädigungen der Gefäßpermeabilität, sowie eventuell in Arrhythmien und Spasmen der Darmmuskulatur. Die genannten Wirkungen sind überwiegend über die in den entsprechenden Organen vorhandenen H_1-Rezeptoren vermittelt, an die sich das freigesetzte Histamin anlagert, was zur Auslösung der beschriebenen Effekte führt. Daneben existieren noch die sogenannten H_2-Rezeptoren, deren Hauptbedeutung in der Beeinflussung der Magensaftproduktion zu sehen ist.

Zur Antagonisierung H_1-Rezeptor vermittelter Histaminwirkungen finden in erster Linie Äthanolamine wie Dimetinden oder Phenothiazine wie Promethazin Verwendung. Neuerdings werden zur Prophylaxe allergischer Reaktionen bevorzugt Kombinationen von H_1- und H_2-Rezeptorantagonisten verwendet. Als H_2-Antagonist findet z. B. Cimetidin Anwendung, weil es im Gegensatz zu dem anderen bekannten H_2-Antagonisten Ranitidin den Vorteil hat, daß es den Abbau von Histamin beschleunigt, während es durch Ranitidin zu einer Verzögerung des Histaminabbaus kommen soll.

In der Intensivtherapie liegt das Hauptanwendungsgebiet der H_2-Antagonisten aber sicherlich auch heute noch in ihrer hemmenden Wirkung auf die Magensaftproduktion. Durch Gabe von Cimetidin oder Ranitidin werden sowohl das Volumen als auch der Säuregehalt des Magensaftes reduziert. Neben der Indikation in der Prophylaxe und Therapie des peptisch bedingten Ulcusleidens kommt den H_2-Antagonisten daher eine große Bedeutung bei der Senkung des Aspirationsrisikos mit den meistens deletären Folgen zu [19, 20].

Literatur

1. Kim KC (1984) Comparison of Reversal Effects of Anticholinesterase Drugs Alone and in Combination. Anesthesiology 61:A 299
2. Bowman WC, Marshall RJ, Rodger IW, Savage AO (1981) Actions of 4-Aminopyridine on the Cardiovascular Systems of Anaesthetized Cats and Dogs. Brit of Anaesthesia 53:555
3. See WR, Folgering M, Schläfke ME (1978) Central Respiratory and Cardiovascular Effects of the ACh Releaser 4-Aminopyridine (4-AP). Pflüger's Archiv European Journal of Physiology 377:Suppl R 20 (78)
4. Agoston S, van Weerden T, Westra P, Broekert A (1978) Effects of 4-Aminopyridine in Eaton-Lambert-Syndrome. Brit J of Anaesthesia 50:383
5. Agoston S, Salt PJ, Erdmann W, Hilkemeijer T, Bencini A, Langrehr D (1980) Antagonism of Ketamine-Diazepam Anaesthesia by 4-Aminopyridine in Human Volunteers. Brit J of Anaesthesia 52:367
6. Sia RL, Zandstra DF (1981) 4-Aminopyridine Reversal of Fentanyl-Induced Respiratory Depression in Normocapnic and Hypercapnic Patients. Brit J of Anaesthesia 53:373
7. Duvoisin RC, Katz R (1968) Reversal of Central Anticholinergic Syndrome in Man by Physostigmine. Journal of the American Medical Association 206:1963
8. Balmer HGR (1977) Antagonism of Ketamine by Physostigmine. Brit J of Anaesthesia 49:510
9. Bourke DL, Rosenberg M, Allen PD (1984) Physostigmine: Effectiveness as an Antagonist of Respiratory Depression and Psychomotor Effects Caused by Morphine or Diazepam. Anesthesiology 61:523
10. Di Liberty J, O'Brien ML, Turner T (1975) The use of physostigmine as an antidote in accidental diazepam intoxication. Journal of Pediatrics 86:106
11. Albert SE, Shires GT, Illner H, Shires GT (1982) Effects of Naloxone in Hemorrhagic Shock. Surgery, Gynecology & Obstetrics 155:326
12. Groeger JS, Carlon GC, Howland WS (1983) Naloxone in septic shock. Crit Care Med 11:650
13. Eaden AJ (1984) Opiate Antagonists and Thyrotropin-Releasing Hormone: II. Potential Role in the Treatment of Central Nervous System Injury. Journal of the American Medical Association 252:1452
14. Buchner LH, Cimino JA, Raybin HW, Stewart B (1972) Naloxone Reversal of Methadone Poisoning. New York State Journal of Medicine, September 15:2305
15. Doenicke A, Suttmann H, Kapp W, Kugler J, Ebentheuer H (1984) Zur Wirkung des Benzodiazepin-Antagonisten Ro 15-1788. Anaesthesist 33:343
16. Louis M, Forster A, Suter PM, Gemperle M (1984) Clinical and Hemodynamic Effects of a Specific Benzodiazepine Antagonist (Ro 15-1788) After Open Heart Surgery. Anesthesiology 61:A 61
17. Meyer BH, Weis OF, Müller FO (1984) Antagonism of Diazepam by Aminophylline in Healthy Volunters. Anesth Analg 63:900
18. Stirt JA (1983) Aminophylline May Act as a Morphine Antagonist. Anaesthesia 38:275
19. Lorenz W, Doenicke A, Schöning B, Mamorski J, Weber D, Hinterlang E, Schwarz B, Neugebauer E (1980) Histamine Release: $H_1 + H_2$-Receptor Antagonists for Premedication in Anaesthesia and Surgery: A Critical View Based on Randomized Clinical Trials with Haemaccel and Various Anti-allergic Drugs. Agents and Actions 10:114
20. Friedl W, Barth HO, Damman HG, Müller P, Simon B (1983) Prävention streßbedingter Blutungen aus dem oberen Gastrointestinaltrakt mit Ranitidin und Cimetidin. Intensivbehandlung 8:97

Ranitidin und Cimetidin:
Ihr Einfluß auf pH und Keimbesiedelung des Magens sowie auf die Mikrobiologie der oberen Luftwege

A. Benke, B. Bibus, A. Fördös und F. Riezinger

Intensiv behandelte Patienten mit mannigfaltigen Organfunktionsstörungen [1] stehen häufig in der Gefahr [2], Streßläsionen zu erleiden und dadurch neuerlich einer vitalen Bedrohung ausgesetzt zu sein. Zur medikamentösen Prophylaxe derartiger Streßläsionen bedient man sich der Antazida [2, 3], des Muskarinrezeptorenblockers [9, 10] Pirenzepin und der H_2-Rezeptorantagonisten Cimetidin [3] und Ranitidin [4, 5].

Angesichts der unterschiedlichen Noxen, denen Schwerstkranke einer Intensivstation ausgesetzt sind, interessierte uns folgende *Fragestellung:*

1. Der Einfluß von H_2-Rezeptorantagonisten auf pH-Werte des Magensaftes.
2. Die durch Ranitidin und Cimetidin veränderte Keimbesiedlung des Magens.
3. Die aus Magensaft und Trachea synchron erhobenen bakteriologischen Befunde.

Krankengut:

- Anzahl der Patienten: 27; Geschlecht: 17 Frauen, 10 Männer;
- Alter: 50,14 ± 20,79a (15–85);
- Zuordnung: Abdominalchirurgie, Sepsis: 16 Fälle (Gruppe A); Schädel, Neurologie: 11 Fälle (Gruppe B);
- Anzahl der Langzeitbeatmeten: 17;
- Beobachtungszeit: Zwischen Juli 1983 und Februar 1985.

Methodik

Die Patienten erhielten zufallsverteilt entweder:
Cimetidin (Tagamet Ampullen Smith Kline Dauelsberg), 2,0 g/24 h (n = 13) oder Ranitidin (Zantac Ampullen Glaxo), 200 mg/24 h, (n = 14), zumindest 72 h lang kontinuierlich intravenös infundiert.

Die Messung der pH-Werte im Magensaft erfolgte 6-stündlich mittels Autokal 83 (Radiometer Copenhagen) aus Sondenabsaugflüssigkeit; das bakteriologische Material – täglich um 6 h abgenommenes Trachealsekret und Magensaft – wurde im hauseigenen Labor untersucht.

Tabelle 1. pH-Werte des Magensaftes

	Gruppe A (Abdominalchirurgie, Sepsis)		Gruppe B (Schädel, Neurologie)	
	Cimetidin (7)	Ranitidin (9)	Cimetidin (6)	Ranitidin (5)
I	4,50±2,36	5,17±2,57	2,98±1,13	3,26±2,34
II	5,48±1,73	6,14±0,84	3,98±2,00	4,01±2,21

I: Ausgangswerte; II: 72 h-Längsprofile unter Behandlung

Tabelle 2. pH-Werte des Magensaftes. Der Einfluß von Cimetidin und Ranitidin; negative Bewertung nach pH-Werten <3,5

Gruppe A (Abdominalchirurgie, Sepsis)			Gruppe B (Schädel, Neurologie)	
	positiv	negativ	positiv	negativ
Cimetidin	4	3	2	4
Ranitidin	7	2	1	4
	11 – – – – – – – – – – – – –	3 – – – – – – – – – – – – – 14		
	5 – – – – – – – – – – – –	8 – – – – – –13		

Ergebnisse

Verhalten der pH-Werte des Magensaftes vor Beginn der Prophylaxe und während der Anwendung von Cimetidin und Ranitidin im 72 h-Längsprofil (Tabelle 1).

Auffallend sind die deutlich niedrigeren Ausgangswerte des pH bei den neurochirurgischen Fällen – 2,98 bei der Cimetidingruppe und 3,26 bei der Ranitidingruppe –, während diese bei den abdominalchirurgischen Patienten (mit 4,50 und 5,17) höher liegen; im Zuge der Behandlung zeigt sich, daß die pH-Steigerung innerhalb der Gruppe B (Neurochirurgie) geringer ist als bei den Peritonitis- und Sepsisfällen. Die Prophylaxe wurde als erfolgreich angesehen, wenn es ermöglicht wurde, die pH-Werte kontinuierlich über 3,5 zu halten (Tabelle 2).

Dies gelang in der Gruppe A mit Cimetidin bei 4 von 7 Fällen, mit Ranitidin bei 7 von 9 Patienten. In der Gruppe B waren nach Cimetidin 4 von 6 und nach Ranitidin 4 von 5 Fällen Versager. Insgesamt gesehen war also die Behandlung mit H_2-Rezeptorenblockern bei 16 abdominalchirurgischen Patienten 11mal erfolgreich, bei 11 neurochirurgischen jedoch lediglich bei 3 Fällen positiv.

Neben den Abweichungen der pH-Werte wurden auch die *Veränderungen der mikrobiellen Besiedlung* des Magens unter H_2-Rezeptorblockade erfaßt.

Vor der Prophylaxe zeigte sich in der Mikrobiologie des Magensaftes folgendes Bild:

Gruppe	Merkmal	Anzahl	pH-Werte	(n= 27)
I	kein Wachstum	10	2,99±1,84	
II	Mund- und Rachenflora	3	5,00±0	
III	Hefe (Candida) 10^3	5	2,22±1,11	
IV	Darmkeime	9	6,43±1,57	

Tabelle 3. Keimbesiedlung des Magens nach Anwendung von H_2-Rezeptorantagonisten. Keimzahlen: 10^3 bis 10^9. Anzahl der Fälle ()

Enterobakterien:	Klebsiella	(6)
	E.coli	(4)
	Enterobacter	(2)
	Proteus	(1)
	Citrobacter	(1) 14
Nonfermenter:	Pseudomonas aeruginosa	(2)
	Pseudomonas maltophilia	(1)
	Akinetobacter	(1) 4
Staphylokokken:	Staphylococcus aureus	(3)
	Staphylococcus epidermidis	(3) 6
Streptokokken:	Vergrünende Streptokokken	(7)
	β-hämolysierende Streptokokken	(3)
	Enterokokken	(3)
	Mikroaerophile Streptokokken	(2) 15
Anaerobier:	Clostridium species	(3)
	Bacteroides fragilis	(1)
	Bacteroides melaninogenicus	(1)
	Bacteroides species	(1) 6
Sonstige:	Aerobe Sporenbildner	(1) 1
Pilze:	Candida species	(14) 14
Kein Wachstum:		(7) 7

Tabelle 4. Keime, die zunächst im Magen und nachfolgend in der Trachea oder gleichzeitig in beiden Organen auftraten

Klebsiella	5
Proteus	2
Enterobacter	2
E. coli	2
Staph. aureus	1
Streptokokken	3
Enterokokken	1
Candida	5

Nach zumindest 24stündiger Anwendung der H_2-Rezeptorantagonisten konnten folgende Keime (Keimzahlen ab 10^3) gezüchtet werden (Tabelle 3).

Tabelle 4 läßt jene Erreger erkennen, welche zunächst im Magen und nachfolgend in der Trachea oder gleichzeitig in beiden Regionen zu finden waren.

Diskussion

Einige der hier präsentierten Ergebnisse geben zu weiteren Überlegungen Anlaß. So fanden sich bei 9 von 27 Fällen bereits vor Beginn der Streßulcusprophylaxe eine mikrobielle Kolonisation mit Keimzahlen bis zu 10^8. Bei 6 Patienten könnte ein gesteigerter gastroduodenaler Reflux (Schumpelick und Rauchenberger [6]) die Ursache sein, jedoch gab es eine Besiedlung des Magens mit Keimen aus dem unteren Gastrointestinaltrakt auch bei 2 neurochirurgischen Patienten. Bei keinem einzigen dieser Fälle bestand irgendein anamnestischer Hinweis auf Säuremangel, so daß als Ursache ein Zusammenbruch der Mukosabarriere oder eine zentral ausgelöste Motilitätsstörung mit Keimaszension zu erwägen ist.

Auffallend ist weiter, daß sich die Therapieversager im Kollektiv der neurologisch-neurochirurgischen Patienten häuften. Eine Erklärung hierfür bot Cushing [7] bereits 1932, als er die Existenz eines primär parasympathischen Zentrums im Dienzephalon annahm, dessen Stimulierung über die vagalen Kerne im Hirnstamm zu einer Hyperaktivität des N. vagus führen könnte. Nolton, Fuchs und Eisemann [8] konnten im Experiment eine Vagushyperaktivität durch direkte Reizung der Vaguskerne im Hirnstamm auslösen. Für diese Theorien sprechen auch die klinischen Untersuchungsergebnisse der Arbeitsgruppen Klein [9] und Tritthart [10]: Sie konnten bei neurochirurgischen Patienten mittels des Antimuscarinicums Pirenzepin in der Prophylaxe bessere Ergebnisse erzielen als mit H$_2$-Rezeptorantagonisten. Parsons [11] und Brimbelcombe [12] beobachteten, daß Cimetidin eine überwiegend cholinerg stimulierte Magensäuresekretion wenig beeinflußte. In unserem Krankengut fand sich vorübergehend bei 5 Fällen hämorrhagischer Magensaft: es handelte sich um 3 Patienten der Gruppe B (Neurochirurgie) und um 2 aus der Gruppe A. Eine 16jährige Patientin, an einem traumatischen Epiduralhämatom leidend, entwickelte am 9. Tag der Medikation mit Ranitidin endoskopisch nachweisbare Erosionen im Magen und wurde nachfolgend auf Cimetidin umgestellt. Auch nach der Anwendung von Cimetidin lagen die pH-Werte bei 9 von 12 Messungen unter 3,5; die Blutung aus den Erosionen war jedoch gering und sistierte, als nach 3 Tagen auf Grund des besseren Allgemeinzustandes die Ernährung mit der Sonde begonnen werden konnte.

Besonders bemerkenswert ist in der Keimbesiedlung die kurzfristige Veränderung der Flora des Magens (Forster et al. [13], Hillman et al. [14], Ruddel et al. [15], Muscroft et al. [16]). Muscroft et al. [17] konnten allerdings auch belegen, daß es bei normaler Ernährung auch unter Cimetidinmedikation zu keiner bakteriellen Besiedlung des Magens kommt; bei Ausfall der enteralen Ernährung kann sich der Magen zu einem Keimreservoir und zu einer potentiellen Infektionsquelle entwickeln.

Trotz ausschließlicher Verwendung von Endotrachealtuben mit High-volume-low-pressure-cuffs (Spray et al. [18]) konnten wir im Gegensatz zu Hillman et al. [14] mit Hilfe von 20 Abstrichen bei 11 intubierten Patienten eine Besiedlung der oberen Luftwege mit dem gleichen Keim oder sogar mit der gleichen Kombination von Keimen nachweisen, wie wir sie zuvor oder gleichzeitig im Magensaft vorfanden. Offensichtlich erkauft man sich durch die Streßulcusprophylaxe mit H$_2$-Rezeptorantagonisten einen nicht ganz überzeugenden Erfolg mit dem Risiko, die Entstehung von Hospitalismusinfektionen zu begünstigen.

Literatur

1. Hastings PR, Skillman JJ, Bushnell LS, Silen W (1978) Antacid titration in the prevention of acute gastrointestinal bleeding. N Engl J Med 298:1041–5
2. Croker JR (1979) Acute gastrointestinal bleeding in the critically ill patient. Intensive Care Med 5:1–4

3. Priebe HJ, Skillman JJ, Bushnell LS, Long PC, Silen W (1980) Antacid versus cimetidine in preventing acute gastrointestinal bleeding. N Engl J Med 302:426–30
4. van den Berg B, van Blankenstein M (1982) The prevention of stress-induced upper gastrointestinal bleeding by ranitidine in critically ill patients In: Misiewicz JJ, Wormsley KG (eds) The Clinical Use of Ranitidine. The Medicine Publishing Foundation. Oxford 263–268
5. Macchi H, Fiasse R, Reynaert M, Desager JP, Dive Ch (1982) Effect of intravenous ranitidine on gastric secretion in severely ill patients admitted to an intensive care unit. In: Misiewicz JJ, Wormsley KG (Eds) The Clinical Use of Ranitidine The Medicine Publishing Foundation. Oxford 269–274
6. Schumpelick V, Rauchenberger B (1976) Duodenogastraler Reflux und Streßulcus. Dtsch med Wschr 101:1647–1649
7. Cushing H (1932) Peptic Ulcers and the Interbrain. Surgery, Gynecology and Obstetrics 55:1, 1–34
8. Nolton L, Fuchs E, Eisemann B (1972) Gastric secretory response to pressure on vagal nuclei. Am J Surg 123:13–18
9. Klein HJ (1981) Prophylactic treatment of peptic ulcers, gastric dilatation and gastric secretion in head injury. In: Klein HJ, Deeg W, Seitz K, Richter HP, Schäfer M. Occurrence of increased gastric secretion and of gastrointestinal haemorrhages in 765 neurosurgical patients. Advances in Neurosurgery, Volume 9:423 Springer, Berlin Heidelberg New York
10. Tritthart H, Schröttner O, Reschauer R (1983) Streßinduzierte Blutungen beim schweren Schädelhirntrauma In: Hefte zur Unfallheilkunde, Heft 156:304–308 Springer, Berlin Heidelberg New York Tokyo
11. Parsons ME (1975) The antagonism of H_2-Receptors in vitro and in vivo with particular reference to the action of cimetidine. In: Burland WL, Simkins MA (Eds) Proceedings of the second International Symposion on H_2-Receptor antagonists. Excerpta Medica Amsterdam
12. Brimbelcombe RW, Duncan WAM (1977) The relevance to man of preclinical data for cimetidine. In: Burland WL, Simkins MA (eds) Proceedings of the second international Symposion on H_2-receptor antagonists. Excerpta Medica Amsterdam
13. Forster A, Niethammer Th, Pitteloud JJ, Suter PM (1981) The effect of cimetidine on the growth of bacteria in the gastric juice. Crit Care Med 9(3):259
14. Hillman KM, Riordan T, O'Farrell SM, Tabaqchali S (1982) Colonization of the gastric contents in critically ill patients. Crit Care Med 10 (7):444–447
15. Ruddell WSJ, Findlay JM, Axon ATR, Bartholomew BA, Hill MJ (1980) Effect of cimetidine on the gastric bacterial flora. Gut 21(5):A 445–A446
16. Muscroft TJ, Youngs D, Burdon DW, Keighlex MRB (1981) The risk of wound sepsis after cimetidine. Br J Surg 68 (5):358, Abstract 35
17. Muscroft TJ, Youngs D, Burdon DW, Keighley MRB (1981) Does cimetidine produce gastric bacterial colonization in subjects taking a normal diet? Br J Surg 68(5):356, Abstract 25
18. Spray SB, Zuidema GD, Cameron JL (1976) Aspiration pneumonia: Incidence of aspiration with endotracheal tubes. Am J Surg 131:701

Neue Wege der Streßblutungsprophylaxe
– Lokale Mukosaprotektion durch Sucralfat

M. Tryba

Die medikamentöse Streßblutungsprophylaxe gehört heute zu den Routinemaßnahmen in der Intensivtherapie. Sie hat die früher häufigen, nicht selten lebensbedrohlichen, akuten Blutungen aus dem oberen Gastrointestinaltrakt zu einer Seltenheit werden lassen. Ziel der bisherigen Streßblutungsprophylaxe ist die möglichst vollständige Elimination freier Wasserstoffionen im Magen. Dieses Konzept beruht auf Untersuchungen von Skillman et al. [17], in denen nachgewiesen werden konnte, daß eine Anhebung des intragastralen pH-Wertes auf über 3,5 die Häufigkeit akuter Muskosaläsionen signifikant reduziert.

H_2-Antagonisten und Antazida haben sich in zahlreichen prospektiven Studien als wirksame Substanzen zur Streßblutungsprophylaxe erwiesen [4, 5, 6, 11, 15]. Mit dem routinemäßigen Einsatz dieser Medikamente richtete sich in den letzten Jahren die Aufmerksamkeit zunehmend auf Nebenwirkungen der Streßblutungsprophylaxe. Hierzu zählen Medikamenteninteraktionen, zerebrale Verwirrtheitszustände und kardiale Nebenwirkungen unter H_2-Antagonisten [16, 18], aber auch Stuhlunregelmäßigkeiten, Elektrolytimbalanzen und Störungen des Säure-Basen-Haushaltes durch Antazida [15, 21]. Beide Substanzgruppen werden für die erhöhte Rate pulmonaler Infektionen bei beatmeten Intensivpatienten verantwortlich gemacht [3, 8].

Sucralfat [14] ist eine lokal wirksame Substanz, die sich sowohl in der konservativen Ulcustherapie als auch in der Rezidivprophylaxe [9] als ebenso wirksam wie H_2-Antagonisten erwiesen hat. Durch feste, über Stunden anhaltende, Proteinbindung von Sucralfat wird die Mukosa vor dem schädigenden Einfluß von Wasserstoffionen, Pepsin und Gallensäuren geschützt, ohne daß der intragastrale pH wesentlich angehoben wird. In der Mukosa erfolgt über eine Steigerung der Prostaglandinfreisetzung [7] eine Stärkung defensiver Faktoren. Nebenwirkungen, wie sie unter Antazida oder H_2-Antagonisten auftreten können, sind durch Sucralfat nicht zu erwarten.

Wir sahen uns deshalb veranlaßt, eine klinische Studie zur Effektivität von Sucralfat in der Prophylaxe akuter Streßblutungen durchzuführen. Da bisher keine klinischen Untersuchungen zu dieser Fragestellung vorlagen, verzichteten wir aus ethischen Gründen auf eine Monoprophylaxe und entschlossen uns zu einer Pirenzepinbasismedikation. Als Vergleichssubstanz wählten wir ein Antazidum (Solugastril[A]) und Cimetidin. Da die durch Pirenzepin verursachte Säurereduktion fast ausschließlich über eine Reduktion des Sekretionsvolumen hervorgerufen wird, ohne den intragastralen pH zu verändern, kann nicht nur in der Kombination mit H_2-Antagonisten und Antazida [10, 20], sondern auch in der Kombination mit Sucralfat eine Wirkungsverstärkung erwartet werden, ohne daß die grundsätzliche Fragestellung hierdurch gestört würde.

Methodik

In einer prospektiv kontrollierten Untersuchung erhielten 100 anästhesiologische und neurochirurgische Intensivpatienten in randomisierter Reihenfolge zur Prophylaxe einer akuten oberen Gastrointestinalblutung neben einer Basismedikation von 50 mg Pirenzepin täglich entweder 2000 mg Cimetidin (PC), 2stündlich 10 ml eines Antazidums (PA) (Aluminiumhydroxid, Kalziumkarbonat) oder 4stündlich 1 g Sucralfat (PS) oral. Pirenzepin und Cimetidin wurden kontinuierlich über einen Perfusor intravenös appliziert. Aufnahme in die Studie fanden Patienten mit einer Liegedauer von wenigstens zwei Tagen auf der Intensivstation und einem Gesamtrisikoscore (GRS) von mindestens 10 nach Tryba et al. [19] (Tabelle 1). Ausgeschlossen wurden Patienten, die wegen einer akuten Gastrointestinalblutung eingewiesen wurden, solche mit Operationen im oberen Gastrointestinaltrakt und Patienten, die in den letzten 12 Monaten an einem Ulcus ventriculi oder duodeni erkrankt waren.

Solange die klinische Notwendigkeit bestand, wurde die, in der Regel intraoperativ plazierte und kontrollierte, Magensonde belassen und 3 × täglich der Magensaft-pH mittels eines 4-Felder-Indikatorstäbchens bestimmt. Dieses hat sich in experimentellen Untersuchungen als sicher und genau erwiesen. In der Antazida- und Sucralfatgruppe erfolgte die pH-Bestimmung jeweils direkt vor der nächstfolgenden Applikation. Als Kriterium einer akuten oberen Gastrointestinalläsion galten eine makroskopisch sichtbare Blutung (blutiges Aspirat, Meläna, Hämatemesis). Auf den Guajac-Test zum Nachweis okkulter Mengen Blut wurde bewußt verzichtet, da dieser Test zu unvertretbar hohen Fehlbestimmungen führt [4].

Die Indikation zur Gastroskopie ergab sich aufgrund klinischer Notwendigkeit oder längerdauernder Blutung über mehr als drei Stunden. Mit der enteralen Ernährung

Tabelle 1. Risikofaktoren der akuten Streßblutung und relative Bewertung (einige Faktoren waren nicht vertreten oder vorher ausgeschlossen)

Risikofaktor		III nur in Kombination mit
I schwer	II mäßig	Risikofaktoren I, II
Score	Score	Score
20 Ulkusanamnese	5 Nierentransplantation	2 Relaparatomie
15 akute Niereninsuff. (Kreat. >600 mg)	5 Verbrauchskoagulopathie	2 Ileus
10 schwere bakterielle Infektion	5 intracranielle Druckerhöhung	2 anaphylaktischer Schock
10 schweres Polytrauma	5 neurogener Schock	2 hypovol. Schock
10 Kardiogener Schock	5 Massentransfusion	2 sept. Schock
10 Pankreaserkrankung	5 Alter >65	2 SHT
10 nephrolog. Erkrankung	3 Heparinmedikation	2 Kortisonmedik.
10 gastroenterol. Erkrankg.	3 Hb <10 über >24 h	
7 akute Niereninsuff. (Kreat. 300–600 mg)	2 RR <100 über >1 h >1 x	
7 respirat. Insuffizienz (ohne Nachbeatmung)	2 RR >200 über 2/d >1 x	

wurde so früh wie möglich begonnen, wobei es Ziel der Studie war, die prophylaktische Medikation bis zur Entlassung fortzuführen.

Neben den üblichen klinischen Parametern wurden insbesondere mögliche Nebenwirkungen der prophylaktischen Medikation überwacht.

Die statistische Auswertung des Datenmaterials erfolgte in Zusammenarbeit mit dem Institut für Biometrie der Medizinischen Hochschule Hannover auf der Großrechenanlage IBM 370 mit den Programmen SIR (Scientific Information Retrieval), Version 2 und SPSS (Statistical Package for the Social Sciences), Version 9. Zur statistischen Überprüfung der Ergebnisse dienten die Varianzanalyse, der Chi-Quadrat- und der Fisher's exact Test. Als Signifikanzgrenze wurde $p < 0,05$ festgelegt.

Ergebnisse

Bis auf die Geschlechtsverteilung unterschieden sich die drei Untersuchungsgruppen in den wesentlichen klinischen Parametern nicht (Tabelle 2). Das Überwiegen männlicher Patienten in der PC-Gruppe beeinflußt die Blutungshäufigkeit nicht [19]. Der als Maß der Blutungsgefährdung dienende GRS lag zwischen $23,6 \pm 8,8$ im PC-Kollektiv und $25,1 \pm 11,8$ bei den mit Antazida behandelten Patienten. Ebenso war die Verteilung in den Risikogruppen zwischen den Untersuchungsgruppen vergleichbar (Abb. 1). Auch hinsichtlich der Letalität fand sich kein Unterschied zwischen den drei Kollektiven.

Überwiegend handelte es sich bei den Patienten dieser Untersuchung um solche mit abdominalchirurgischen und neurochirurgischen Eingriffen (Abb. 2). Streßblutungen wurden insgesamt vier beobachtet, zwei in der PC- und zwei in der PA-Gruppe. Hierbei handelte es sich zweimal um abdominosakrale Rektumexstirpationen und je einmal um eine große gynäkologische Tumoroperation bzw. neurochirurgische Erkrankung. Alle vier Blutungspatienten mußten mindestens drei Tage beatmet werden und drei der Patienten erhielten wegen starker intraoperativer Blutungen mehr als fünf Blutkonserven vor Aufnahme auf die Intensivstation. Auch in diesen beiden Parametern bestand jedoch kein Unterschied zwischen den Gruppen. So mußten acht Patienten der PS-Gruppe mindestens drei Tage beatmet werden, sieben der PA-Gruppe und vier im PC-Kollektiv. Fünf Patienten dieser Gruppe erhielten mehr als fünf Blutkonserven vor Beginn der Intensivbehandlung, während in den beiden anderen Untersuchungsgruppen jeweils sieben Patienten mehr als fünf Transfusionen bekamen.

Tabelle 2. Klinische Parameter in den drei Untersuchungsgruppen

	PC	PA	P
Patienten (N)	33	33	34
Alter (J)	$55,8 \pm 17,6$	$55,8 \pm 14,7$	$57,1 \pm 12,8$
Gewicht (kg)	$67,3 \pm 10,5$	$67,5 \pm 16,6$	$68,1 \pm 14,8$
Geschlecht (m/w)	16/17	8/25	12/22
Liegedauer (Tage)	$4,7 \pm 2,2$	$6,8 \pm 5,8$	$6,5 \pm 5,8$
Letalität (N)	5	4	4

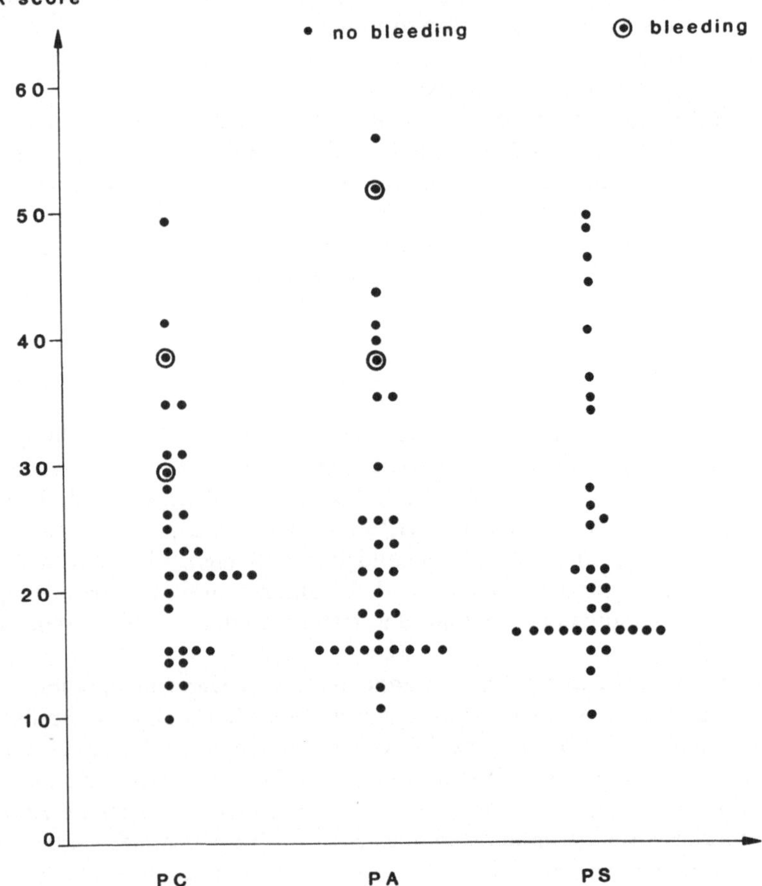

Abb. 1. Gesamtrisikoscore der einzelnen Patienten in den drei Untersuchungsgruppen

Der Gesamtrisikoscore erwies sich als brauchbarer Parameter für das Maß der Blutungsgefährdung. Unterhalb eines GRS von 20 (n = 42) trat keine Blutung auf. Unter den 34 Patienten mit einem GRS zwischen 20 und 29 konnte eine Blutung beobachtet werden, während drei Blutungen bei den 24 Patienten mit einem GRS von mehr als 29 festgestellt wurden.

Das Ziel den Magensaft-pH auf über 3,5 anzuheben, gelang unter der PA-Medikation deutlich sicherer als in der PC-Gruppe. Bei zwei der Patienten aus diesem Kollektiv fand sich sogar zu keinem Zeitpunkt ein pH über 3,5. Erwartungsgemäß wiesen die Patienten der PS-Gruppe die niedrigsten pH-Werte auf (Abb. 3). Über 20% pH-Werte unter 4 konnte bei 3 Antazida- und 9 Cimetidinpatienten sowie bei 14 Patienten der Sucralfatgruppe beobachtet werden.

In beiden säuresupprimierenden Prophylaxeregimes sank der Anteil von Patienten mit suffizienter pH-Anhebung (0–5% pH-Werte unter 4) in Abhängigkeit vom GRS (Abb. 4). Dieser Abfall war in der PC-Gruppe deutlich ausgeprägter als im PA-Kollek-

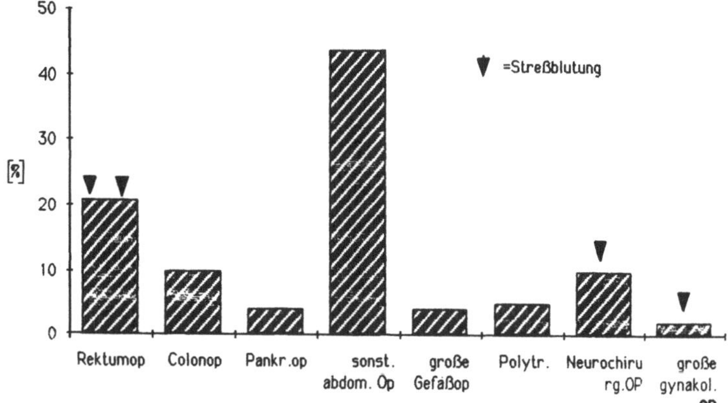

Abb. 2. Art der Grunderkrankung bei den 100 Patienten der Studie

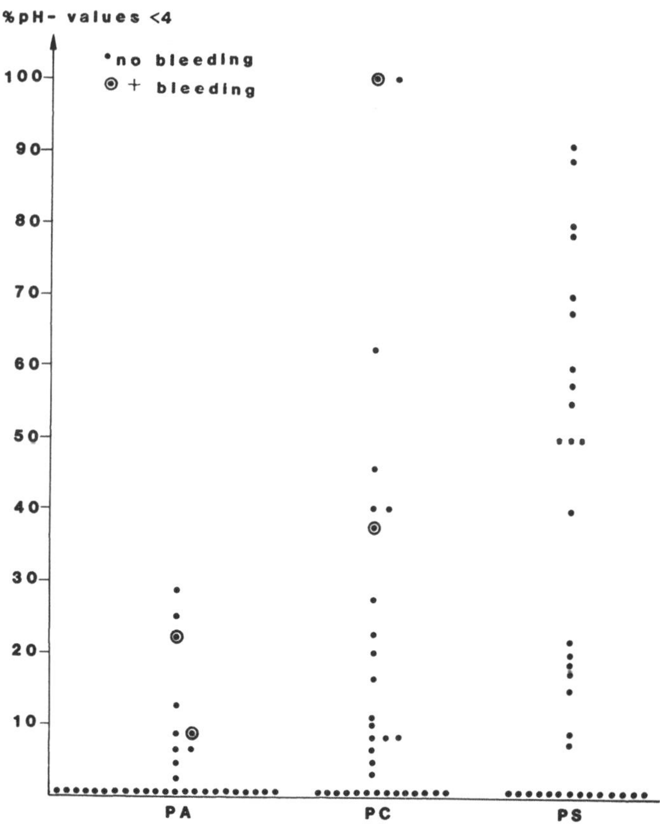

Abb. 3. Prozentuale Häufigkeit von pH-Werten unter 4 bei den einzelnen Patienten in Relation zur prophylaktischen Medikation

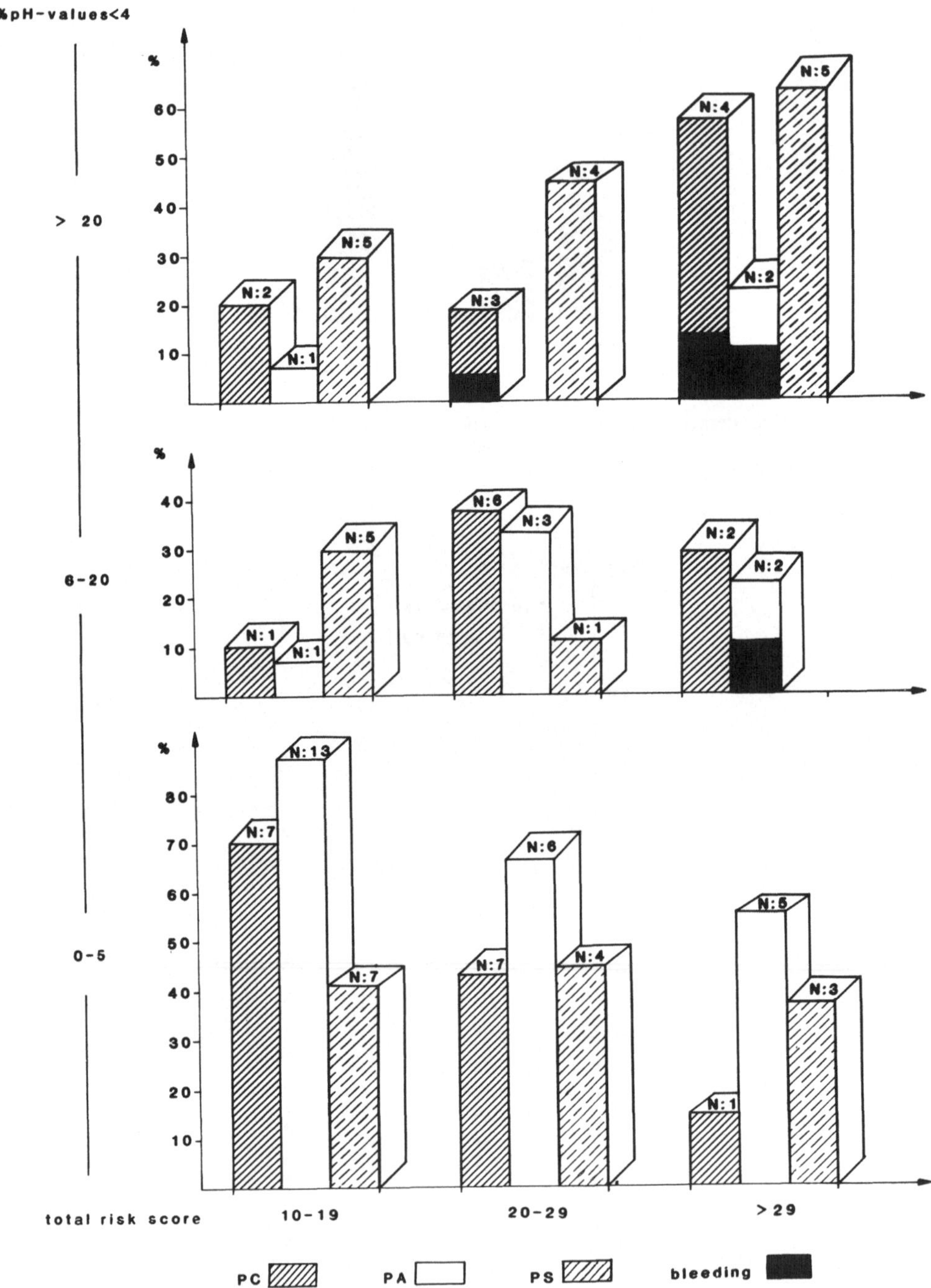

Abb. 4. Prozentualer Anteil der pH-Werte unter 4 in Relation zum Gesamtrisikoscore

tiv. Streßblutungen fanden sich nur in drei von neun Untergruppen. Obwohl 9 der 22 Patienten, die diesen Untergruppen zuzurechnen waren, Sucralfat erhalten hatten, traten alle vier Blutungen bei den restlichen 13 Patienten auf.

Bei zwei Patienten beobachteten wir unter der Cimetidinmedikation Verwirrtheitszustände, die sich nach Dosisreduktion auf 1200 mg innerhalb von 48 h zurückbildeten. Nach Entfernung der Magensonde ließ sich die zweistündliche Antazidaapplikation nicht mehr aufrechterhalten. Vor allem in der Nacht war es den Patienten nicht zuzumuten, nur wegen der Antazidaeinnahme geweckt zu werden. Sowohl unter Antazida- als auch Sucralfatprophylaxe kam es nach Entfernung der Magensonde in einigen Fällen zu Übelkeit oder Erbrechen, die eine Verlängerung des Dosisintervalls auf 4 bzw. 8 h, in Einzelfällen auch den Abbruch, erforderlich machte. Elektrolytstörungen oder vermehrte Stuhlunregelmäßigkeiten traten unter keinem Prophylaxeregime vermehrt auf.

Diskussion

Die hohe Inzidenz akuter Streßblutungen von 20–50% bei intensivmedizinischen Risikopatienten kann durch Prophylaxe mit Antazida oder H_2-Antagonisten drastisch reduziert werden [5, 6, 11]. In diesen beiden Gruppen der vorliegenden Untersuchung lag die Inzidenz bei 6% und entspricht den Befunden anderer Autoren. Die Wirksamkeit der Antazida- und H_2-Antagonistenprophylaxe sank mit zunehmendem Anteil von pH-Werten unter 4, eine Beobachtung, die ebenfalls durch andere Autoren bestätigt wird [4, 12, 15, 21]. Insbesondere Patienten mit hohem Blutungsrisiko (Kumulation mehrerer Risikofaktoren) erscheinen zumindest durch eine Monoprophylaxe mit H_2-Antagonisten nicht ausreichend vor einer Blutung geschützt [6, 15, 21]. Dies gilt nicht nur hinsichtlich der pH-Anhebung, sondern auch in Bezug auf makroskopisch sichtbare Blutungen. Demgegenüber kann durch eine pH-kontrollierte (und titrierte) Antazidaprophylaxe bei Risikopatienten eine effektivere Blutungsprophylaxe gewährleistet werden [6, 15, 21].

Die H_2-Antagonisten Cimetidin und Ranitidin haben sich als äquipotente Substanzen zur Prophylaxe einer Streßblutung erwiesen [1]. Eine wesentliche Verringerung der Versagerquote durch das auf molarer Basis stärker wirksame Ranitidin ist nicht zu erwarten. Nur 50% der Intensivpatienten mit einem anfänglichen pH unter 4 ließen sich selbst durch eine Dosiserhöhung bis auf 600 mg Ranitidin in einen sicheren therapeutischen Bereich anheben [13].

Im Gegensatz zur Antazida- und H_2-Antagonistenmedikation erwies sich die Wirksamkeit der Pirenzepin-Sucralfat-Prophylaxe als unabhängig vom pH des Magensaft-pH. Zwar erlaubt die vorliegende Studie keinen Rückschluß auf die Effizienz einer Sucralfatmonoprophylaxe, wohl aber auf die Wirksamkeit einer pH-unabhängigen Prophylaxe. Sollte sich die Effektivität von Sucralfat und Pirenzepin in zukünftigen Studien bestätigen, erfahren möglicherweise gerade besonders blutungsgefährdete Patienten durch diese Substanzen eine wirksamere Prophylaxe als durch die bisherigen konventionellen Medikationen.

Mittlerweile wurde in einer weiteren Studie Sucralfat mit einer pH-titrierten Antazidaprophylaxe verglichen [2]. Auch wenn die mittlere Behandlungsdauer in dieser Studie nur knapp halb so lang war wie in der vorliegenden Untersuchung, lassen die

Ergebnisse eine äquipotente Wirksamkeit beider Substanzen vermuten. Bei insgesamt 130 Patienten wurde keine einzige makroskopisch sichbare Blutung beobachtet.

Bei beatmeten Intensivpatienten treten häufig pulmonale Infektionen durch gramnegative Keime auf. Als Ursache ließ sich ein vermehrtes Bakterienwachstum im Magen unter säuresupprimierender Medikation verifizieren [3, 8]. Eine signifikante Zunahme gramnegativer Keime bei pH-Werten über 4 und eine erhöhte Inzidenz gramnegativer Pneumonien bei diesen Patienten wurde nachgewiesen. Eine pH-unabhängige Prophylaxe läßt eine Verminderung dieser nicht selten limitierenden Komplikation erwarten. Um diese Vermutung in einer prospektiven Studie bestätigen zu können, müssen jedoch eine größere Anzahl langzeitbeatmeter Patienten beobachtet werden, als es in dieser Untersuchung möglich war. Die vorliegenden Resultate liefern die Berechtigung, solche Studien, auch mit Sucralfat als Monoprophylaxe, in der Zukunft durchführen zu können.

Literatur

1. Barth HO, Brunner G, Berg F, Dammann HG, Friedl W, Franken FH, Groitl J, Möckel W, Mühe E, Müller P, Pfleiderer T, Pröpper H, Rösch W, Simon B (1984) Ranitidine versus cimetidine in preventing acute gastroduodenal bleeding. A randomized trial in 193 critically ill patients – a multicentre study in Germany. Intensivmed 21:15–18
2. Borrero E, Margolis I, Bank S, Schulman N, Chardavoyne R (1984) A comparison between sucralfate and antacids in the prevention of stress ulcers in critically ill patients. Presented at the Meeting of the American Gastroenterological Association, New Orleans May 20–23
3. Du Moulin GC, Paterson DG, Hedley-White J, Lisbon A (1982) Aspiration of gastric bacteria in antacid-treated patients: a frequent cause of postoperative colonisation of the airway. Lancet 1:242–245
4. Engelhardt D, Karl R, possinger K, Kolb HJ, Hölzel D, Büll U (1983) Cimetidin-Pirenzepin versus Antazida zur Stressulcusprophylaxe bei Intensivpatienten. Intensivmed 20:159–164
5. Halloran LG, Gayle E, Wheeler CB, Miller JD (1980) Prevention of acute gastrointestinal complications after servere head injury: a controlled trial of cimetidine. Am J Surg 139:44–48
6. Hastings PR, Skillman JJ, Bushnell S, Silen W (1978) Antacid titration in the prevention of acute gastrointestinal bleeding. Acontrolled randomized trial in 100 critically ill patients. N Engl J Med 298:1041–1045
7. Hollander D, Tarnawski A, Gergely H, Zipser RD (1983) Sucralfate protection of gastric mucosa against alcohol induced necrosis: a prostaglandin mediated process? Gastroenterology (Abstr) 84:1190
8. Kahn RJ, Brimioulle S, Vincent JL (1982) Influence of antacid treatment on the tracheal flora in mechanically ventilated patients. Crit Care Med 10:229
9. Libeskind M (1983) Maintenance treatment of patients with healed peptic ulcer with sucralfate, placebo and cimetidine. J Gastroenterol (Suppl) 18:69–70
10. Londong W, Londong V, Ruthe C, Weizert P (1981) Complete inhibition of food-stimulated gastric acid secretion by combined application of ranitidine and pirenzepine. Gut 22:542–548
11. Lorenz W, Fischer M, Rhode H, Troidl H, Reimann HJ, Ohmann Ch (1980) Histamine and stress ulcer: new components in organizing a sequential trial on cimetidine prophylaxis in seriously ill patients and definition of a special group at risk (severe polytrauma) Klin Wschr 58:653–665
12. Martin LF, Staloch DK, Simonowitz DA, Dellinger EP, Max MH (1979) Arch Surg 114:492–496
13. More DG, Raper RP, Munro I, Watson CJ, Boutagy J, Shenfield GM (1984) Combination therapy with ranitidine and pirenzepine for stress ulcer prophylaxis in the critically ill. Anaesth Intens Care 12:85

14. Nagashima R: Mechanism of action of sucralfate. J Clin Gastroenterol (Suppl 3) 3:117–127
15. Priebe HJ, Skillman JJ, Bushnell LS, Long PC, Silen W (1980) Antacid versus cimetidine in preventing acute gastrointestinal bleeding. N Engl J Med 302:426–430
16. Reimann JW, Klotz U (1983) Klinisch bedeutsame Interaktionen von Cimetidin. Inn Med 10:31–35
17. Skillman JJ, Gould SA, Chung RSK, Silen W (1970) The gastric mucosal barrier: clinical and experimental studies in critically ill and normal and in the rabbit. Ann Surg 172:564–584
18. Sorkin EM, Darvey DL (1983) Review of cimetidine drug interactions. Drug Intell Clin Pharm 17:110–115
19. Tryba M, Huchzermeyer H, Török M, Zenz M, Pahlow J (1983) Single-drug and combined medication with cimetidine, antacids and pirenzepine in the prophylaxis of acute upper gastrointestinal bleeding. Hepato-gastroenterol 30:154–157
20. Weberg R, Narverud G, Berstad A (1983) Effect of pirenzepine and antacids on postprandial intragastric pH. Hepato-gastroenterol 30:202–204
21. Zinner MJ, Zuidema GD, Smith PL, Mignosa M (1981) The prevention of upper gastrointestinal tract bleeding in patients in an intensive care unit. Surg Gynecol Obstet 153:214–220

IV Notfall- und Katastrophenmedizin

Leitung: D. Kettler und H. Bergmann

Einführung

D. Kettler

Symposien und Tagungen über Notfallmedizin sind heute an der Tagesordnung. Auch anläßlich dieses Kongresses soll auf Wunsch des Wissenschaftlichen Komitees eine Sitzung über Notfall- und Katastrophenmedizin – letzteres Thema wird hier eine untergeordnete Rolle spielen – stattfinden, deren Ausrichtung mir übertragen wurde. Wie mir versichert wurde, besteht dafür nicht nur ein nationales, sondern auch ein besonders steirisches Interesse.

Es ist andererseits nicht vertretbar, hier ein aus den vorhergehenden einschlägigen Tagungen aufgewärmtes Konzept abzuliefern. Stattdessen haben wir eine Bearbeitung unzusammenhängender wichtiger Einzelaspekte anzubieten, die von methodischen Fragen der Reanimationstechnik, Spezialthemen der kardiologischen Notfallmedizin, die Anwendung von Sauerstoff über organisatorische Fragen bis hin zu den sehr aktuellen Aktivitäten in der erweiterten Ausbildung von Ersthelfern unter Einschluß der Herzdruckmassage reichen. Statt Vollständigkeit möchten wir Ihnen Aktualität bieten. Dazu werden auch die noch „ofenwarmen" Ergebnisse der Sonderkonferenz der American Heart Association über kardiopulmonale Reanimation, die vom 10.–13. 07. 1985 in Dallas/Texas stattfand, in die Diskussion einbezogen. Diese zum Teil veränderten Richtlinien zur kardiopulmonalen Reanimation werden als Tagungsbericht in Kürze in der Zeitschrift Notfallmedizin und später im JAMA mit offiziellem Empfehlungscharakter veröffentlicht werden.[1]

---

[1] JAMA 255, No 21 (June) 1986

Standardverfahren und neue Entwicklungen in der Reanimationstechnik

F. W. Ahnefeld und K. H. Lindner

In der folgenden Übersicht werden wir uns vorwiegend mit den mechanischen Reanimationstechniken befassen, neuere experimentelle und klinische Ergebnisse bewerten und den Versuch einer Standortbestimmung unternehmen. Da es neben den weiterhin gültigen Grundlagen auch einige neue Erkenntnisse für die Beatmungstechniken im Rahmen der kardiopulmonalen Reanimation gibt, die vor kurzem auf der „National Conference on Standards and Guidelines for Cardiopulmonary Resuscitation and Emergency Cardiac Care" in Dallas verabschiedet wurden, sollen die daraus resultierenden *Empfehlungen* vorangestellt werden. Aufgrund der letzten Richtlinien der *American Heart Association* aus dem Jahre *1980* galt bisher [2]:

1. Jede kardiopulmonale Reanimation beginnt mit vier schnell hintereinander durchgeführten kräftigen Luftinsufflationen, die Exspiration sollte nicht abgewartet werden.
2. Bei der Einhelfermethode folgen auf 15 Kompressionen zwei Insufflationen, wiederum ohne die Ausatmung abzuwarten.
3. Bei der Zweihelfermethode wird nach jeder fünften Kompression ohne Pause, also interponiert, einmal beatmet.

Gegen diese Empfehlungen sprachen *neuere Befunde:*

1. Während eines Kreislaufstillstandes und der nachfolgenden Reanimation kommt es in der Lunge häufig zu pathologischen Veränderungen im Sinne eines Lungenödems mit deutlicher Abnahme der Compliance, schwerer Hypoxämie und Hyperkapnie [13, 15, 28, 34]. Obwohl noch nicht restlos geklärt, scheinen die pathologischen Lungenveränderungen ähnlich wie beim kardiogenen Schock aus der Kombination von kleinem Herzzeitvolumen und hohem Pulmonalarteriendruck zu resultieren [13, 35].
2. Der Ösophagusverschlußdruck liegt während der Reanimation nur bei ca. 5 cm H_2O.
3. Bei der Zweihelfermethode mit einer Frequenz von 60/min bleiben bei einem Kompressions- und Entlastungsverhältnis von 1:1 für die interponierte Ventilation tatsächlich nur 0,5 s.

Aus diesen Ergebnissen resultieren *neue Empfehlungen.*

Die Reanimation wird nicht mehr mit vier schnellen, sondern nur noch mit zwei langsamen *Insufflationen* aufgenommen (Tabelle 1). Um den Beatmungsdruck nicht zu erhöhen, beginnt die zweite Insufflation erst nach Ende der Exspiration. Zwischen den

Tabelle 1. Atemspende während der kardiopulmonalen Reanimation

- Beginn der CPR mit zwei langsamen Luftinsufflationen
- Vor Beginn der zweiten Insufflation Ausatmung abwarten
- Einhalten einer Ventilationspause zwischen den Kompressionen
- Evtl. Einsatz des Sellick'schen Handgriffes

Kompressionen wird eine Ventilationspause von ca. 5–6 s bei der Einhelfermethode für zwei Insufflationen und von 1,0 bis 1,5 s bei der Zweihelfermethode für eine Insufflation eingehalten, da nur eine lange Inspirationsdauer die inspiratorische Strömungsgeschwindigkeit und den Beatmungsdruck senkt und so die Luftinsufflation in den Magen verhindert oder zumindest reduziert. Ein luftgefüllter Magen erhöht nicht nur die Regurgitations- und Aspirationsgefahr, sondern führt auch über einen Zwerchfellhochstand zu einer weiteren Abnahme der Compliance. Ein zweiter in der Methode geübter Helfer kann durch einen Druck auf den Ringknorpel während der Inspiration versuchen, den Ösophagus zu komprimieren (Handgriff nach Sellick). Daraus ergibt sich auch eine weitere Schlußfolgerung: Wenn immer möglich, sollte intubiert werden, um eine effektive und gefahrlose Beatmung zu ermöglichen.

Die wesentlichsten neuen Erkenntnisse über die *Zirkulation* während der kardiopulmonalen Reanimation bestehen darin, daß der Blutfluß unter Einsatz der externen Herzdruckmassage sowohl durch eine direkte Herzkompression zwischen dem Sternum und der Wirbelsäule als auch durch eine generalisierte intrathorakale Druckerhöhung erzeugt wird [41].

In Abb. 1 sind die Voraussetzungen für die Wirkung der sogenannten Thoraxpumpe dargestellt: Intermittierende intrathorakale Druckschwankungen führen zu einer Blutströmung, wobei die Flußrichtung durch den partiellen Schluß der Trikuspidalklappe, durch Venenklappen in den Jugularvenen und in der Vena subclavia vorgegeben wird [9, 10, 30, 32, 48]. Der antegrade Blutfluß in den Karotiden und die treibende Kraft zur Organperfusion während der Thoraxkompression werden durch einen Druckgradienten zwischen dem arteriellen System und den extrathorakalen Venen der oberen Körperhälfte aufgebaut [32].

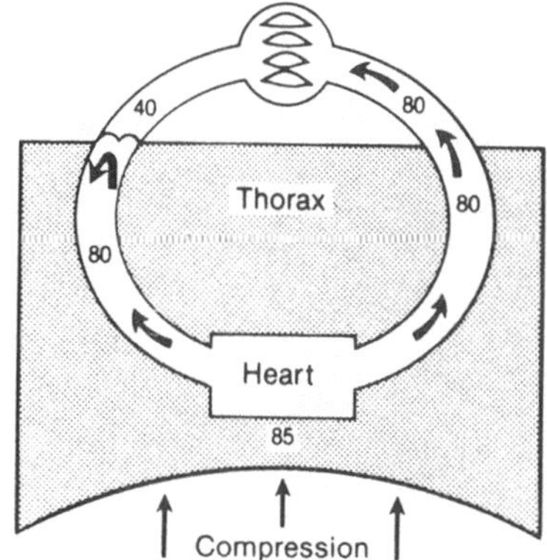

Abb. 1. Schematisierte Darstellung des Thoraxpumpmechanismus und des Blutflusses während der kardiopulmonalen Reanimation (Nach [14])

Die Effektivität des Thoraxpumpmechanismus während der Reanimation ist nicht nur im Tierexperiment, sondern auch beim Patienten durch hämodynamische Messungen [16, 41, 23], durch das Verhalten der Herzklappen [49] und durch die sogenannte „Hustenreanimation" [10] belegt. Unter bestimmten Voraussetzungen, z. B. kleiner anterior-posteriorer Thoraxdurchmesser, wird auch beim Patienten die direkte Kompression des linken Ventrikels wirksam, das heißt der Anteil der direkten Kompression und der intrathorakalen Druckerhöhung am erreichten Minimalkreislauf ist bei jedem Patienten unterschiedlich.

Die Aufrechterhaltung eines Blutflusses durch heftiges *Husten* in Ein- bis Zwei-Sekunden-Abständen während eines Kreislaufstillstandes war bis zu 92 s möglich [31, 40]. Während des Hustens kommt es zu einem gleichzeitigen und gleichhohen Druckanstieg in der Vena cava superior und im rechten Vorhof bis auf fast 150 mmHg [14], (Abb. 2). Die Druckdifferenz zwischen der Vena cava superior und der Vena jugularis interna entsteht durch Klappen, die einem retrograden Fluß entgegenwirken [14] (Abb. 3).

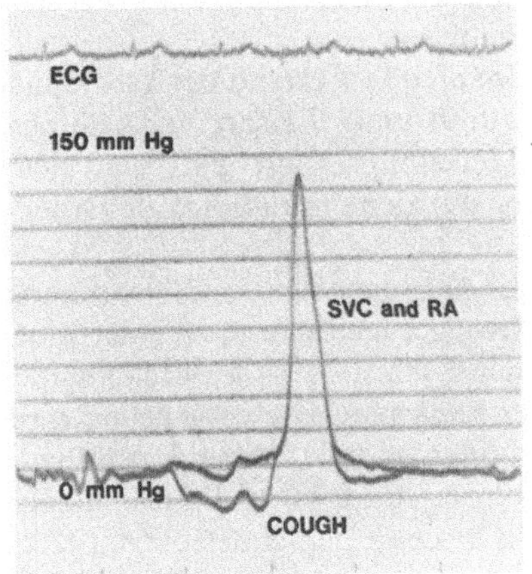

Abb. 2. Gleichzeitiger Druckanstieg in der Vena cava superior (SVC) und im rechten Vorhof (RA) bei einem Patienten während des Hustens (Nach [14])

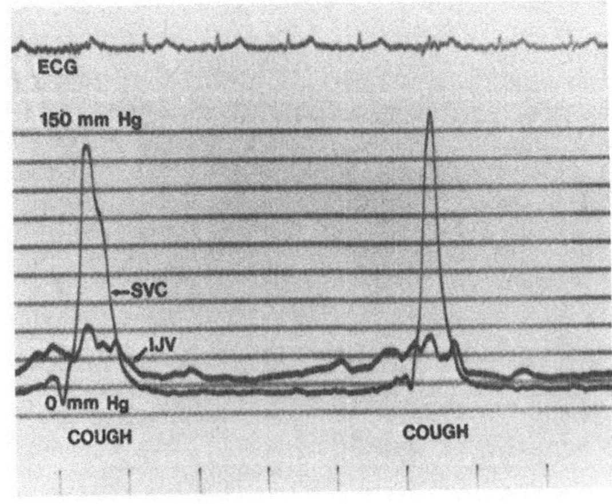

Abb. 3. Druckverlauf in der Vena cava superior (SVC) und in der extrathorakal gelegenen Vena jugularis interna (IJV) bei einem Patienten während des Hustens

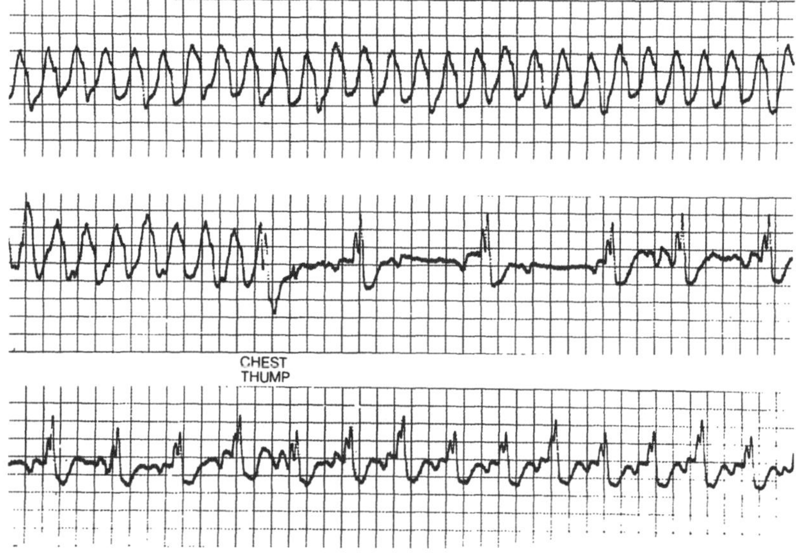

Abb. 4. Konversion einer Kammertachykardie mit dem präkordialen Schlag (Nach [14])

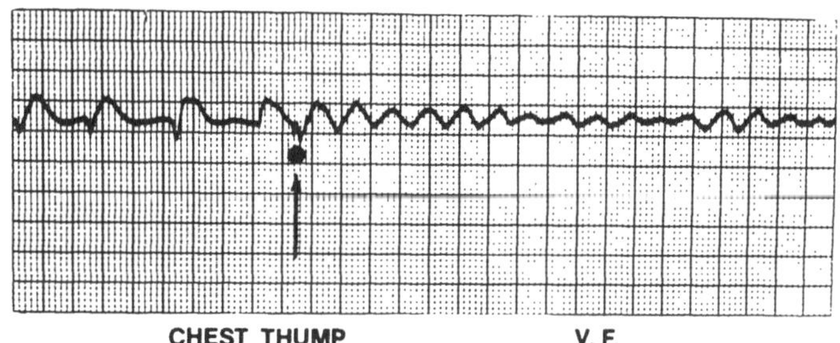

Abb. 5. Induktion von Kammerflimmern mit einem präkordialen Schlag (Nach [14])

Im Gegensatz zur Hustenreanimation wird mit dem *präkordialen Schlag* – kräftiger Faustschlag auf die Mitte des Brustbeins aus ca. 30 cm Höhe – versucht, mechanische Energie in eine organisierte elektrische Erregung umzuwandeln, die von einer myokardialen Kontraktion gefolgt wird. Voraussetzung für die Wirksamkeit dieses Schlages ist eine noch intakte elektromechanische Kopplung. Der präkordiale Schlag wird nur noch dann empfohlen, wenn der Kreislaufstillstand am Monitor beobachtet wird, wenn er nicht länger als 30 s besteht und wenn eine schwere Bradykardie bis hin zur Asystolie oder eine Kammertachykardie auftreten [14] (Abb. 4). Der präkordiale Schlag ist nicht ungefährlich, er kann eine Kammertachykardie und eine Bradykardie in Kammerflimmern umwandeln (Abb. 5) und ist beim Kammerflimmern dann häufig wirkungslos [36, 42, 50].

Tabelle 2. Herzindex, mittlerer arterieller Blutdruck in der Arteria femoralis und mittlere Kreislaufzeit mit der externen Herzdruckmassage (9 Patienten) und der offenen Herzmassage (5 Patienten) (Nach [11])

	Herzindex $(\text{l/min} \cdot \text{m}^2)$	mittlerer art. Blutdruck (mm Hg)	mittlere Kreislaufzeit (s)
externe HDM (9 Patienten)	$0,61 \pm 0,2$	32	89
offene HM (5 Patienten)	$1,31 \pm 0,1$	39	44

Mit der externen Herzdruckmassage und der konventionellen Reanimationstechnik wird im Gegensatz zu der offenen, direkten Herzmassage nur ein minimaler Blutfluß mit niedrigem Blutdruck und kleinem Herzzeitvolumen aufgebaut [11, 26, 43] (Tabelle 2). Aufgrund der vorliegenden Befunde gibt es keine Zweifel, daß die offene Herzmassage der geschlossenen externen Herzdruckmassage hämodynamisch überlegen ist [5]. Die offene Herzmassage erfordert aber – Kenntnisse und ein entsprechendes Instrumentarium vorausgesetzt – eine Thorakotomie mit allen ihren Risiken und Gefahren (Verletzung des Herzens, der großen Gefäße, Infektion usw.).

Aus diesem Grund bleibt die *Indikation* zur *offenen Herzmassage* auch in Zukunft auf einige wenige Situationen in der Klinik beschränkt, wenn die externe Herzdruckmassage nicht zum Erfolg führt oder nicht möglich ist. Dazu gehören:

1. instabiler Thorax, Mißbildungen, penetrierende Thoraxverletzungen, Herzbeuteltamponade;
2. intraoperativer Kreislaufstillstand, wenn der Thorax bereits offen ist oder wenn relativ leicht Zugang zum Herzen geschaffen werden kann;
3. fulminante Lungenembolie;
4. schwere Hypothermie zum Aufwärmen des Herzens mit warmen Lösungen.

Infolge der stark begrenzten Indikationen für die offene Herzmassage wurden *Modifikationen* der mechanischen Maßnahmen unter Anwendung der externen Herzdruckmassage entwickelt, die unter Berücksichtigung der neuen Erkenntnisse über die Blutströmung zunächst meist im Tierexperiment eingesetzt und die in ihrer Wirksamkeit an der myokardialen und zerebralen Durchblutung zu beurteilen sind.

Zunächst seien aber die Voraussetzungen für die koronare Perfusion verdeutlicht, da für die Wiederherstellung einer spontanen Herz-Kreislauf-Funktion ein möglichst hoher myokardialer Blutfluß von entscheidender Bedeutung ist. Der koronare Blutfluß wird bei normalen Kreislaufverhältnissen vom koronaren Perfusionsdruck, vom Gefäßtonus und vom intramyokardialen Widerstand bestimmt [19]. Fällt der Blutdruck in einen kritischen Bereich ab, ist das Koronargefäßsystem maximal dilatiert und der Blutfluß hängt direkt vom Perfusionsdruck, also der Druckdifferenz zwischen Aorta und dem rechten Vorhof, ab.

Wenn während der Thoraxkompression ein generalisierter intrathorakaler Druckanstieg auftritt, kann in dieser Phase keine effektive Koronarperfusion stattfinden, da der

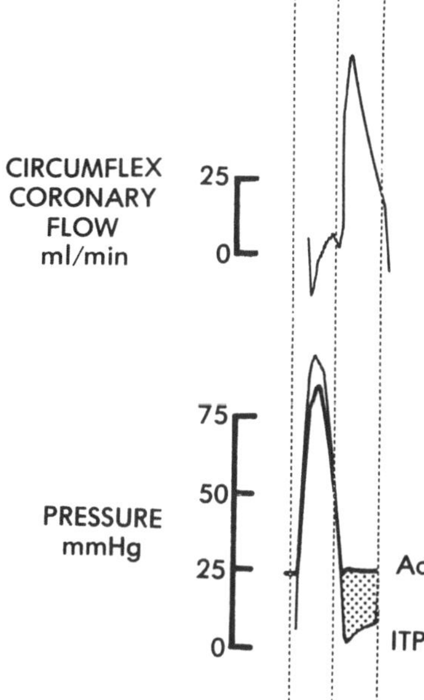

Abb. 6. Schwankungen des intrathorakalen (ITP) und des aortalen Druckes (Ao) sowie des Blutflusses in einer Koronararterie (gemessen mit einem extraluminären Magnetflowmeter) während der Kompressions- und Entlastungsphase bei einem Jungschwein (Nach [3])

Blutdruck in der aszendierenden Aorta und im rechten Vorhof nahezu gleich hoch ist.

In Abb. 6 sind die Schwankungen des intrathorakalen und des aortalen Druckes sowie des Blutflusses in einer Koronararterie (gemessen mit einem extraluminären Magnctflowmeter) während der Kompressions- und Entlastungsphase bei einem Jungschwein dargestellt [4]. Während der künstlichen Systole wird kein ausreichender Druckgradient zwischen Aorta und dem rechten Vorhof, der hier durch den intrathorakalen Druck repräsentiert wird, aufgebaut. Der Druckunterschied während der künstlichen Diastole und der daraus resultierende Blutfluß im koronaren Gefäßsystem werden durch einen langsameren Druckabfall in dcr Aorta als in den anderen thorakalen Räumen, wie z.B. im rechten Vorhof, hervorgerufen [4].

Neben der myokardialen ist die zerebrale Perfusion entscheidend. Das Ergebnis der zerebralen Reanimation wird nicht nur von der Dauer der totalen Ischämie und der Reperfusion nach Wiederherstellung der spontanen Zirkulation bestimmt, sondern auch von der Höhe des zerebralen Blutflusses unter der Herzdruckmassage. Ein zerebraler Blutfluß entsteht dadurch, daß der Anstieg des intrathorakalen Druckes, erzeugt durch die Thoraxkompression, direkt in die Arteria carotis übertragen wird, während die Transmission des intrathorakalen Druckes in die Vena jugularis durch Klappen in Höhe der oberen Thoraxapertur blockiert wird.

Die intrathorakale Druckschwankung wird jedoch über die longitudinal verlaufenden klappenlosen Vertebralvenen und über die Foramina intervertebralia auf das Liquorsystem und damit den intrakraniellen Raum fortgeleitet [17]. Diese Druckübertragung kann sich insbesondere dann negativ auswirken, wenn die intrakranielle Compliance bereits eingeschränkt ist [39].

Die Gehirndurchblutung unter der externen Herzdruckmassage wird also durch den Anstieg des intrakraniellen Druckes begrenzt. Der zerebrale Perfusionsdruck errechnet sich demnach als Druckdifferenz zwischen dem mittleren arteriellen Blutdruck in der Arteria carotis und dem mittleren intrakraniellen Druck.

Durch Modifikationen der mechanischen Maßnahmen wurde zunächst meist im Tierexperiment, aber auch bereits in klinischen Untersuchungen versucht, die myokardiale und die zerebrale Perfusion und damit den primären Reanimationserfolg und die Langzeitüberlebensrate zu verbessern [29] (Tabelle 3). Bei der sogenannten *„neuen kardiopulmonalen Reanimation"*, bei der die Thoraxkompression und die Beatmung immer simultan mit einer Frequenz von 40/min ausgeführt werden und die im Tierexperiment eine höhere zerebrale und myokardiale Durchblutung lieferte als die konventionelle kardiopulmonale Reanimation, müssen sehr hohe Beatmungsdrücke zwischen 70 und 110 cm H_2O aufgebracht werden [6, 8]. Für diese Technik ist eine spezielle Vorrichtung zur Erzeugung des hohen Beatmungsdruckes erforderlich [1]. Wenn nicht immer gleichzeitig mit der Beatmung ein Gegendruck auf den Thorax ausgeübt wird, kann ein Barotrauma der Lunge nicht ausgeschlossen werden.

Durch eine rasche *Flüssigkeitsinfusion* während der Herzdruckmassage wird zwar das Herzzeitvolumen gesteigert, da aber gleichzeitig der Blutdruck im rechten Vorhof stärker ansteigt als in der Aorta, wird der koronare Perfusionsdruck und damit die myokardiale Durchblutung vermindert [12, 18].

Da der antegrade koronare Blutfluß hauptsächlich in der Entlastungsphase stattfindet, sollte die *Kompressionsdauer* auf keinen Fall mehr als 50% eines Herzzyklus betragen, obwohl Untersuchungen zeigen, daß eine möglichst lange Kompressionsphase den Blutfluß in der Arteria carotis steigert [44].

Bekannt ist, daß mit einer gesteigerten *Kompressionskraft* und einer *Kompressionsfrequenz* bis zu 150/min das Herzzeitvolumen und die Organdurchblutung in bestimmten Grenzen verbessert werden können [3]. Allerdings nimmt die Gefahr schwerer Verletzungen zu, die dann den Reanimationserfolg endgültig in Frage stellen. Diese Reanimationsform kann darüber hinaus rasch zu einem Erschöpfungszustand der Helfer führen.

Obwohl die *kontinuierliche abdominale Kompression* den supradiaphragmalen Blutfluß unter der externen Herzdruckmassage steigert [7, 22, 24, 47], müssen tierexperimentelle Ergebnisse beachtet werden, die aussagen, daß mit dieser Technik die Drucksteigerung im rechten Vorhof größer ist als in der Aorta und daß damit der koronare

Tabelle 3. Modifikationen der kardiopulmonalen Reanimation und ihr Einfluß auf die zerebrale bzw. myokardiale Durchblutung (Nach [29])

	Zerebrale Durchblutung	Myokardiale Durchblutung
„Neue kardiopulmonale Reanimation"	↑↑	↑
Flüssigkeitsinfusion	↓↓	↓↓
Kompressionsphase >50% des Herzzyklus	↑↑	−, ↓
Gesteigerte Kompressionskraft und -tiefe	↑↑	↑↑
Kontinuierliche abdominale Kompression	↑↑	−, ↓
Interponierte abdominale Kompression	↑↑	↑
Adrenalin − konventionelle bzw. neue CPR	↑↑	↑↑

Perfusionsdruck abnimmt [33]. Wird dagegen die *abdominale Kompression* nur *interponiert* in der Entlastungsphase eingesetzt, läßt sich zumindest im Experiment neben der zerebralen meist auch die myokardiale Perfusion verbessern [37, 45, 46]. In einer amerikanischen Studie konnte allerdings auch mit dieser Technik eine Verbesserung in der Überlebensrate erzielt werden [25].

Der Einsatz von *PEEP* während der Reanimation kann einerseits den venösen Blutrückstrom behindern und andererseits über den Thoraxpumpmechanismus den Vorwärtsflow erhöhen [20, 22] (Abb. 7). Bei hypervolämischen Hunden konnte der Blutfluß in der Arteria carotis communis durch positiv endexspiratorische Druckwerte bis zu 20 cm Wassersäule gesteigert werden, während der Flow bei normovolämischen Tieren nur bis zu einem PEEP von 5 cm Wassersäule zunahm [20]. Bei intubierten, normovolämischen Patienten könnte eine Beatmung mit PEEP 5 cm H_2O nicht nur die Hämodynamik, sondern auch die Lungenfunktion und den Gasaustausch verbessern. Entsprechende Untersuchungsergebnisse liegen bis jetzt nicht vor.

Die Effizienz verschiedener mechanischer Maßnahmen sollte jedoch stets auch in Kombination mit der adjuvierenden medikamentösen Therapie untersucht werden, da im Rahmen der erweiterten Sofortmaßnahmen bei jeder längerdauernden Reanimation *Adrenalin* eingesetzt wird, das über eine Vasokonstriktion eine noch stärkere Kreislaufzentralisation mit Zunahme der zerebralen und myokardialen Durchblutung bewirkt [21, 27, 38].

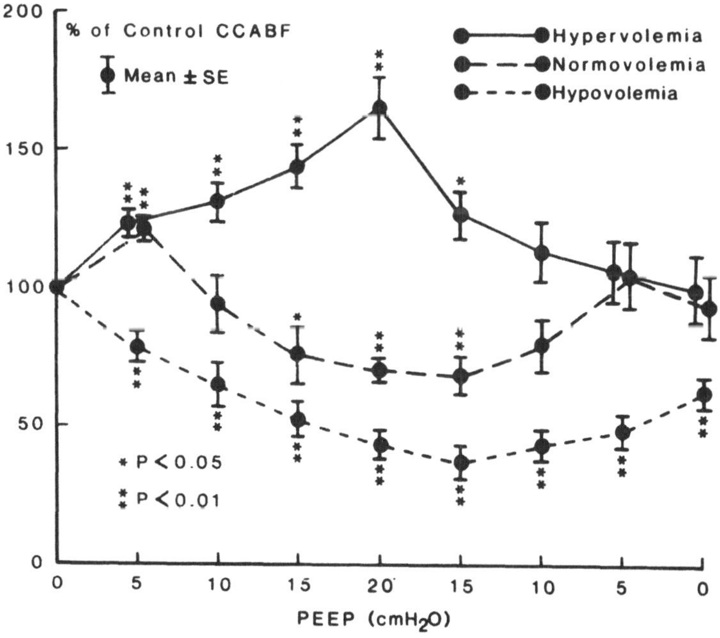

Abb. 7. Blutfluß in der Arteria carotis communis (angegeben in Prozent des Ausgangswertes) während der kardiopulmonalen Reanimation bei hyper-, normo- und hypovolämischen Hunden in Abhängigkeit von einer Beatmung mit unterschiedlichen PEEP-Stufen (Nach [20])

Welche *Schlußfolgerungen* lassen sich im Augenblick aus den hier dargestellten Ergebnissen für die mechanischen Maßnahmen ziehen?

1. Für eine erfolgreiche Reanimation ohne und mit Anwendung von Medikamenten ist der *frühzeitige Beginn* der mechanischen kardiopulmonalen Reanimation von vordergründiger und von entscheidender Bedeutung.
2. Da der Blutfluß, sowohl durch die direkte Kompression des linken Ventrikels als auch durch den Thoraxpumpmechanismus, bei jedem Patienten mit unterschiedlichem Anteil hervorgerufen wird, sollte die Druckphase 50% des Massagezyklus betragen, das heißt weder zu kurz, auf keinen Fall zu lang sein, da dann wieder mit einer Einschränkung der koronaren Perfusion zu rechnen ist.
3. Der präkordiale Schlag kommt nur dann zur Anwendung, wenn der Kreislaufstillstand am Monitor beobachtet wird. Er ist nicht ungefährlich, da er eine Kammertachykardie und eine schwere Bradykardie in Kammerflimmern umwandeln kann.
4. Die offene Herzmassage führt ohne Zweifel zu einer besseren zerebralen und myokardialen Perfusion als die geschlossene externe Herzdruckmassage. Sie bleibt jedoch wegen der notwendigen Thorakotomie auf einige wenige Indikationen in der Klinik beschränkt.
5. Alle übrigen Variationen der Technik bedürfen weiterer umfangreicher Untersuchungen am Menschen. Im Tierexperiment ist eine weitere Abklärung kaum zu erwarten. Die Adrenalinzufuhr bewirkt über eine extreme Kreislaufzentralisation eine Zunahme der myokardialen und zerebralen Perfusion unter der Herzdruckmassage.
6. Da die Compliance der Lunge während der Reanimation durch ein sich ausbildendes Lungenödem häufig stark eingeschränkt ist, wird bei nicht intubierten Patienten zwischen den Kompressionen eine Ventilationspause eingehalten. Durch eine langsame Luftinsufflation in 1,0 bis 1,5 s kann der Beatmungsdruck gesenkt und bei gleichzeitigem Einsatz des Sellick'schen Handgriffes ein Überblähen des Magens verhindert werden. Wenn immer möglich, erfolgt die endotracheale Intubation und Beatmung mit reinem Sauerstoff.

Fest steht, daß sich das Ergebnis einer spät einsetzenden mechanischen Reanimation weder durch Änderungen der Methode noch durch Medikamente entscheidend verbessern läßt.

Literatur

1. Allen IR (1974) The use of the life aid cardiopulmonary resuscitation – preliminary report. Brit J Clin Pract 28:286
2. American Heart Association (1980) Standards and guidelines for cardiopulmonary resuscitation (CPR) and emergency cardiac care (ECC). JAMA 244:453
3. Babs CF, Vorhees WD, Fitzgerald KR, Holmes HR, Geddes LA (1983) Relationship of blood pressure and flow during CPR to chest compression threshold. Ann Emerg Med 12:527
4. Bellamy RF, De Guzmann LR, Pedersen DC (1984) Coronary blood flow during cardiopulmonary resuscitation in swine. Circulation 69:174
5. Bircher N, Safar P (1985) Cerebral preservation during cardiopulmonary resuscitation. Crit Care Med 13:185

6. Chandra N, Rudikoff MT, Weisfeldt ML (1980) Simultaneous chest compression and ventilation at high airway pressure during cardiopulmonary resuscitation. Lancet 1:175
7. Chandra N, Snyder LD, Weisfeldt ML (1981) Abdominal binding during cardiopulmonary resuscitation in man. JAMA 246:351
8. Chandra N, Weisfeldt ML, Tsitlik J, Vaghaiwalla F, Snyder LD, Hoffecker M, Rudikoff MT (1981) Augmentation of carotid flow during cardiopulmonary resuscitation by ventilation at high airway pressure simultaneous with chest compression. Am J Cardiol 48:1053
9. Cohen JM, Anderson PO, van Aswegen A, Chandra N, Tsitlik J, Weisfeldt ML (1979) Timing of intrathoracic blood flow during resuscitation with high intrathoracic pressure. Circulation 60 (Suppl 2):196
10. Criley JM, Blaufuss A, Arnold H, Kissel GL (1976) Cough-induced cardiac compression. JAMA 236:1246
11. Del Guerico LR, Feins NR, Cohn JD, Coomaraswamy RP, Wollman SB, State D (1965) Comparison of blood flow during external and internal cardiac massage in man. Circulation 31 (Suppl 1):171
12. Ditchey LV, Lindenfeld J (1984) Potential adverse effects of volume leading on perfusion of vital organs during closed-chest resuscitation. Circulation 69:181
13. Dohi S (1983) Post-cardiopulmonary resuscitation pulmonary edema. Crit Care Med 11:434
14. Ewy GA (1982) Cardiopulmonary resuscitation. In: Ewy GA, Bressler R (eds) Cardiovascular drugs and the management of heart disease. Raven Press, New York
15. Fillmore SJ, Shapiro M, Killip T (1970) Serial blood gas studies during cardiopulmonary resuscitation. Ann Intern Med 72:465
16. Forney J, Ornato JP (1980) Blood flow with ventilation alone in a child with cardiac arrest. Ann Emerg Med 9:624
17. Guerci AD, Shi AY, Levin H, Tsitlik J, Weisfeldt ML, Chandra N (1985) Transmission of intrathoracic pressure to the intracranial space during cardiopulmonary resuscitation in dogs. Circ Res 56:20
18. Harris LC, Kirimli B, Safar P (1967) Augmentation of artificial circulation during cardiopulmonary resuscitation. Anesthesiology 28:730
19. Hoffman JE (1978) Determinants and prediction of transmural myocardial perfusion. Circulation 58:381
20. Ido Y, Goto H, Lavin MJ, Robinson JD, Mangold JV, Arakawa K (1982) Effects of positive and expiratory pressure on carotid blood flow during closed-chest cardiopulmonary resuscitation in dogs. Anesth Analg 61:557
21. Jackson RE, Yoyce K, Danasi SF, White BC (1984) Blood flow in the cerebral cortex during cardiac resuscitation in dogs. Ann Emerg Med 13:657
22. Lindner KH, Dick W, Lotz P (1984) Abdominale Kompression und PEEP-Beatmung während der kardiopulmonalen Reanimation. Anaesthesist 33:20
23. Mac Kenzie GJ, Taylor SH, Mac Donald AH, Donald KW (1964) Haemodynamic effects of external cardiac compression. Lancet 1:1342
24. Mahoney BD, Mirick MJ (1983) Efficacy of pneumatic trousers in refractory prehospital cardiopulmonary arrest. Ann Emerg Med 12:8
25. Mateer JR, Stueven HA, Thompson BM, Aprahamian G, Darin JC (1985) Pre-hospital IAC-CPR versus standard CPR: paramedics resuscitation of cardiac arrests. Am J Emerg Med 3:143
26. McDonald JL (1981) Systolic and mean arterial pressures during manual and mechanical CPR in humans. Crit Care Med 9:382
27. Michael JR, Guerci AD, Koehler RC, Shi A, Tsitlik J, Chandra N, Niedermeyer E, Rogers MC, Traystman RJ, Weisfeldt ML (1984) Mechanism by which epinephrine augments cerebral and myocardial perfusion during cardiopulmonary resuscitation in dogs. Circulation 69:822
28. Nagel EL, Fine EG, Krischer JP (1981) Complications of CPR. Crit Care Med 9:424
29. Niemann JT (1984) Differences in cerebral and myocardial perfusion during closed-chest resuscitation. Ann Emerg Med 13:849
30. Niemann JT, Garner D, Rosborough J, Criley JM (1979) The mechanismus of blood flow in closed-chest cardiopulmonary resuscitation. Circulation 59/60 (Suppl 1):74
31. Niemann JT, Rosborough J, Hausknecht M, Brown D, Criley JM (1980) Cough-CPR. Crit Care Med 8:141

32. Niemann JT, Rosborough J, Hausknecht M, Ung St, Criley JM (1981) Blood flow without cardiac compression during closed chest CPR. Crit Care Med 9:380
33. Niemann JT, Rosborough J, Ung St, Criley JM (1982) Coronary perfusion pressure during experimental cardiopulmonary resuscitation. Ann Emerg Med 11:127
34. Ornato JP, Bryson BL, Donovan PJ, Farquharson RR, Jaeger G (1983) Measurement of ventilation during cardiopulmonary resuscitation. Crit Care Med 11:79
35. Ornato JP, Ryschon TW, Gonzales ER, Bredthauer JL (1985) Rapid change in pulmonary vascular hemodynamics with pulmonary edema during cardiopulmonary resuscitation. Am J Emerg Med 3:37
36. Pennington JE, Taylor J, Lown B (1970) Chest thump for reverting ventricular tachycardia. N Engl J Med 283:1192
37. Ralston SH, Babbs CF, Niebauer MJ (1982) Cardiopulmonary resuscitation with interposed abdominal compression in dogs. Anesth Analg 61:645
38. Ralston S, Voorhees WD, Babbs CF (1984) Intrapulmonary epinephrine during prolonged cardiopulmonary resuscitation: Improved regional blood flow and resuscitation in dogs. Ann Emerg Med 13:79
39. Rogers MC, Nugent StK, Stidham GL (1979) Effects of closed-chest cardiac massage on intracranial pressure. Crit Care Med 7:454
40. Rosborough JP, Hausknecht M, Niemann JT, Criley JM (1981) Cough supported circulation. Crit Care Med 9:371
41. Rudikoff MT, Maughan WL, Effron M, Reund P, Weisfeldt ML (1980) Mechanism of blood flow during cardiopulmonary resuscitation. Circulation 61:345
42. Safar P (1981) Cardiopulmonary cerebral resuscitation. Laerdal AS Stavanger Norway
43. Taylor GJ, Rubin R, Tucker M, Greene JL, Rudikoff MT, Weisfeldt ML (1978) External cardiac compression: A randomized comparison of mechanical and manual techniques. JAMA 240:644
44. Taylor GJ, Tucker WM, Greene HL, Rudikoff MT, Weisfeldt ML (1977) Importance of prolonged compression during cardiopulmonary resuscitation in man. N Engl J Med 296:1515
45. Voorhees WD, Niebauer MJ, Babbs CF (1983) Improved oxygen delivery during cardiopulmonary resuscitation with interposed abdominal compression. Ann Emerg Med 12:128
46. Voorhees WD, Ralston SH, Babbs CF (1984) Regional blood flow during CPR with abdominal counterpulsation in dogs. Am J Emerg Med 2:123
47. Walker JW, Bruestle JC, White BC, Evans Th, Indreri R, Bialek H (1984) Perfusion of the cerebral cortex by use of abdominal conterpulsation during cardiopulmonary resuscitation. Amer J Emerg Med 2:391
48. Weisfeldt ML, Chandra N, Tsitlik J (1981) Increased intrathoracic pressure – not direct heart compression – causes the rise in intrathoracic vascular pressure during CPR in dogs and pigs. Crit Care Med 9:377
49. Werner JA, Greene HL, Janko CK, Cobb LA (1981) Two dimensional echocardiography during CPR in man: Implications regarding the mechanism of blood flow. Crit Care Med 9:375
50. Yakaitis RW, Redding JS (1973) Precordial thumping during cardiac resuscitation. Crit Care Med 1:22

Rolle der Kalziumantagonisten in der Notfallmedizin

G. H. Meuret

Die Stoffgruppe der Kalziumantagonisten – 1969 von Fleckenstein unter dieser Bezeichnung eingeführt – erlangt zunehmende Bedeutung nicht nur in der Klinik, sondern auch in der Notfallmedizin.

Zwei Indikationen für Kalziumantagonisten sind in der praktischen Notfallmedizin bereits fest etabliert: 1. supraventrikuläre Tachykardie, 2. akute Hochdruckkrise.

Als weiterer möglicher Anwendungsbereich wird derzeit der Schutz vor pathologischer Kalziumüberladung experimentell und klinisch untersucht, nämlich beim akuten Myokardinfarkt und in der Reanimation.

Wirkungsspektrum der Kalziumantagonisten

Kalziumantagonisten hemmen an den Myofibrillen die Kalziumleitfähigkeit selektiv am Myokard, an der glatten Gefäßmuskulatur und an den Automatiezentren des Sinus- und AV-Knotens.

Wirkung von Kalziumantagonisten am Myokard

Im *Myokard* wird der Sauerstoffbedarf direkt gesenkt, indem der *oxidative Tätigkeitsstoffwechsel* durch Einschränkung des kalziumabhängigen ATP-Verbrauchs herabgesetzt wird. Der Sauerstoff wird durch Reduktion der Kontraktionskraft eingespart. Der Ruhestoffwechsel wird nicht beeinflußt [13].

Kalziumantagonisten vermindern die gefährlichen Folgen einer intrazellulären Kalziumüberladung im Myokard [13] und vielleicht auch im Gehirn [36].

Fleckenstein [13] hat seit 1967 immer wieder auf die hohe Toxizität einer starken intrazellulären Kalziumüberladung im Myokard hingewiesen.

Diese hat nämlich zwei deletäre Konsequenzen:

1. Maximale Aktivierung von kalziumabhängigen ATPasen an Myofibrillen, Mitochondrien und sarkoplasmatischem Retikulum. Hieraus resultiert ein nutzloser Mehrverbrauch an ATP.
2. Schwere Schädigung der Mitochondrienfunktion und -struktur. Dabei verlieren die Mitochondrien ihre Fähigkeit, ATP zu resynthetisieren.

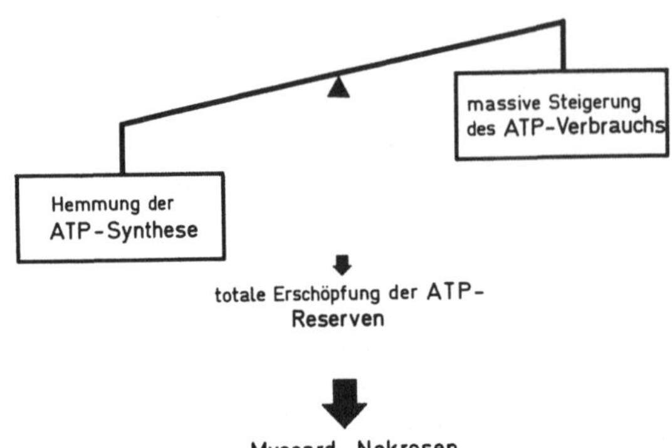

Abb. 1. Die myokardiale Kalziumüberladung führt zu einem Ungleichgewicht zwischen ATP-Angebot und ATP-Verbrauch. (Aus: Meuret [29])

Beide Effekte – die maximale Aktivierung von kalziumabhängigen ATPasen und die Unfähigkeit, ATP neu zu synthetisieren – führen letztlich zu einer totalen Erschöpfung der Bestände an ATP und somit zum Zelltod (Abb. 1).

Fleckenstein hat daher die Bedeutung der myokardialen Kalziumüberladung als neues pathophysiologisches Prinzip bei der Entstehung von Myokardnekrosen herausgestellt und gleichzeitig gezeigt, daß solche Nekrosen mit Hilfe von Kalziumantagonisten vollständig verhütet werden können. Dies gilt z. B. für experimentelle Herznekrosen infolge Überdosierung von beta-adrenergen Katecholaminen.

Untersuchungen verschiedener Autorengruppen haben übereinstimmend erbracht, daß auch in ischämischen und hypoxischen Herzen die Folgen des einfachen Sauerstoffmangels durch eine gleichzeitig eintretende Kalziumüberladung weiter kompliziert werden können. Ischämie und Hypoxie steigern nämlich die Kalziumdurchlässigkeit der Myokardfasermembran, so daß ein exzessiver Kalziumeinstrom zustande kommt [21].

Besonders gefährlich ist die Reperfusionsphase: Das unbegrenzte Wiederangebot an Kalzium gestattet einen lawinenartigen Einstrom durch das verstärkt kalziumpermeable Sarkolemm. Hierdurch werden vor allem die Mitochondrien irreparabel geschädigt. Kalziumantagonisten können dies alles verhindern oder zumindest verzögern [9, 19, 20, 32, 44].

Wirkung von Kalziumantagonisten an der glatten Gefäßmuskulatur

Kalziumantagonisten senken den kalziumabhängigen Tonus der Koronararterien, der peripheren Widerstandsgefäße und der zerebralen Gefäße. Auch bei der kontraktilen Aktivierung der glatten Muskelzellen führt also kein Weg am Kalzium vorbei. Der fundamentale Wirkungsmechanismus von Kalziumantagonisten ist besonders augenfällig an Muskelstreifen aus der Wand großer Koronararterien demonstriert worden [14].

Für *Nimodipin* scheint eine überwiegende Wirkung auf das zerebrale Gefäßsystem nach Art einer organselektiven Wirkung gesichert [1, 22].

Wirkung von Kalziumantagonisten auf die Erregungsleitung

Verapamil und Diltiazem verlängern die AV-Überleitung und die Refraktärdauer des AV-Knotens, indem sie die kalziumabhängige Impulsbildung reduzieren [24, 37, 40]. *Nifedipin* hat keine derartigen Wirkungen auf den AV-Knoten. Kalziumantagonisten schützen ferner vor *ventrikulären Rhythmusstörungen* bei regionaler Myokardischämie sowie Reperfusion, nicht durch direkte antiarrhythmische Effekte, sondern durch die Verhinderung der Kalziumüberladung bei Ischämie und Hypoxie [2, 10, 12].

Derzeitige und mögliche zukünftige Indikationen von Kalziumantagonisten in der Notfall- und Intensivmedizin

Aus dem Wirkungsspektrum der Kalziumantagonisten ergeben sich die Indikationen für die Notfall- und Intensivmedizin :

Verapamil bei supraventrikulärer Tachykardie und supraventrikulärer Extrasystolie

Verapamil gilt schon seit Jahren als Mittel der Wahl bei supraventrikulären Tachykardien, Vorhofflattern und -flimmern sowie bei supraventrikulärer Extrasystolie [3].

Die *Dosis für eine langsame Bolusinjektion* beträgt 5–10 mg (Tabelle 1). Verapamil wirkt gewöhnlich innerhalb einiger Minuten und bewirkt bei 90% der Fälle von paroxysmaler supraventrikulärer Tachykardie (PSVT) einen Übergang in Sinus-Rhythmus. Obwohl Verapamil nur selten Vorhofflimmern oder -flattern in Sinus-Rhythmus überführt, ist es doch in der Lage, bei diesen beiden Rhythmusstörungen den ventrikulären Rhythmus zu verlangsamen. Wenn die erste Dosis von Verapamil (10 mg iv.) den gewünschten Effekt nicht bewirkt, kann eine zweite Dosis innerhalb von 30 min gegeben werden [37]. Verapamil hat bislang *keinen* Platz bei ventrikulären Arrhythmien.

Ein möglicher Blutdruckabfall als *Nebenwirkung* ergibt sich aus den genannten Effekten am Myokard – nämlich der negativ inotropen Wirkung – und an der glatten Gefäßmuskulatur – nämlich der peripheren Vasodilatation [23]. Verapamil und Diltiazem wirken am AV-Knoten nahezu identisch [40].

Tabelle 1. Verapamil in der Notfallmedizin

Verapamil:	(Isoptin)
Indikation:	Supraventrikuläre Tachykardien, Vorhofflattern, Präexzitationssyndrom, Hinweis: Gabe möglichst unter EKG-Kontrolle, da vorübergehend Bradykardien und Sinusstillstand möglich.
Dosierung:	Initialdosis: 5–10 mg iv. oder 0,075–0,15 mg/kg iv. in 2 min (1 mg/min bis zu 10 mg) Erhaltungsdosis: 2–(5) µg/kg/min
Halbwertzeit:	3–7 h
Nebenwirkungen:	SA- und AV-Blockierung

Zur Notfallbehandlung mit Antiarrhythmika ist zu beachten, daß Polypragmasie gefährlich sein kann, da sich unerwünschte Nebenwirkungen von Antiarrhythmika addieren oder potenzieren können [33]. Es sollten also nicht mehrere Antiarrhythmika hintereinander injiziert werden. Ist die Therapie mit den Standardmedikamenten bei Tachyarrhythmien (Verapamil bei supraventrikulärer Tachykardie, Xylocain bei ventrikulärer Tachyarrhythmie) erfolglos, sollte der Patient in die Klinik gebracht werden. Hier kann eine differenzierte Behandlung mit Antiarrhythmika unter ausreichender Überwachung durchgeführt werden.

Zur medikamentösen Notfalltherapie tachykarder Rhythmusstörungen ohne Kenntnis des EKGs wird Verapamil in einer Dosierung von 5–10 mg intravenös verabreicht. Falls dieser Therapieversuch erfolglos bleibt, wird Xylocain (100–150 mg) intravenös injiziert.

Kalziumantagonisten bei der Therapie der akuten Hochdruckkrise

Die Kalziumantagonisten haben in den letzten Jahren bei der Akutbehandlung des Hochdrucks oder einer Hochdruckkrise an Bedeutung gewonnen. Bisher galt in der Hochdruckbehandlung außerhalb der Klinik Clonidin als Mittel der ersten Wahl. Nifedipin hat bei der Behandlung der akuten Hochdruckkrise jedoch einige Vorteile gegenüber Clonidin [5]:

- Nifedipin verursacht nicht wie Clodinin in etwa 50% der Fälle einen primären Blutdruckanstieg,
- Nifedipin bewirkt keine Sedierung, die die Diagnose der Hochdruck-Enzephalopathie erschweren kann,
- nach Applikation von Nifedipin wird die Hirndurchblutung weniger vermindert als nach Clonidin,
- das Herzzeitvolumen bleibt nach Nifedinin im Gegensatz zu Clonidin weitgehend unbeeinflußt oder steigt etwas an,
- Nifedipin senkt den Blutdruck nicht unter den physiologischen Bereich.

Alle zur Wirkung von Nifedipin vorliegenden Untersuchungen zeigen, daß nach sublingualer oder oraler Gabe sehr rasch der Beginn der Blutdrucksenkung eintritt (nach etwa 5–10 min) und die vollständige Wirkung nach etwa 30–60 min erreicht ist [4, 18, 31, 41].

Die Herzfrequenz steigt meist leicht an. Die nur geringe Steigerung der Herzfrequenz bei Patienten mit hypertoner Krise (im Unterschied zu Normotonikern) beruht auf der für Nifedipin nachgewiesenen inversen Relation zwischen Blutdruckausgangslage und Frequenzanstieg [5]. Aus all diesen Gründen hat sich Nifedipin heute den ersten Platz bei der Behandlung der akuten Hochdruckkrise erworben (Tabelle 2).

Nifedipin steht neuerdings auch als parenterale Applikationsform zur Verfügung und kann damit (über den Perfusor appliziert) zur Nachbehandlung in der Klinik eingesetzt werden. Am Notfallort ist die Applikation über einen Perfusor nicht notwendig, da die Wirkung nach sublingualer Gabe ausreichend lange anhält. Auch Verapamil [4, 17] und Diltiazem [26] sind zur Behandlung der Hochdruckkrise eingesetzt worden, besitzen jedoch bei dieser speziellen Indikation keine eindeutigen Vorteile gegenüber Nifedipin.

Tabelle 2. Nifedipin in der Notfallmedizin

Nifedipin:	(Adalat)
Indikation:	Sublingual bei Hochdruckkrise oder krisenhaft erhöhtem Blutdruck (z.Zt. Mittel der ersten Wahl, da am Notfallort rasch und zulässig einzusetzen). In der Klinik auch iv-Gabe. Angina pectoris, insbesondere instabile Form.
Darreichungs- formen:	Kapsel, Infusionslösung mit Spezialbesteck (lichtgeschützt)
Dosierung:	1–2 Kapseln, 10–20 mg (Kapsel eröffnen, Inhalt unter die Zunge geben. iv: 10–20 µg/min unter Blutdruckkontrollen.
Nebenwirkungen:	Kopfschmerz möglich, Flush (Gesichtsrötung), Herzklopfen, Tachykardie.

Kalziumantagonisten bei pathologischer Kalziumüberladung

Das pathogenetische Prinzip der intrazellulären Kalziumakkumulation [13] bei Ischämie und Hypoxie wurde in zahlreichen experimentellen Arbeiten belegt [21, 32, 44, 45]. Daraus kann geschlossen werden, daß Kalziumantagonisten zumindest einen teilweisen Schutz vor zunehmender Schädigung bei regionaler und globaler Ischämie bzw. Hypoxie bewirken könnten. Diese Arbeitshypothese wurde für die Reanimation in einigen experimentellen Arbeiten überprüft und bestätigt [29, 42, 44, 46]. Danach könnte die Anwendung von Kalziumantagonisten als vielversprechendes neues pharmakologisches Prinzip in der Reanimation gelten [28], (Abb. 2).

Aus experimentellen Untersuchungen wissen wir [22, 38], daß während der Rezirkulation nach kompletter globaler Ischämie des Gehirns drei bedeutende Phänomene auftreten:

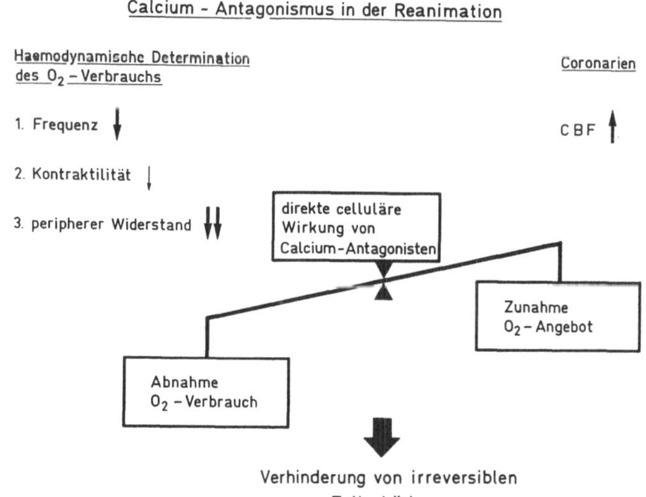

Abb. 2. Mögliche Mechanismen der Myokardprotektion durch Kalziumantagonisten in der Reanimation. (Aus: Meuret [29])

1. Wenn durch Verbesserung der Re-Perfusion mit Adrenalin das No-Reflow-Phänomen vermieden werden konnte, tritt als erstes eine kurzdauernde *reaktive Hyperämiephase* ein, die etwa 15–30 min dauert.
2. Ihr folgt in Abhängigkeit von der Ischämiedauer die Phase der *verzögerten Hypoperfusion*, die Stunden bis Tage anhält und in der Intensität zunimmt.
3. Im Gegensatz zur Perfusion kann die postischämische metabolische Aktivität ansteigen: *postischämischer Hypermetabolismus*.

Aus der verspäteten, zunehmenden Hypoperfusion und dem gleichzeitigen Hypermetabolismus ergibt sich ein *Ungleichgewicht zwischen Sauerstoff-Angebot und Sauerstoff-Verbrauch* und somit eine sekundäre postischämische relative Hypoxie.

In einigen experimentellen Untersuchungen mit verschiedenen Modellen wurde übereinstimmend nachgewiesen, daß die fortschreitende Hypoperfusion durch Kalziumantagonisten zumindest teilweise aufgehoben werden kann [22, 29, 38]. Somit ist es sehr wahrscheinlich, daß die postischämische zerebrale Hypoperfusion durch einen kalziuminduzierten Vasospasmus bedingt ist [45].

Die durch Kalziumantagonisten gesteigerte zerebrale Perfusion nach Ischämie korrelierte bei Hunden mit einer verbesserten neurologischen Erholung [38, 43]. Auch bei Primaten konnte mit Nimodipin die zerebrale Schädigung nach kompletter zerebraler Ischämie vermindert werden.

Die erste klinische randomisierte Studie [27] ergab bei 21 Patienten keine Verbesserung der Überlebensrate bei Herz-Kreislauf-Stillstand durch Asystolie oder elektromechanische Dissoziation. Die Patientenzahl dieser Untersuchung ist allerdings für eine eindeutige Aussage wesentlich zu klein. Der klinische Nachweis für die Wirkung von Kalziumantagonisten in der Reanimation steht somit noch aus, die klinische Anwendung wird derzeit jedoch verstärkt diskutiert [35]. Die American Heart Association empfiehlt in ihren neuen „Richtlinien" von 1985, Kalziumantagonisten in der Reanimation noch nicht einzusetzen [25].

Ganz eindeutig wird jedoch auch die Kalziumapplikation in der Reanimation nach dem derzeitigen Wissensstand abgelehnt [25]. Aus dem pathogenetischen Prinzip der intrazellulären Kalziumakkumulation ergibt sich nämlich, daß Kalziumapplikation in der Re-Perfusionsphase bei Reanimation die myokardialen und zerebralen Schäden verstärken müßte. Dies konnte experimentell nachgewiesen werden [29].

Kalzium soll demnach nur noch bei nachgewiesener Hypokalzämie, Hyperkaliämie oder bei Überdosierung von Kalziumantagonisten gegeben werden.

Kalziumantagonisten beim akuten Myokardinfarkt

Aus den bisher vorliegenden tierexperimentellen Untersuchungen [15, 19, 32, 42, 44, 46] kann geschlossen werden, daß Kalziumantagonisten beim akuten Myokardinfarkt aufgrund ihrer vasalen und myokardialen Antriebsmechanismen von erheblichem Nutzen sein können. Die antiarrhythmische Komponente könnte im Akutstadium des Myokardinfarkts eine zusätzliche Rolle spielen [2, 12]. Bussmann et al. [8] beobachteten durch Verapamil (im Mittel 8 Stunden nach Infarkt iv. appliziert) eine Verminderung der Infarktgröße um ca. 30%, gemessen an der Serum-CKMB. Die hämodynamischen Wirkungen von Nifedipin sublingual beim akuten Myokardinfarkt untersuchten

Gordon und Mabin [16]. Nifedipin senkte bei Patienten mit frischem Myokardinfarkt den arteriellen Blutdruck und den systolischen Gefäßwiderstand signifikant, während das Herzminutenvolumen gesteigert wurde. Bei Patienten mit hohem initialen pulmonalkapillaren Druck (PCP) verminderte Nifedipin sublingual den PCP.

Muller et al. [30] verglichen 105 Patienten mit drohendem Infarkt mit 66 Patienten mit akutem Myokardinfarkt, die entweder Nifedipin (20 mg) oder Placebo zusätzlich zur Standardtherapie erhalten hatten. Die Therapie war 4–7 h nach Beginn des Brustschmerzes eingeleitet worden. Nifedipin hatte dabei keinen Effekt auf die Entwicklung eines Infarktes bei den Patienten mit drohendem Myokardinfarkt. Es beeinflußte aber auch die Infarktgröße (gemessen an der CKMP-Aktivität) bei Patienten mit frischem Infarkt nicht. Nach zwei Monaten fand sich sogar eine Tendenz zu einer höheren Mortalität in der Patientengruppe, die mit Nifedipin behandelt worden war. Dieser Unterschied bestand aber nach sechs Monaten nicht mehr.

Eine mögliche Erklärung für die fehlende Wirkung von Nifedipin beim Myokardinfarkt in der Studie von Muller et al. kann in der verspäteten Anwendung von Nifedipin liegen. Die tierexperimentellen Studien zeigen, daß eine wesentliche protektive Wirkung von Kalziumantagonisten nach 4–6 h nicht mehr zu erwarten ist. Eine weitere Erklärung für die ausbleibende Reduktion der Infarktgröße in der Studie von Muller et al. kann im Blutdruckabfall nach Nifedipin liegen. Dadurch wird der koronare Blutfluß vermindert, was den positiven Effekt der Nachlast-Senkung überspielen kann. Diese Deutung wird durch neuere Befunde von Boden et al. [6] gestützt. Bei Patienten mit refraktärer Angina, die mit einer Kombination von Beta-Blockern und Nitraten behandelt waren und zusätzlich Nifedipin erhielten, beobachteten die Autoren eine „paradoxe" myokardiale Ischämie. Bei diesen Patienten verursachte Nifedipin einen signifikanten Blutdruckabfall, Angina pectoris und ischämische EKG-Veränderungen.

Zur Beurteilung, ob Kalziumantagonisten die Infarktgröße, den Koronarfluß und vor allem die Prognose von Patienten mit akutem Myokardinfarkt zu verbessern vermögen, sind weitere intensive klinische Untersuchungen erforderlich [7, 34]. Die American Heart Association empfiehlt derzeit die Anwendung von Kalziumantagonisten bei akutem Myokardinfarkt noch nicht [25].

Literatur

1. Allen GS, et al (1983) Cerebral arterial spasm – a controlled trial of nimodipine in patients with subarachnoid hemorrhage. N Engl J Med 308:619–624
2. Bachour G, Bender F, Hochrein H (1977) Antiarrhythmische Wirkungen und hämodynamische Reaktionen unter Verapamil bei akutem Herzinfarkt. Herz/Kreisl 9:89
3. Bender F (1970) Treatment of tachycardic arrhythmias and arterial hypertension with verapamil. Arzneim Forsch 20:1310–1316
4. Bender F, Bachour G, Gradaus D (1980) Behandlung von Herzrhythmusstörungen und Hypertonien mit Calcium-Antagonisten. In: Fleckenstein A, Roskamm H (Hrsg) Calcium-Antagonismus. Springer, Berlin Heidelberg New York:114–118
5. Bertel O, Conen D, Radii EW, Müler J, Lang C, Dubach UC (1983) Nifedipine in hypertensive emergencies. Brit med J 286:19
6. Boden WE, Korr KS, Bough EW (1985) Nifedipine induced hypotension and myocardial ischemia in refractory angina pectoris. JAMA 253:1131–1135

7. Braunwald E, Müller JE, Stone PH (1985) Use of calcium channel blocking agents in the management of ischemic heart disease. European Heart Journal 6:Suppl A 31–34

8. Bussmann WD, Seher W, Gringans M (1983) Reduktion der CK- und CKMB-Infarktgröße durch Verapamil. Dtsch Med Wochenschr 108:1047–1053

9. Clark RE, Kristlieb IY (1979) Nifedipine, a myocardial protective agent. Amer J Cardiol 44:825

10. Clusin WT et al (1982) The effects of diltiazem and reduced serum ionized calcium on ischemic ventricular fibrillation in the dog. Circ Res 50:518–526

11. Eichstädt H (1984) Calcium-Antagonisten. In: Roskamm H (Hrsg) Handbuch der inneren Medizin Bd. IX/3: Koronarerkrankungen. Springer, Berlin Heidelberg New York Tokyo

12. Fazzini PF, Mardi F, Pucci P (1978) Effects of verapamil in ventricular premature beats of acute myocardial infarction. Acta Cardiol (Brux) 33:25

13. Fleckenstein A (1980) Steuerung der myocardialen Kontraktillität, ATP-Spaltung, Atmungsintensität und Schrittmacher-Funktion durch Calcium-Ionen. Wirkungsmechanismus der Calcium-Antagonisten. In: Fleckenstein A, Roskamm H (Hrsg) Calcium-Antagonismus. Springer, Berlin Heidelberg New York:1–28

14. Fleckenstein-Grün G und Fleckenstein A (1980) Calcium-Antagonisten, ein Grundprinzip der Vasodilatation. In: Fleckenstein A, Roskamm H (Hrsg) Calcium-Antagonismus. Springer, Berlin Heidelberg New York:191–207

15. Futamura Y, Nomura H, Nagata K, Hama Y, Yasui S (1982) Cardiohemodynamic actions of nitroglycerin and diltiazem in canine coronary stenosis. Arzheim Forsch/Drug Res 32:34–39

16. Gordon GD, Mabin TH (1984) Hemodynamic effects of sublingual nifedipine in acute myocardial infarction. Am J Cardiol 53:1228–1232

17. Gross F (1984) Die Bedeutung der Kalzium-Antagonisten für die Hochdrucktherapie. MMW, München

18. Guazzi MD, Polese A, Fiorentini C, Bartorelli A, Moruzzi P (1983) Treatment of hypertension with Calcium Antagonists. In: Calcium Antagonists in the Treatment of Hypertension. Hypertension 5:(Supp II) II-85–90. Am Heart Assoc, Dallas

19. Henry PD, Shuchleib R, Borda LJ, Roberts R, Williamson JR, Sobel BE (1978) Effects of nifedipine on myocardial perfusion and ischemic injury in dogs. Circ Res 43:372–380

20. Jolly SR et al (1981) Diltiazem in myocardial recovery from global ischemia and reperfusion. J Molec cell Cardiol 13:359–372

21. Katz AM, Reuter H (1979) Cellular calcium and cardiac cell death. Amer J Cardiol 44:188–190

22. Kazda S, Towart R (1982) Nomodipine: a new calcium antagonistic drug with a preferential cerebrovascular action. Acta Neurochirurgica 63:259–265

23. Krebs R (1983) Adverse reactions with calcium Antagonists. In: Calcium Antagonists in the Treatment of Hypertension. Hypertension 5: (Supp II) 98:II-125–127. Am Heart Assoc, Dallas

24. Krikler DM, Rowland D (1980) The role of Calcium-Ion Antagonists in cardiac arrhythmias. In: Fleckenstein A, Roskamm H (Hrsg) Calcium-Antagonismus. Springer, Berlin Heidelberg New York 55–61

25. Löllgen H, Lindner K, Gervais H, Kettler H (1985) Kardiopulmonale Reanimation und kardiale Notfallversorgung: neue Empfehlungen und Richtlinien. Notfallmed 11:1346–1355

26. Magometschnigg D (1982) Zur Therapie bei hypertonen Krisen. Dtsch med Wschr 107:1423–1428

27. Martin GB, Nowack RM, Emerman CHL, Tomlanowich MC (1984) Verapamil in the treatment of asystolic and pulseless idioventricular rhythm cardiopulmonary arrest: a preliminary report. Ann Emerg Med 13:221–225

28. Meuret GH, Schindler HFO (1983) Calcium-Antagonismus – ein neues pharmakologisches Prinzip in der Reanimation. Vergleich von Calcium und Calcium Antagonisten. Schweiz med Wschr 113:1153–1157

29. Meuret GH (1984) Pharmakotherapie in der Reanimation nach Herz-Kreislauf-Stillstand. (Anaesthesiologie und Intensivmedizin, Bd 162) Springer, Berlin Heidelberg New York Tokyo

30. Muller JE, Morrison J, Stone PH (1984) Nifedipine therapy for patients with threatened and acute myocardial infarction: a randomized double-blind, placebo-controlled comparison. Circulation 69:740–747

31. Pfeiffer C, Erbel R, Kremer G, Meyer J (1985) Vergleich der Wirkung von intravenös und sublingual verabreichtem Nifedipin bei hypertoner Krise. In: Meyer J, Erbel R (Hrsg) Intravenöse und intrakoronare Anwendung von Adalat. Springer, Berlin Heidelberg New York Tokyo

32. Reimer KA, Lowe JE, Jennings RB (1977) Effect of the calcium antagonist verapamil on necrosis following temperary coronary artery occlusion in dogs. Circulation 55:581–587
33. Reves JG, Kissin J, Cell WA, Tosone S (1982) Calcium entry blockers: uses and implications for anaesthesiologists. Anesthesiology 57:504–518
34. Roberts R, Jafe AS, Henry PhD, Sobel BE (1981) Nifedipine and acute myocardial infarction. Herz 6:90–97
35. Shapiro HM (1985) Post-cardiac arrest therapy: Calcium entry blockade and brain resuscitation. Anesthesiology 62:384–387
36. Siesjö BK (1981) Cell damage in the brain: a speculative synthesis. J Cereb Blood Flow Metabol 1:155–185
37. Singh BN, Nademanee K, Feld G (1982) Calcium Blockers in the treatment of cardiac arrhythmias. In: Flaim StF, Zelis R (eds) Calcium Blockers. Urban und Schwarzenberg, Baltimore Munich, pp 245–264
38. Steen, PA, Newberg LA, Milde JH, Michenfelder JD (1983) Nimodipine improves cerebral blood flow and neurologic recovery after complete cerebral ischemia. J Cereb Blood Flow Metabol 3:38
39. Steen PA, Gisvold SE, Milde JH, Newberg LA, Scheithauer BW, Lanier WL, Michenfelder JD (1985) Nimodipine improves outcome when given after complete cerebral ischemia in primates. Anesthesiology 62:406–414
40. Taira N (1982) Verapamil, Diltiazem, Nifedipine – Comparative Studies on the AV Node. In: Fleckenstein A, Hashimoto K, Herrmann M, Schwartz A, Seipel L (eds) New Calcium Antagonists – Recent Developments and Procpects. Fischer, Stuttgart New York, pp 37–52
41. Toggart EJ, Zelis R (1982) The role of calcium blockers in the treatment of other cardiovascular disorders. In: Flaim StF, Zelis R (eds) Calcium Blockers. Urban und Schwarzenberg, Baltimore Munich, pp 265–283
42. Urquart J, Patterson RE (1984) Comparative effects of verapamil, diltiazem and nifedipine on hemodynamics and left ventricular function during acute myocardial ischemia in dogs. Circulation 69:382–390
43. Vaagenes P, Cantadore R, Safar P, Moossy J, Rao G, Diven W, Alexander H, Stezoski W (1984) Amelioration of brain damage by lidoflazine after prolonged ventricular fibrillation cardiac arrest in dogs. Crit Care Med 12:846–855
44. Weishaar R, Bing RJ (1980) The beneficial effect of a calcium channel blocker diltiazem, on the ischemic-reperfused heart. J molec cell Cardiol 12:993–1009
45. White BC, Winegard DC, Wilson RF, Hoehner PJ, Trombley JH (1983) Possible role of calcium blockers in cerebral resuscitation: a review of the literature and synthesis for future studies. Crit Care Med 11:202–207
46. Yoshida S, Downey JM (1985) Nifedipine limits infarct size for 24 hours in closed chest coronary embolized dogs. Basic Res Cardiology 80:76–87

Kardiologische Notfallmedizin

K. L. Neuhaus

Zentrale Aufgabe in der Therapie des kardialen Notfalls ist die Verhütung oder prompte Beseitigung eines kardialen Pumpversagens, bevor irreversible hypoxische Schädigungen lebenswichtiger Organe bzw. ein nicht reversibler kardiogener Schockzustand auftreten. Das kardiale Pumpversagen kann primär myokardial, durch koronare Durchblutungsstörung, durch eine Rhythmusstörung, fehlende Füllung oder eine überkritische Nachlaststeigerung verursacht werden. Liegt eine mechanische Ursache für eine gestörte Füllung oder Entleerung des Herzens vor (Tabelle 1), ist durch medikamentöse Therapie ohne Beseitigung des mechanischen Problems das Pumpversagen in der Regel nicht zu beherrschen. Die Pharmakotherapie kann in diesen Fällen nur adjuvanten Charakter zur Überbrückung der Zeit bis zur Beseitigung des mechanischen Problems haben. Domäne der Pharmokotherapie des kardialen Notfalls sind die Myokardinsuffizienz, Myokardischämie und Herzrhythmusstörungen.

Pathophysiologische Vorbemerkungen

Die Hämodynamik des akut insuffizienten Ventrikels ist charakterisiert durch eine kritische Verminderung der kardialen Auswurfleistung trotz starker Erhöhung der Füllungsdrucke mit den entsprechenden Folgen für Organperfusion und Lungenfunktion. Eine Steigerung der kardialen Auswurfleistung ist zu erzielen entweder durch positiv

Tabelle 1. Mechanische Ursachen kardialer Notfälle

	Diagnose	Therapie
Perikardtamponade	Echokardiographie	Perikardpunktion
Aortenstenose	Herzkatheter, (Auskultation oft unzuverlässig!)	Operation
Mitralfehler	Echokardiographie	Operation
Vorhoftumor	Echokardiographie	Operation
Klappenthrombose	Durchleuchtung	Operation (Thrombolyse)
Lungenembolie	Angiographie	Thrombolyse (Operation)
Septumruptur	Auskultation	Operation
Papillarmuskelabriß	Auskultation	Operation
Ventrikelruptur	meist autoptisch; normaler Rhythmus im EKG, kein Puls	Ø, Operation fast immer zu spät

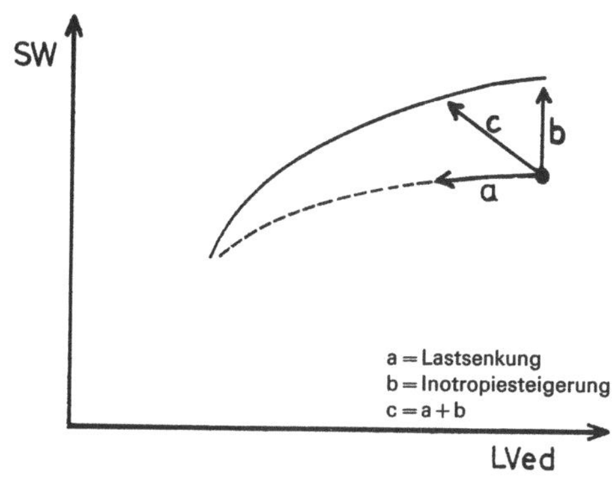

Abb. 1. Therapieansätze beim Pumpversagen. (*SW* = Schlagarbeit, *LVed* = linksventrikulärer Füllungsdruck). Der insuffiziente Ventrikel ist durch einen hohen Füllungsdruck und eine erniedrigte Schlagarbeit gekennzeichnet. Durch Senkung von Vor- bzw. Nachlast wird der Füllungsdruck bei weitgehend unveränderter Schlagarbeit gesenkt (a), durch positiv inotrope Substanzen wird die Schlagarbeit ohne größere Änderungen des Füllungsdruckes erhöht (b).

Der kombinierte Einsatz beider Therapieprinzipien wirkt komplementär durch Senkung des Füllungsdruckes bei gleichzeitiger Zunahme der Schlagarbeit (a + b)

inotrope Substanzen oder durch eine Senkung des Auswurfwiderstandes oder durch eine Kombination dieser Effekte (Abb. 1). Entsprechend stehen im Zentrum der allgemeinen Pharmakotherapie des Pumpversagens positiv inotrope Substanzen und Vasodilatatoren, dazu kommen die medikamentösen Verfahren zur Wiederherstellung einer gestörten Koronardurchblutung und die Antiarrhythmika.

Der bei weitem häufigste kardiale Notfall ist der *akute Myokardinfarkt* (Tabelle 2). Die Basistherapie des unkomplizierten Myokardinfarktes ist zunächst symptomatisch, d. h. das Leitsymptom Schmerz, häufig verbunden mit einem angstbetonten Erregungszustand, wird durch Sedierung und Analgetika bekämpft. Die Sedierung erfolgt mit Diazepam 10 mg iv, höhere Dosen sind wegen der kardiodepressiven Wirkung zu vermeiden. Zur Analgesie eignen sich wegen ihrer allgemeinen sauerstoffverbrauchssenkenden Wirkung besonders gut die Opiate, wobei wir dem Dipidolor (Piritramid) den Vorzug geben. Zur Basistherapie des akuten Infarktes zählt weiterhin intravenöse Heparingabe (5000 E als Bolus iv, dann etwa 1000 E/h). Die Begründung für die sofortige Antikoagulation ergibt sich aus der Erkenntnis, daß die ganz überwiegende

Tabelle 2. Therapeutische Richtlinien beim akuten Herzinfarkt

1. Nitroglyzerin
2. Heparin 5000 IE iv, dann 1000 IE p. h
3. Schmerz- u. Rhythmusbehandlung
4. Bei gegebener Indikation: Medikamentöse Reperfusion
5. Bestimmung und fortlaufende Überwachung der Hämodynamik
6. Bei Trendverschlechterung: Vasodilatatoren, JABP
7. Weitere Verschlechterung: pos. inotrope Substanzen evtl. mit Vasokonstriktoren
8. Beatmung
9. Hämofiltration
10. Invasive Diagnostik u. evtl. Op.-Therapie

Zahl der Myokardinfarkte durch eine Koronarthrombose verursacht ist [1], deren weiteres Wachstum durch die Heparinisierung verhindert und eine spontane Thrombolyse unterstützt wird. Letztes Basistherapeutikum ist das intravenöse Nitroglyzerin in einer Dosierung von 1,5 bis 12 mg/h. Während eine Begrenzung der endgültigen Infarktausdehnung durch Nitroglyzerin nicht zweifelsfrei erwiesen ist [23], kann eine deutliche Verminderung des Infarktschmerzes durch die Nitroglyzerin-Gabe sehr häufig beobachtet werden.

Unter den vital bedrohlichen *Komplikationen des akuten Infarktes* stehen in der Frühphase die *Herzrhythmusstörungen* an erster Stelle. Bradykarde Rhythmusstörungen, insbesondere höhergradige AV-Blockierungen beim Hinterwandinfarkt oder auch eine sehr ausgeprägte Sinusbradykardie, werden zunächst mit Atropin 1 mg iv behandelt, wobei häufig kein ausreichender Therapieerfolg eintritt. Weitere medikamentöse Therapieversuche, z.B. durch β-Stimulation, sind bei einem akuten Myokardinfarkt wegen der damit verbundenen erhöhten·Arrhythmieneigung und der unerwünschten, weil sauerstoffverbrauchenden Steigerung der Herzfrequenz nicht indiziert. Jede bradykarde Rhythmusstörung, die nicht prompt mit Atropin zu beheben ist, erfordert die umgehende Plazierung einer transvenösen Schrittmachersonde.

Die häufigste fatale Rhythmusstörung beim Myokardinfarkt ist das Kammerflimmern, dem sehr häufig ventrikuläre Tachyarrhythmien oder auch nur eine ventrikuläre Extrasystolie vorangehen (Tabelle 3). Während eine prophylaktische antiarrhythmische Behandlung aller Myokardinfarkte etwa durch die routinemäßige Gabe von Lidocain nicht zu einer Senkung der Frühmortalität geführt hat, ist beim Nachweis von ventrikulären Extrasystolen in einer Häufigkeit von mehr als 6/min, bei polymorphen ventrikulären Extrasystolen, Couplets oder ventrikulären Salven eine antiarrhythmische Therapie indiziert. Sie erfolgt prinzipiell zunächst mit Lidocain (100 mg als Bolus-Injektion, dann 2 mg/kg/h als Dauerinfusion). Die Infusionsgeschwindigkeit kann für maximal 2 h auf 4 mg/kg/h gesteigert werden, bei höherer Dosierung oder längerer Anwendung der höheren Dosis sind zentralnervöse Nebenwirkungen bis hin zu generalisierten Krampfanfällen zu befürchten. Bei den seltenen lidocainrefraktären ventri-

Tabelle 3. Therapie tachykarder Rhythmusstörungen

---

1. *Maligne ventrikuläre Störungen (Kammertachykardie, Flattern – Flimmern)*
   - Elektrotherapie bei Flattern und Flimmern
   - Lidocain 1–2 mg/kg KG als Bolus bei Kammertachykardie bzw. fehlenden elektrischen Möglichkeiten.

     Lidocainprophylaxe beginnend mit 4 mg/kg/h für ≈60 min, dann Reduktion auf 2 mg/kg/h

     Rezidive trotz Lidocain: Eskalation der Antiarrhythmika je nach Grunderkrankung u. örtlichen Erfahrungen z.B. Mexiletin → Propafenon → Flecainid → Amiodarone

     evtl. Overdriving – Rhythmuschirurgie

2. *Supraventrikuläre Störungen (Tachykard)* (nur therapiebedürftig bei schlechter Hämodynamik!)
   Supraventrikuläre Tachykardie, Flattern, Tachyarrhythmia absoluta:
   - Digitalis (schnelle Sättigung)
   - Verapamil: 5 mg als Bolus, 5–10 mg/h
   - Elektroreduktion bzw. Überstimulation

     (Reihenfolge hängt von der Dringlichkeit ab!)

---

kulären Arrhythmien werden z. B. Propafenon, Ajmalin, Flecainid und Amiodarone in dieser Reihenfolge eingesetzt.

Supraventrikuläre Tachykardien mit schneller Überleitung stellen die einzige Indikation zur Digitalis-Behandlung beim akuten Myokardinfarkt dar. Das Digitalis wirkt hier in erster Linie über eine Verzögerung der AV-Überleitung und entsprechende Reduktion der Kammerfrequenz. Bei Vorhofflimmern mit schneller Überleitung ist Digitalis (0,6 bis 1,2 mg Digoxin iv) das Mittel der Wahl, während bei Vorhoftachykardien mit schneller Überleitung auch Verapamil (5 mg langsam iv) eingesetzt werden kann. Sind Digitalis bzw. Verapamil nicht effektiv, sollte vor weiteren Antiarrhythmika bei Vorhoftachykardien oder Vorhofflattern zunächst eine Überstimulation durch transvenöse Vorhofstimulation, bei Vorhofflimmern oder nach erfolgloser Stimulation die Kardioversion durchgeführt werden.

Die zweite schwerwiegende Komplikation des akuten Myokardinfarktes ist das *linksventrikuläre Pumpversagen*. Die Therapie der akuten Linksherzinsuffizienz (Tabelle 4) beim akuten Infarkt unterscheidet sich nicht von der Behandlung des Linksherzversagens anderer Genese. Zwei therapeutische Prinzipien kommen komplementär zum Einsatz, nämlich positiv inotrope Substanzen und Pharmaka zur Senkung von Vor- und Nachlast des insuffizienten Ventrikels. Wegen der geringeren Nebenwirkungen erfolgt die Therapie der Linksherzinsuffizienz beim akuten Infarkt ebenso wie bei anderen Zuständen von Herzinsuffizienz zunächst durch eine pharmakologisch induzierte Entlastung. Sie besteht zunächst in einer Steigerung der Diurese mit Verminderung des zirkulierenden Blutvolumens durch Furosemid (40 bis 80 mg im Bolus iv), sodann in der Gabe eines *Vasodilatators*. Das Nitroglyzerin führt über das venous pooling durch Dilatation der systemischen Venen zu einer akuten und drastischen Vorlastsenkung mit Reduktion der Füllungsdrücke im rechten und linken Herzen ohne wesentliche Effekte auf das Herzzeitvolumen und den peripheren Blutdruck, der in der Regel nur um 5 bis 10 mmHg absinkt [4]. Während der überwiegend vorlastsenkende Nitroglyzerineffekt bei pulmonaler Kongestion als Folge der Linksherzinsuffizienz besonders günstige Effekte zeigt, ist bei erhöhten Blutdruckwerten oder peripherer Vasokonstriktion als Folge eines stark erniedrigten Herzzeitvolumens eine verstärkte periphere Vasodilatation erforderlich. Sie wird am besten durch Natriumnitroprussid erzielt, das neben einer deutlichen Vorlastsenkung auch eine äußerst wirksame arterioläre Widerstandssenkung durch direkten Angriff an den glatten Gefäßmuskeln erzeugt [5]. Das Natriumnitroprussid muß individuell titriert werden, man beginnt mit einer Infusion von 10 γ/min und steigert in 10 γ/Schritten, bis der gewünschte Effekt er-

Tabelle 4. Therapie der akuten Herzinsuffizienz

1.	*Furosemid:*	40–120 mg als Bolus iv 5– 20 mg/h Dauerinfusion
2.	*Nitroglyzerin:*	0,8–2,4 mg sublingual, dann 1,5–9,0 mg/h
2a.	*NPN:*	15–50 µg/min Dauerinfusion
3.	*Dopamin:*	2–4 µg/kg/min Dauerinfusion
3a.	*Dobutamin:*	2–5 µg/kg/min Dauerinfusion evtl. 3 + 3a Verhältnis 1 : 1 bei gleicher Gesamtdosis
4.	Evtl. Spontanhämofiltration	
5.	Aortale Gegenpulsation	

reicht ist oder bis zu einer Dosierung von maximal 200 γ/min. Ein überschießender Effekt mit zu starkem Blutdruckabfall kann bei der sehr kurzen Halbwertszeit durch Dosisreduktion oder vorübergehendes Stoppen der Infusion sehr rasch aufgefangen werden.

Wird die akute Linksinsuffizienz durch Diuretika und Vasodilatatoren nicht durchbrochen, kommen *positiv inotrope Substanzen* zum Einsatz. Digitalisglykoside sind beim akuten Myokardinfarkt nicht indiziert, da sie zu einer elektrischen Instabilität führen oder eine bereits vorhandene Arrhythmieneigung erheblich steigern können. Als positiv inotrope Notfallmedikamente kommen nach wie vor auschließlich *Sympathikomimetika* zum Einsatz [6], (Tabelle 5). Während in der Reanimation des Katecholamin der 1. Wahl das Adrenalin ist, werden beim kardialen Pumpversagen durch akute Linksherzinsuffizienz praktisch ausschließlich Dobutamin und Dopamin eingesetzt. Dabei ist es unerheblich, ob das Pumpversagen durch Myokardinsuffizienz, einen Myokardinfarkt oder etwa durch einen Herzklappenfehler verursacht ist. Während das Dopamin sich neben seinen β-adrenergen und in höherer Dosierung auch sehr deutlichen α-stimulierenden Wirkung durch eine bereits in niedriger Dosis selektive Steigerung der Nierendurchblutung auszeichnet, hat das Dobutamin überwiegend β_1-stimulierende Wirkungen, die α-Stimulation tritt demgegenüber deutlich in den Hintergrund. Daraus resultiert als hämodynamischer Effekt für das Dopamin eine deutliche Kontraktilitätssteigerung mit Zunahme des Herzzeitvolumens bei gleichzeitiger Steigerung des Blutdrucks durch die periphere Vasokonstriktion. Die linksventrikulären Füllungsdrücke bleiben in der Regel im wesentlichen unverändert oder sinken nur geringfügig ab. Dobutamin steigert die Kontraktilität in ähnlichem Ausmaß, durch die gleichzeitige periphere mäßige Vasodilatation kommt es aber auf Kosten einer mäßigen Blutdrucksenkung zu einem stärkeren Anstieg des Herzzeitvolumens bei Abfall der linksventrikulären Füllungsdrücke. Aus diesem etwas unterschiedlichen Wirkprofil läßt sich insofern ein differentialtherapeutischer Einsatz der beiden Substanzen ableiten, als bei niedrigen Ausgangsdrücken von deutlich weniger als 100 mmHg systolisch vorwiegend Dopamin und bei nicht oder nur wenig erniedrigten Ausgangsdrücken vorwiegend Dobutamin eingesetzt wird. In der klinischen Routine ist diese differen-

Tabelle 5. Differentialtherapie mit Katecholaminen

---

1. *Adrenalin:* Substanz der Wahl vor, bei und nach Reanimation (unabhängig vom Rhythmus) erleichtert Defibrillation, kann Asystolie in therapierbares Flimmern überführen. Besonders glückliche Kombination von α u. β-Aktivität.
   Dosierung: iv: 0,2–1,0 mg intratracheal über Tubus: 0,4–2,0 mg. Wiederholung alle 5 min!

2. *Noradrenalin:* Überwiegende α-Aktivität, nur in seltenen Spezialfällen!

3. *Dopamin:* Substanz der Wahl zur Therapie der schwersten Herzinsuffizienz bzw. des kardiogenen Schocks.
   Wegen Kombination von α, β und dopaminergen Aktivitäten besonders bei RR syst. <90 mmHg dem Dobutamin vorzuziehen.
   Dosierung: 2–12 µg/kg/min. Indikator: RR

4. *Dobutamin:* Wegen der isolierten β_1-Aktivität pos. Inotropie mit Vasodilatation (Abfall des LVEDP); bes. geeignet bei RR syst. ≧90 mmHg.
   Dosierung: wie Dopamin

---

tielle Therapie häufig schwierig zu realisieren, insbesondere wenn blutige Druckmessung und Pulmonalarteriendruckmessung nicht vorliegen. Wir geben in unserer Klinik deshalb routinemäßig beide Substanzen kombiniert entweder im Verhältnis 1:1, oder eine geringe Dosis Dopamin (360 γ/min) plus Dobutamin bis zu 1200 γ/min. Die von einigen Autoren berichtete geringere Frequenzsteigerung und Arrhythmieneigung unter Dobutamin im Vergleich zum Dopamin ist nach unseren Erfahrungen eher von marginaler Bedeutung.

Ist das kardiale Pumpversagen durch Diuretika, Vasodilatatoren und Katecholamine nicht zu beherrschen, kann die intraaortale Gegenpulsation (IABP) eingesetzt werden [7, 8]. Diese Form der mechanischen Linksherzunterstützung ist in der Regel nur sinnvoll, wenn sie zur Überbrückung einer kritischen Kreislaufsituation bei therapierbarer Ursache des Herzversagens dient, d. h. wenn Interventionen z. B. zur Beseitigung einer Myokardischämie oder eines Herzklappenfehlers möglich sind. Schließen sich derartige Maßnahmen nicht an, ist durch die IABP in der Regel eine definitive Durchbrechung der Pumpinsuffizienz nicht zu erzielen. Als weitere apparative Möglichkeit steht bei Herzversagen mit Nierenversagen die Hämofiltration zur relativ einfachen und sehr effizienten Wasserelimination zur Verfügung.

Wird das linskventrikuläre Pumpversagen durch ein *Lungenödem* kompliziert (Tabelle 6), ist unabhängig von der Genese des Herzversagens neben der Sauerstoffinsufflation und der Aufrichtung des Oberkörpers die Morphin-Gabe von hohem therapeutischen Nutzen, weil durch das Morphin die Atemarbeit vermindert und die durch den erhöhten Sympathikostonus induzierte venöse und arterioläre Vasokonstriktion ver-

Tabelle 6. Therapeutisches Vorgehen beim Lungenödem

1. Sitzende Lagerung
2. Sedierung (10 mg Valium iv, 0,01 g Morphium iv)
3. Nitroglyzerin (0,8–3,2 mg sublingual nach Blutdruckhöhe) 0,8 mg alle 10 min bzw. Nitroglyzerin iv 1,5–6 mg/h
4. Furosemid 40–120 mg iv evtl. Dauerinfusion 10–40 mg/h
5. O$_2$-Nasensonde

6. Beatmung, evtl. peep.
7. Unblutiger Aderlaß (venöse Stauung der Unterextremitäten)
8. Blutiger Aderlaß (400–500 ml)
9. Dopamin-Dobutamininfusion 1:1 2–12 µg/kg/min
10. Natriumnitroprussid 15–50 µg/min

11. Hämofiltration
12. Digitalis bei Mitralstenose
13. JABP

Tabelle 7. Therapie der hypertensiven Krise

1. Nifedipinzerbeißkapseln
2. Verapamil 5 mg iv
3. NPN Infusion 15–100 µg/min

mindert wird. Tritt das Lungenödem als Komplikation einer *hypertensiven Krise* auf (Tabelle 7), ist die Therapie der 1. Wahl die Infusion von Natriumnitroprussid in ansteigender Dosierung beginnend mit 20 µg/min bis zum gewünschten Effekt. Steht eine Nitroprussidinfusion nicht zur Verfügung, ist häufig bereits die sublinguale Gabe von 10 mg Nifedipin oder die Injektion von 5 mg Verapamil intravenös ausreichend blutdrucksenkend wirksam.

Fibrinolytika beim kardialen Notfall (Tabelle 8)

Thrombotische Prozesse sind in einem hohen Prozentsatz die Ursache des kardialen Notfalls, nämlich die arterielle Koronarthrombose beim Myokardinfarkt, die Lungenembolie sowie als seltener kardialer Notfall die Thrombose künstlicher Herzklappen. Als medikamentöse Therapie der Wahl ist in diesen Fällen die fibrinolytische Behandlung in Form der intravenösen hochdosierten Kurzzeitlyse anzusehen [9]. Beim akuten Myokardinfarkt ist der Stellenwert einer solchen Therapie noch nicht eindeutig definiert, es ist jedoch bei sehr frischen Infarkten mit einer Symptomdauer von weniger als 2 h und einer ausgedehnten Ischämiezone (ST-Streckenhebungen in mehreren Ableitungen) von einer Früh-Reperfusion durch Fibrinolyse eine Begrenzung der endgültigen Infarktgröße so wahrscheinlich, daß eine fibrinolytische Therapie beim sehr frischen Myokardinfarkt angezeigt scheint (Tabelle 9). Auf die katheterabhängigen Behandlungsverfahren [10] (intrakoronare Lyse, Rekanalisation von Infarktgefäßen durch Ballondilatation) soll hier nicht eingegangen werden.

Für die intravenöse Kurzlyse stehen die Urokinase (2 Mio E im Bolus oder 1 Mio E im Bolus und 1 Mio E in den folgenden 30 min als Infusion) oder die Streptokinase (1,5 Mio E über 60 min als Infusion) zur Verfügung [11]. Im Gegensatz zu Urokinase sollte vor der Gabe von Streptokinase ein Glukokortikoid gegeben werden, um seltene allergische Reaktionen zu vermeiden.

Bei der massiven oder fulminanten Lungenembolie ist der therapeutische Nutzen der Fibrinolyse im Gegensatz zur Infarktbehandlung generell als erwiesen anzusehen [12]. Die notfallmäßige Fibrinolyse erfolgt in der gleichen Dosierung mit Urokinase

Tabelle 8. Fibrinolyse beim akuten Infarkt oder massiver bzw. fulminanter Lungenembolie

Urokinase:	1 000 000 IE als Bolus, dann
	1 000 000 IE über 30 min oder
	2 000 000 IE als Bolus
Streptokinase:	1 500 000 IE als Infusion über 60 min, vorher 250–500 mg Kortikoid iv

Tabelle 9. Richtlinien zur Thrombolyse beim akuten Infarkt

- nur „frische" Infarkte <2h(3h) Symptomatik
- nur große Infarkte
- so früh wie möglich therapieren (nicht auf Enzyme warten!)
- im Zweifel keine Lyse

oder Streptokinase wie oben für den akuten Infarkt angegeben. Da es sich bei der Lungenembolie um eine vitale Lyse-Indikation handelt, sind die Kontraindikationen (Blutungsmöglichkeiten jeder Genese) hier wesentlich weniger relevant als beim akuten Myokardinfarkt, wo der therapeutische Nutzen und damit die Risiko-Nutzen-Relation keineswegs so eindeutig sind wie bei der Lungenembolie.

Literatur

1. De Wood MA, Spores J, Notske R, Mouser LT, Burroughs R, Golden MS, Lang HT (1980) Prevalence of total coronary occlusion during the early hours of transmural myocardial infarction. N Eng J Med 303:897–902
2. Jaffe AS, Geltman EM, Tiefenbrunn AJ, Ambos HD, Strauss HD, Sobel BE, Roberts R (1983) Reduction of infarct site in patients with inferior infarction with intravenous glyceryl trimitrate. Br Heart J 49:452–460
3. Flaherty JT, Becker LC, Bulkley BH, Weiss JL, Gerstenblith G, Kallman CH, Silverman KJ, Wei JY, Pitt B, Weisfeldt ML (1983) A randomized prospektive trial of intravenous nitroglycerin in patients with acute myocardial infarction. Circulation 68:576–588
4. Chatterjee K, Parmley WW (1983) Vasodilator Therapy for acute myocardial infarction and chronic congestive heart failure. J Am Coll Cardiol 1:33–53
5. Kirk ES, Le Jemtel TH, Nelson GR, Sonnenblick EH (1978) Mechanisms of beneficial effects of vasodilators and inotropic stimulation in the experimental failing ischemie heart. Am J Med 65:189–196
6. Löllgen H, Meuret G, Just HJ, Wiemers K (1985) Sympathikominetika in der Notfall- und Intensivmedizin. Dtsch Ärztebl 25:1951–55
7. Downing TP, Miller DC, Stinson EB, Burton NA, Oyer PE, Reitz BA, Jamieson SW, Shumway NE (1981) Therapeutic efficacy of intraaortic balloon pump counterpulsation. Circulation 64:(suppl. II) 108–113
8. Tebbe U, Neuhaus KL (im Druck) Indikation und Ergebnisse der perkutanen intraaortalen Ballonpulsation. Intensivmedizin
9. Verstraete M (1985) Intravenous administration of a thrombolytic agent is the only realistic therapeutic approach in evoluing myocardial infarction. Europ Heart J 6, 586–593
10. Marder VJ, Francis CW (1984) Thrombolytic therapy for acute transmural Myocardial infarction. Am J Med 77, 921–928
11. Neuhaus KL, Tebbe U, Sauer G, et al (1983) High dose intravenous streptokinase in acute myocardial infarction. Clin Cardiol 6, 426–434
12. Tebbe U, Neuhaus KL (im Druck) Therapie der Lungenembolie. In: Kostering H (Hrsg) Prophylaxe und Therapie der Thromboembolien. Schattauer, Stuttgart

Sauerstoff als Medikament in der Notfallmedizin

W. Dick und B. Eberle

Hypoxie – Definition

Die Energiebereitstellung des Organismus erfolgt zum größten Teil durch aeroben Stoffwechsel. Bei Unterbrechung der kontinuierlichen O_2-Zufuhr ist eine Überbrükkung für sehr kurze Zeit möglich:

- durch Nutzung der geringen gespeicherten Sauerstoffreserven.
- durch Übergang auf den anaeroben Stoffwechsel, der mit 3,4% der normalen Energieausbeute nur wenig ergiebig ist.

Nach Nunn herrscht dann Hypoxie, wenn der aerobe Stoffwechsel in den Mitochondrien infolge Abfalls des pO_2 reduziert ist [10].

Diagnostik der Hypoxie in der Notfallmedizin

Therapieziel der Sauerstoffanwendung in der Notfallmedizin ist eine suffiziente Oxygenierung zumindest der vitalen Organsysteme. In der Intensivmedizin gebräuchliche Parameter stehen der Notfallmedizin bisher nicht zur Verfügung. Neue Methoden des Monitorings wie die Pulsoxymetrie, verbesserte transkutane oder konjuntivale Sauerstoffmeßmethoden sowie trockenchemische Schnelltests für Laktat könnten in Zukunft für die Notfallmedizin interessant werden.

Folglich ist für die Erkennung und Verlaufskontrolle einer Hypoxie in der Notfallmedizin der klinische Befund entscheidend.

Diagnostische Kriterien sind: die aktuelle Notfallsituation (Polytrauma, Koma, jede Störung der Vitalfunktionen), Schwitzen, Schläfrigkeit, Unruhe, Desorientiertheit, Dyspnoe, Zyanose, pathologische Atemtypen. Bei p_aO_2-Werten um 55 Torr treten zerebrale Einschränkungen auf, ab 30 mmHg Bewußtlosigkeit. Der Herzstillstand erfolgt bei p_aO_2-Werten unter 20, ohne daß die O_2-Speicher völlig entleert werden können (Rest ca. 700 ml O_2). Kompensatorisch zum p_aO_2-Abfall treten eine Erhöhung der Atemfrequenz und des Atemzeitvolumens, Luftnot, Tachykardie und Blutdruckanstieg sowie Arrhythmien auf. Die Tachykardie geht schließlich in die Bradykardie über. Bei alten Patienten können derartige Reaktionen abgeschwächt oder modifiziert sein, so daß Fehleinschätzungen resultieren.

Die Zyanose ist ein unzuverlässiges Symptom. Sie zeigt nur das Vorhandensein von mehr als 5 g Desoxy-Hb im Kapillarblut. Dies ist ein Absolutwert, unabhängig von der Form der Hypoxie.

Die Erfahrung des Notarztes ist ein kritisches Kriterium für die Entstehung oder Beseitigung einer Hypoxie. Ärzte in der Ausbildung unterliegen häufiger Fehleinschätzungen bei der Ersteinstellung des F_iO_2 am Respirator als erfahrene Kollegen. Sie neigen allerdings aus Vorsicht auch häufiger dazu, eine künstliche Beatmung mit einem F_2O_2 von 1,0 zu beginnen. Wenn daraus in der Intensivmedizin die Schlußfolgerung gezogen wird, jeden erwachsenen Respiratorpatienten initial mit einem F_iO_2 von 1,0 zu beatmen, so gilt diese Prämisse um so mehr für den Notfallpatienten [2].

Möglichkeiten der *Verbesserung der Gewebsoxygenierung* in der Notfallmedizin:

- Verbesserung des O_2-Angebotes,
- Verbesserung des O_2-Transportes,
- Verringerung des Sauerstoffbedarfs.

Eine Steigerung des Sauerstoffangebotes ist erreichbar durch Anreicherung der Inspirationsluft und damit Aufsättigung der Sauerstoffspeicher des Organismus.

Die technischen Möglichkeiten der Verbesserung des Sauerstoffangebotes bestehen in
- der Sauerstoffbrille,
- dem Nasopharyngealkatheter,
- der Nasensonde,
- der Gesichtsmaske mit und ohne Reservoir,
- High-flow-Systemen,
- halboffenen, halbgeschlossenen Systemen sowie assistierter oder kontrollierter Beatmung.

Die Anreicherung der Inspirationsluft mit Sauerstoff hat für die Sauerstoffspeicher folgende Konsequenz: der intrapulmonale Sauerstoffvorrat steigt von 370 auf 2350 ml, also auf das 6fache.

Bei normalen Sauerstoffspeichern beträgt die Erschöpfungszeit dieser Reserven ca. 5 min bei einem Ruheverbrauch von 250 ml/min. Tatsächlich liegt ein solcher Ruheverbrauch nicht vor, da ein erhöhter Sympathikustonus mit gesteigertem O_2-Verbrauch besteht, aber auch Regulationsmechanismen einsetzen, die die Hypoxietoleranz verlängern (HZV-Steigerung, Verschiebung der O_2-Bindungskurve etc.). Am Ort der Sauerstoffutilisation in den Mitochondrien herrschen jedoch andererseits schon anaerobe Verhältnisse, wenn die Sauerstoffspeicher noch teilweise gefüllt sind. Zudem sind nicht alle Speicher für den Gesamtorganismus verfügbar.

Die Vergrößerung der Sauerstoffspeicher durch Anreicherung der Inspirationsluft mit Sauerstoff gewährt also Sicherheitsreserven. Daraus ergeben sich folgende *Indikationen* zur *Anreicherung der Inspirationsluft mit Sauerstoff:*
- erniedrigter Sauerstoffanteil in der atmosphärischen Luft (Höhenatmung, Höhenlungenödem, Bergunfälle, Kabinendruckabfälle, Notfälle bei Flugreisen, Fremdgasertrinken),
- Störung von Atemantrieb und -regulation,
- prophylaktisch bei Gefahr einer plötzlichen Störung der Sauerstoffaufnahme und des Transportes (drohender Atemstillstand, Gefahr des Pneumothorax, Bronchospasmus, drohender Herz-Kreislauf-Stillstand).

Begrenzungen der Wirksamkeit der inspiratorischen Sauerstoffanwendung

1. *Unzureichende alveoläre Ventilation:* Die Sauerstoffapplikation wird hier nur eine ergänzende Maßnahme sein.
2. *Störung der Sauerstoffdiffusion:* Derartige Hypoxämien sind immer durch eine Erhöhung des F_iO_2 zu verbessern.
3. *Unzureichende Perfusion, insbesondere Ventilationsperfusionsstörungen:* Die Sauerstoffzufuhr verbessert die Hypoxämie bis auf den wahren Shunt (Perfusion überhaupt nicht ventilierter Alveolen).
   Zur Erhaltung eines p_aO_2 von 100 Torr genügt bei einem Shunt von bis zu 2% Raumluft, bei einem Shunt von 10% ein F_iO_2 von 0,3, bei 20% 0,6, bei 30% 1,0 [10]. Mehr als 30% Shunt können selbst durch 100% Sauerstoff bei Normaldruck nicht kompensiert werden.
4. *Eingeschränktes Herzzeitvolumen und eingeschränkte Sauerstofftransportkapazität:* Die noch mit dem Leben vereinbare Untergrenze der Anämie liegt bei etwa 5–6 g % Hb. Eine Erhöhung des F_iO_2 bei schon gesättigtem Hb bewirkt nur eine Steigerung des physikalisch-gelösten Sauerstoffgehaltes von 0,29 auf 2 Vol.-%. Hier kann O_2-Zufuhr also wiederum nur flankierende Maßnahme sein. Eine Ausnahme davon bildet die CO-Intoxikation. Durch maximale Sauerstoffpartialdrücke kann die CO-Hb-Bindung rückgängig gemacht werden. Beim F_iO_2 von 1 vermindert sich die Halbwertszeit von CO-Hb von 320 min auf 60–80 min.
   Bei schwerer Methämoglobinämie kann O_2-Zufuhr hingegen nur als Überbrückung zur vollen Sauerstoffsättigung des noch aktiven Hämoglobins dienen.

Verbesserung des O_2-Angebotes

Für die Notfallmedizin ergibt sich lediglich die Ausnuztung einer leichten Azidose. Überschießende iatrogene Alkalisierungen hingegen verschlechtern immer die Gewebsoxygenierung. Ohne Blutgaskontrolle ist deshalb eher eine leichte Azidose unter Sauerstoffgabe vorzuziehen. Hyperventilation mit Hypokapnie verschlechertet die Sauerstoffabgabe und führt zu unerwünschter Vasokontriktion der Hirngefäße. Untersuchungen bei reanimierten Patienten, die bei Klinikaufnahme hypokapnisch waren, haben signifikant schlechtere Langzeitüberlebensraten ergeben als bei leicht azidotischen Patienten [12].

Senkung des O_2-Verbrauchs

Der Sauerstoffverbrauch des Notfallpatienten läßt sich durch flankierende Maßnahmen senken:

- psychische Führung und Beruhigung des Patienten;
- Lagerung, Ruhigstellung, schonender Transport;
- Sedierung, Analgesie, vegetative Blockade;

- Minderung der Atemarbeit (Bronchodilatation, Diurese, CPAP, assistierte kontrollierte Beatmung);
- Temperaturregulation (Minderung des Muskelzitterns, Kühlung);
- Relaxierung;
- Antihypertension, Herzfrequenzsenkung, antiarrhythmische Therapie;
- negative oder positive Inotropie;
- hirnprotektive Maßnahmen.

Pathophysiologische Konsequenzen der Sauerstofftherapie mit Relevanz für die notfallmedizinische Anwendung

1. Liegt z. B. bei Barbiturat- oder Opiatintoxikation eine schwere Hypoxie ohne Reaktion auf den erhöhten pCO_2 vor, so kann die Anhebung des p_aO_2 einen kompletten Atemstillstand hervorrufen. Die vorherige Übernahme der Atemfunktion durch künstliche Beatmung schließt eine solche Therapiefolge aus.
2. Bei chronisch respiratorischer Globalinsuffizienz mit erhöhtem p_aCO_2 und hypoxischem Atemstimulus bewirkt eine F_iO_2-Erhöhung während der akuten Exazerbation in den ersten 15 min der O_2-Gabe eine Abnahme der Ventilation und eine Rückkehr bis auf den Ausgangswert nach dieser Zeit [1]. Innerhalb dieses Zeitraums steigen die p_aCO_2-Werte leicht an.
Der Effekt der beginnenden CO_2-Narkose setzt erst 15 min später ein [3], er wird in seiner Gefährlichkeit überschätzt. Gefahr droht nur bei fortgeschrittener chronischer CO_2-Retention. Atemdepression tritt, wenn überhaupt, erst auf, wenn die initiale Sauerstoffsättigung unter 90% fällt und der zugeführte Sauerstoff zur Anhebung des p_aO_2 über 60 Torr führt. Niemals darf im Notfall aus diesen Überlegungen heraus ein Patient hypoxisch bleiben.
3. Bei vorbestehenden Ventilations-Perfusionsstörungen mit hypoxischer pulmonaler Vasokonstriktion im minderbelüfteten Areal wird diese durch Sauerstoffatmung aufgehoben. Nach Unterbrechung der Sauerstoffzufuhr resultiert daraus eine erhöhte Shuntfraktion. Die p_aO_2-Werte können sich gegenüber den Werten vor Therapiebeginn verschlechtern.
4. Das Problem der Resorptionsatelektasen bei reiner Sauerstoffatmung ist in der Notfallmedizin vernachlässigbar, da Resorptionsatelektasen erst nach einem Zeitraum entstehen, der die Einsatzdauer in der Notfallmedizin meist überschreitet.
5. Eine Abschwächung der hypoxischen pulmonalen Vasokonstriktion mit erhöhter Shuntperfusion bei Ventilations-Perfusionsverteilungsstörung tritt ferner auf unter Einsatz von Dopamin, Nitroglycerin oder Natriumnitroprussid sowie Beta-2-sympathikomimetischen Bronchodilatatoren. Dadurch kann die Sauerstoffsättigung bis unter 90% abfallen. Bei der Inhalation sympathikomimetischer Broncholytika, bei der Anwendung von Dopamin oder Dolutamin sowie unter der Applikation von Nitroglycerin sollte prophylaktisch Sauerstoff verabreicht werden.
6. Fragliche Reaktionen auf eine eventuell entstehende Hyperoxie geben immer wieder Anlaß zu Bedenken beim Einsatz von Sauerstoff bei der Angina pectoris, beim akuten Myokardinfarkt oder bei zerebralen Affektionen. Prinzipiell kann Hyperoxie eine Vasokonstriktion der zerebralen koronaren und pulmonal-arteriellen Ge-

fäßbahn hervorrufen [5]. Bisher existieren jedoch keine kontrollierten Studien zur Wirksamkeit von O_2 beim Angina pectoris-Anfall.

An Argumenten gegen die Sauerstoffapplikation werden vorgebracht
– die Vasokonstriktion mit Zunahme des systemischen Gefäßwiderstandes ab einer Sättigung von 90%,
– erhöhte koronarvenöse Laktatspiegel bei Inhalation von reinem Sauerstoff,
– zerebrale, retinale und koronare Vasokonstriktion bei hohem F_iO_2.

In einer kontrollierten Studie an komplikationslosen akuten Myokardinfarkten ergaben sich keinerlei Vorteile einer routinemäßigen Sauerstoffanwendung hinsichtlich Mortalität, Arrhythmien, Analgetikaverbrauch oder Kontraktilitätsparametern. Die O_2-Gruppe wies zwar höhere p_aO_2-Werte, aber auch höhere GOT-Werte und häufigere Sinustachykardien auf [11].
Andere Studien haben demonstriert (tierexperimentell und klinisch), daß sich durch Inhalation von 40% Sauerstoff eine Reduktion der elektrokardiographischen Infarktzone erreichen läßt, ohne daß Puls- oder Blutdruckanstiege resultieren [9]. Nach Absetzern der Sauerstofftherapie trat eine Zunahme des Ischämieschadens auf [8].
Die „National Conference on Oxygen Therapie" hat daraus die Schlußfolgerung gezogen, beim unkomplizierten Myokardinfakrt Sauerstoff bis zu einem F_iO_2 von 0,4 zu applizieren, um eine Hypoxie zu vermeiden. Unbestritten ist selbstverständlich die Applikation von reinem Sauerstoff bei einem Myokardinfarkt mit hämodynamischen Komplikationen wie Herzinsuffizienz, Lungenödem und kardiogenem Schock [6].

7. Am gesunden Hirn reduziert ein F_iO_2 von 1,0 den zerebralen Blutfluß infolge einer Vasokonstriktion. Diese vasokonstriktorische Antwort ist aufgehoben im Alter sowie in akut oder chronisch infarzierten Hirnarealen. Dies stellt ein theoretisches Argument für die Sauerstoffapplikation beim apoplektischen Insult dar.
Eine weitere Unterstützung dieser Indikation ist die bei akut hemiplegischen Patienten auftretende, oft diskrete Dysfunktion der Atemmuskulatur mit Hypoventilation und erhöhtem Shuntvolumen.
Im epileptischen Anfall nimmt der Energieverbrauch des Gehirns für erhöhte elektrische Aktivität auf das 10- bis 50fache der Norm zu, die Hirnperfusion um ca. 60%. Die Sauerstoffaufnahme steigt auf das Doppelte. Reichen die vorhandenen Energievorräte nicht mehr zur Aufrechterhaltung der tonischen Krampfphase aus, so kommt es zur Unterbrechung der Entladungen. Die klonische Phase erschöpft sich schließlich in der Hypoxie. Vielfach wird daher empfohlen, im Krampfanfall keinen Sauerstoff zuzuführen, um nicht den Anfall zu prolongieren. Dies gelingt im Tierexperiement durch Sauerstoff- und Adrenalingabe über Stunden.

8. Umgekehrt ist zur Prophylaxe des posttraumatischen Lungenversagens offenbar eine optimale Oxygenierung in den ersten Stunden nach dem Trauma von großer Bedeutung, da durch Hypoxie das Prostaglandin-produzierende System der Lunge aktiviert wird [7].

Nebenwirkungen und Risiken der Sauerstoffanwendung

Solche ergeben sich aus den physikalischen Eigenschaften sowie zytotoxischen Wirkungen des molekularen Sauerstoffs.

Risiken aus den physikalischen Eigenschaften des medizinischen Sauerstoffs sind Explosionsgefahr, ungenügend angefeuchteter Sauerstoff mit Schleimhautaustrocknung und Irritation, Schleimhautverletzungen und Hautemphysem, Rückatemprobleme.

Nebenwirkungen aus den molekularen Eigenschaften des Sauerstoffs sind mit einer Ausnahme für die notfallmedizinische Anwendung nicht relevant. Diese Ausnahme bezieht sich auf Vergiftungen mit Dipyridinium (Paraquat). Dieses entfaltet im Vergiftungsfall seine toxische Wirkung aufgrund einer Bildung zytotoxischer Peroxide in sauerstoffreichen und stoffwechselaktiven Organen. Eine irreversible Schädigung des Lungenparenchyms durch sauerstoffabhängige Reaktionen führt zu einer prognostisch sehr ungünstigen Form des ARDS. Es wird daher empfohlen, den p_aO_2 durch Erhöhung des inspiratorischen Stickstoffanteils unter 70 Torr zu halten [4].

Zusammenfassend sollten diese unvollständigen und teilweise kontroversen Erörterungen dazu dienen, auf den überwiegenden Nutzen des Medikamentes Sauerstoff in der Notfallmedizin hinzuweisen und vor einer überängstlichen und unkritischen Restriktion der Sauerstoffanwendung – wie er häufig im internistischen Bereich erkennbar wird – zu warnen. Niemals darf ein Notfallpatient aus Furcht vor einer Hyperoxie der Gefahr einer Hypoxie ausgesetzt werden. Nur bei wenigen Notfallpatienten wird wegen spezieller Randbedingungen die Sauerstoffzufuhr kontraindiziert sein. Diese Überlegungen sollten aber auch dazu anregen, sich die Wirkungsweise und den Stellenwert der Sauerstofftherapie im konkreten Notfall zu vergegenwärtigen.

Literatur

1. Aubier H, Murciano D, Milic-Emili J, Touaty E, Daghfous J, Pariente R, Derenne JS (1980) Effects of the administration of O_2 on Ventilation and blood gases in patients with chronic obstructive disease during acute respiratory failure. Am Rev Resp Dis 122:747
2. Daigelman W, Bellin SJ, Pearce L, Lilly K, Cupples LA (1984) Relation of inspired oxygen fraction to hypoxemia in mechanically ventilated adults. Crit Care Med 12:486
3. Bone RC, Pierce AK, Johnson RL Jr (1978) Controlled oxygen administration in acute respiratory failure in chronic obstructive pulmonary disease. Am J Med 65:896
4. Douze JM, Dijk A, Gimbré JS, v. Heigst AN, Maes R, Rauws AG (1974) Intensive after paraquat intoxication. Intensivmedizin 11:241
5. Eggers GWN Jr, Paley HN, Leonard JJ, Warren JV 61962) Hemodynamic responses to oxygen breathing in man. J Appl Physiol 17 (1):75
6. Fulmer JD, Snider GL (1984) ACCP-NHLBI National Conference on Oxygen Therapy. Chest 86 (2):234
7. Goetz A, Contzen P, Brendel W (1984) Prostaglandinfreisetzung aus der Lunge durch alveoläre Hypoxie. Anaesthesist 33:486 P39
8. Madias JE, Madias NE, Hood WB Jr (1976) Precordial ST-segment mapping II: Effects of oxygen inhalation on ischemic injury in patients with acute myocardal infarction. Circulation 53:411
9. Maroko PR, Radvany P, Braunwald E, Hale SL (1975) Reduction of infarct size by oxygen inhalation following acute coronary occlusion. Circulation 52:360

10. Nunn JF (1977) Applied REspiratory Physiology. 2nd ed Butterworths, London Boston. Reprinted 1981 p 414
11. Rawles JM, Kenmure ACF (1976) Controlled trial of oxygen in uncomplicated myocardial infarction. Br Med J 1:1121
12. Suljaga-Pechtel K, Goldberg E, Strickon P et al (1984) Cardiopulmonary resuscitation in a hospitalized population: Prospective study of factors associated with outcome. Resuscitation 12:77

Organisationsstrukturen in der Notfallmedizin

B. Gorgaß

Aufgabenstellung der Notfallmedizin

Notfallmedizin bedeutet, daß unter erschwerten Bedingungen mit einer begrenzten Ausstattung an Geräten und Medikamenten, insbesondere eingeschränkten Möglichkeiten der Diagnostik, ein breites Spektrum von Notfällen kurzfristig zu analysieren und zu versorgen ist, um ein Überleben zu sichern.

In ost- und westeuropäischen Ländern, in denen seit Jahren eine Reorganisation der Rettungsdienste betrieben wird, gilt heute die unbestrittene Grundforderung, daß akut lebensbedrohte Kranke und Verletzte – wir definieren sie als Notfallpatienten – bereits am Notfallort möglichst durch einen Notarzt, zumindest aber durch speziell ausgebildete Rettungssanitäter versorgt werden sollen. In Regionen, in denen in der Regel nur Sanitätspersonal zur Erstversorgung und zur Durchführung des Transportes akut lebensbedrohter Patienten in die Klinik verfügbar ist, können aber die modernen, z.T. invasiven therapeutischen Möglichkeiten zur Sicherung und Wiederherstellung vitaler Funktionen nicht bzw. nur in engster Begrenzung angewendet werden.

Prinzip der notärztlichen Versorgung

„Fliegende Ambulanzen", die Larrey im Winterfeldzug Napoleons in Rußland einsetzte, erfüllten bereits notfallmedizinische Aufgaben.

Die Grafen Wilczek, Lamezan und Freiherr Jaromir von Mundy gründeten 1881, einen Tag nach dem Brand des Ringtheaters, die „Wiener freiwillige Rettungs-Gesellschaft", die bereits ab 1885 zur aktiven Dienstleistung bei großen Unfällen ausschließlich Mediziner in ihre Gesellschaft aufnahm und zum Unfall- oder Katastrophenort entsandte.

Kirschner hat 1938 die Zielsetzung mit seiner bekannten Forderung präzisiert: „Nicht der schwerverletzte Patient muß so schnell wie möglich zum Arzt, sondern der Arzt zum Patienten, da die akute Lebensgefahr in zeitlicher Nähe zum Unfallort am größten ist". Operationen im präklinischen Bereich sind zwar absolute Ausnahme, trotzdem gingen von diesem Konzept positive Impulse aus.

K. A. Bauer griff 1953 diese Gedanken mit dem Konzept des Klinomobils auf, weil er davon ausging, daß Verletzte so schnell wie möglich operiert werden müssen, um eine Stabilisierung zu erreichen.

Begriffsbestimmungen

Bevor verschiedene Modelle des Notarzteinsatzes gegeneinander abgewogen werden, sollen – um Mißverständnisse sicher auszuschließen – wichtige Einzelkomponenten des komplexen Systems definiert werden.

Der Notarzt: Der Notarzt ist ein Arzt mit einer spezifischen, modernen, notfallmedizinischen Ausbildung. Der jeweils diensthabende Notarzt ist organisatorisch in den örtlichen Rettungsdienst eingebunden. Er steht innerhalb von 1–2 min für den Einsatz zur Verfügung. Zusammen mit Rettungssanitätern wird er bereits am Notfallort „als verlängerter oder vorverlagerter Arm der Klinik" tätig. Zentrale Aufgabe ist die überbrückende Sicherung der Vitalfunktionen bis zur klinischen Versorgung und Intensivtherapie.

Rettungswagen (RTW): In Anlehnung an die Deutsche Norm (DIN 75080) läßt sich der Rettungswagen als ein Fahrzeug beschreiben, das von der Kabinengröße und von der medizinisch-apparativen Seite alle Voraussetzungen bietet, die im präklinischen Bereich durchführbaren Maßnahmen „zum Herstellen und Aufrechterhalten der Transportfähigkeit von Notfallpatienten vor und während des Transportes" durchzuführen.

Krankenwagen (KTW): Krankenwagen, in der Regel kleinere, auf PKW-Fahrgestellen aufgebaute Fahrzeuge, sind hinsichtlich ihrer Kabinengröße und ihrer Ausstattung „grundsätzlich für den Transport von Nicht-Notfallpatienten bestimmt" (DIN 75080). Sie werden in diesem Referat nur erwähnt, um Verwechslungen mit Rettungswagen zu vermeiden.

Notarztwagen (NAW): Jeder der zuvor beschriebenen Rettungswagen wird durch Hinzusteigen eines Notarztes zum Notarztwagen.

Notarzteinsatzfahrzeug (NEF): Das Notarzteinsatzfahrzeug ist ein Spezialfahrzeug für den Rettungsdienst, das sich zum Antransport des Notarztes an den Notfallort eignet und die medizinisch-technischen Möglichkeiten einer Primärversorgung von Notfallpatienten bietet.

Während die medizinische Ausstattung in einer Deutschen Norm (DIN 75079) im wesentlichen festgeschrieben ist, hängen die Typenauswahl oder die Geländegängigkeit von geschmacklichen und örtlichen Gegebenheiten ab. Ein deutlicher Trend geht weg von reinen PKWs zu T-Modellen mit hinterer Ladeklappe.

Einsatztaktik

Folgende Einsatzformen des modernen Rettungsdienstes sind zu unterscheiden (Abb. 1):

Primäreinsatz: Alarmfahrt (oder schneller Hinflug) zum Notfallort, Versorgung des Patienten und ggf. Transport in ein geeignetes Krankenhaus. Primäreinsätze sind stets dringlich, da – per definitionem – akute Lebensgefahr zu unterstellen ist.

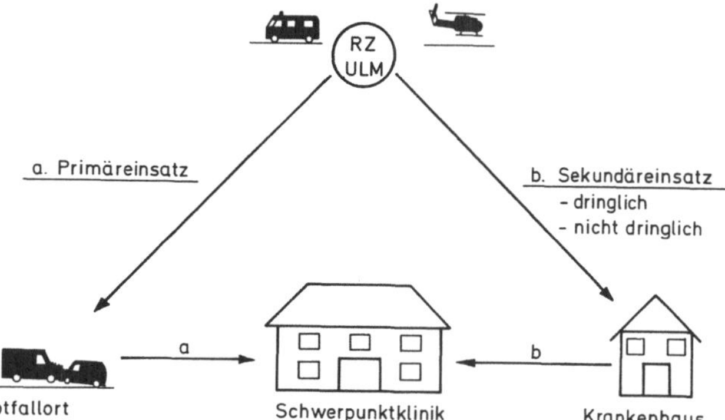

Abb. 1. Einsatzformen

Sekundäreinsatz. Als Sekundäreinsatz bezeichnet man den Transport eines Notfallpatienten aus einem Krankenhaus, dessen Kapazität für die Versorgung nicht ausreicht, in eine Klinik, die für die Endbehandlung medizinisch, personell und organisatorisch genügend ausgerüstet ist.

Dringlich heißt in diesem Zusammenhang, daß weiterhin akute Lebensgefahr besteht und die ganze Einsatzabwicklung mit der gleichen Schnelligkeit wie bei Primäreinsätzen stattfinden muß. Häufig sind Schädelverletzungen, die nur in einer neurochirurgischen Klinik, oder schwere Störungen der Atmung, die nur auf großen Intensivstationen mit Langzeitbeatmungsmöglichkeiten behandelt werden können, die Ursache für diese dringlichen Sekundäreinsätze.

Nicht dringlicher Sekundäreinsatz heißt, der Transport in eine Spezialklinik ist zur definitiven Behandlung erforderlich, es besteht aber keine akute Lebensgefahr.

Auswahlkriterien für bodengebundene Fahrzeuge oder RTH zum Antransport des Notarztes: Ob für Primär- und Sekundäreinsätze bodengebundene Fahrzeuge oder Hubschrauber eingesetzt werden, hängt – Sichtflugbedingungen vorausgesetzt – entscheidend von den zu überbrückenden Entfernungen und den Straßenbedingungen ab.

Systeme des Notarzteinsatzes

Während in unserem Lande die Luftrettung mit Hubschraubern – mittlerweile flächendeckend – recht einheitlich praktiziert wird, lassen sich die verschiedenen Organisationsmodelle des bodengebundenen Notarzteinsatzes in zwei Grundsysteme einordnen: Das Stationssystem und das Rendezvoussystem.

Bodengebundener Notarzteinsatz

1. Klinikgebundener Notarztwagen als Urform des Stationssystems (Abb. 2): Die Leitstelle gibt den einlaufenden Notruf an den in der Klinik tätigen Notarzt und an die im Ambulanzbereich eingesetzten Rettungssanitäter weiter. Das Team erreicht gemeinsam den Notfallort, versorgt gemeinsam den Notfallpatienten und fährt gemeinsam zur Klinik zurück.

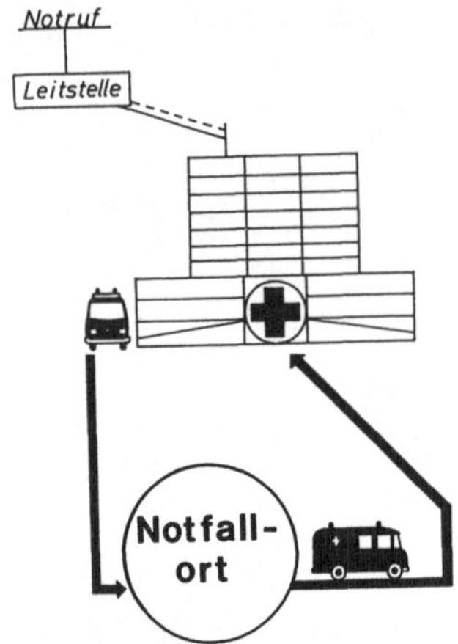

Abb. 2. Klinikgebundener Notarztwagen

Vorteile: Die Rettungssanitäter arbeiten zu Ausbildungs- und Fortbildungszwecken in der Klinik, das Team ist aufeinander eingestellt und erreicht anschließend gemeinsam den Notfallort.

Wegen der engen Zusammenarbeit sind nach dem Einsatzende Analysen des Geschehens, Besprechungen möglicher Fehler und Komplikationen sowie Verbesserungen der medizinischen Ausrüstung durchführbar.

Diese Möglichkeit der abschließenden Einsatzanalyse ist für Notärzte und Rettungssanitäter von hohem Wert.

Nachteile: Der Notarzt ist während der gesamten Einsatzzeit – auch bei Fehleinsätzen – an diesen Einsatz und dieses Fahrzeug gebunden.

Zur Erläuterung dieses Systems soll eine Zeittabelle des Rettungszentrums Ulm dargestellt werden:

Zeitlicher Einsatzablauf NAW
- Primäreinsatz   n = 5961
- Ausrückzeit   1,2 min
- Fahrtdauer zum Notfallort   6,3 min
- Behandlungszeit am Notfallort   13,7 min
- Fahrtdauer zur Klinik   8,5 min
- Durchschnittliche Einsatzdauer   42,2 min
- R Z Ulm   Stand: 30. 9. 1976

Diese Zeittabelle verdeutlicht die Einsatz- und Behandlungsprinzipien des Notarztdienstes. Zwischen Eingang der Notfallmeldung und dem Start des Notarztwagens mit voller Besatzung vergehen im Durchschnitt weniger als 1,2 min. Die Fahrt zum Notfallort erfolgt so schnell wie möglich unter Einsatz der Sondersignale. Am Notfallort werden die Elementardiagnostik und die Elementartherapie durchgeführt. Hervorzuheben ist die durchschnittliche Behandlungszeit von ca. 14 min am Notfallort. Erst nach Stabilisierung der Vitalfunktionen beginnt der schonende Kliniktransport, in der Regel mit Normalgeschwindigkeit. Eine schnelle Rückfahrt zur Klinik ist nur in wenigen Fällen (weniger als 5%, z.B. bei schweren inneren Blutungen) erforderlich.

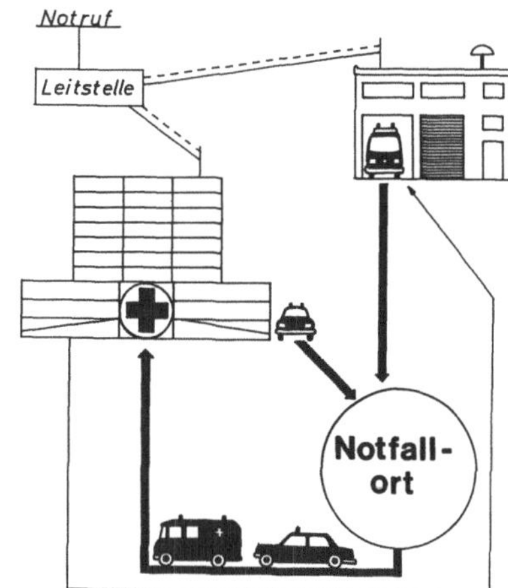

Abb. 3. Rendezvoussystem Klinik/Rettungs-Feuerwache

2. Rendezvoussystem zwischen Klinik und Rettungswache (Abb. 3): Der bei der Leitstelle eingehende Notruf wird an den Kliniknotarzt und an die Rettungs- oder die Feuerwache, da, wo Feuerwehren auch den Medizinischen Rettungsdienst betreiben, weitergegeben. Zwei Fahrzeuge fahren zum Notfallort, das Notarzteinsatzfahrzeug von der Klinik, der Rettungswagen von der Rettungswache. Nach der Patientenversorgung begleitet der Notarzt je nach Ausmaß der Stabilisierung der Vitalfunktionen den Patienten zur Klinik. Arztbegleitung ist nach unseren Erfahrungen bei ca. 50% aller Einsätze unbedingt erforderlich. Bei nicht indizierten Alarmierungen bzw. nach Beseitigung der Lebensbedrohung steht der Notarzt ggf. sofort wieder für weitere Einsätze zur Verfügung.

Vorteile: Diese Verfügbarkeit ist der entscheidende Vorteil dieses Systems, da ein Notarzt den geographischen Bereich mehrerer Rettungswachen betreuen bzw. relativ kurzfristig in mehreren Rettungswagen arbeiten kann oder aber schnell zur Klinik zurückkehrt. Damit läßt sich eine erhebliche Zeitersparnis erzielen, die sich im ökonomischen Bereich niederschlägt.

Nachteile: Relativ hoher personeller Aufwand, denn es müssen stets zwei Fahrzeuge mit Fahrern besetzt sein.

3. Stationierung des Notarzteinsatzfahrzeuges und des Rettungswagens an der Klinik (Abb. 4): Wenn ein Notruf in der Klinik eingeht, fährt das schnellere, leichtere Notarzteinsatzfahrzeug mit dem Notarzt zum Notfallort, der für den Transport des Patienten vorgesehene Rettungswagen folgt nach.

Vorteile: Nach der Versorgung der Patienten kann der Notarzt weitere Einsätze übernehmen, während der Rettungswagen den stabilisierten Patienten in die Klinik transportiert.

Nachteile: Relativ hoher personeller Aufwand, es müssen auch hier stets zwei Fahrzeuge mit Fahrern besetzt sein.

4. Stationierung von Notarzteinsatzfahrzeug und Rettungswagen an der Rettungswache (Abb. 5): Der Klinikarzt wird für den Tag, an dem er Notarztdienst übernimmt, zur

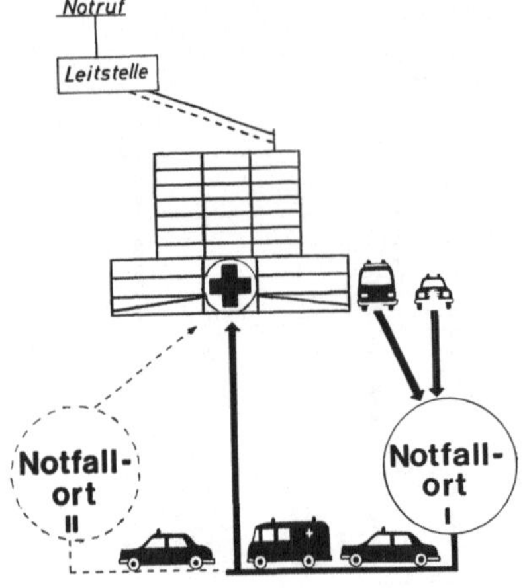

Abb. 4. Stationierung von NEF und RTW an der Klinik

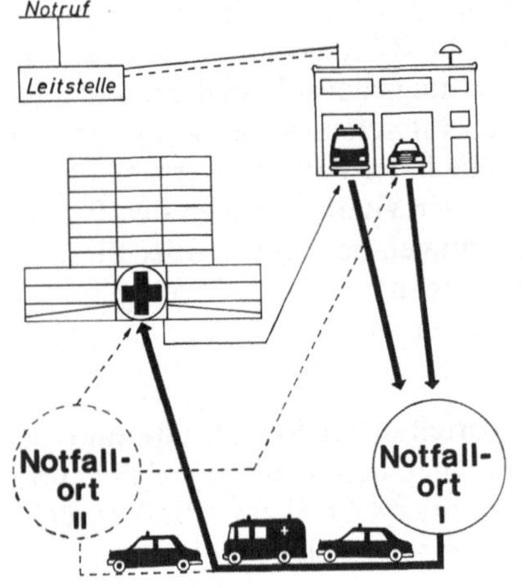

Abb. 5. Stationierung von NEF und RTW an der Feuerwache

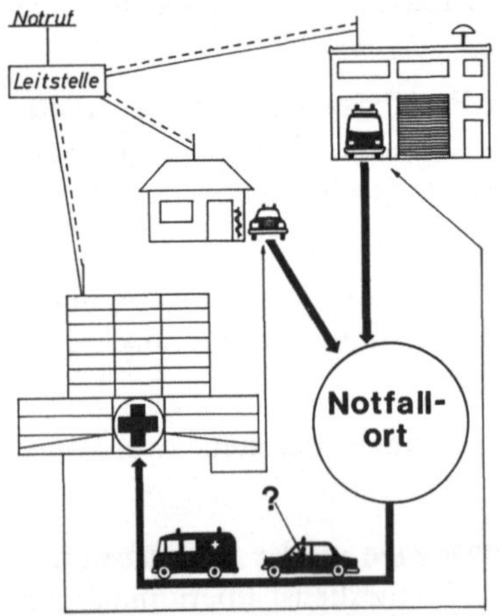

Abb. 6. Rendezvoussystem praktischer Arzt/Rettungs-Feuerwache

Rettungs- oder Feuerwache delegiert. Bei Einsätzen rückt er zusammen mit der Rettungsmannschaft in ein oder zwei Fahrzeugen aus. Dieses Verfahren ist nur dann gerechtfertigt, wenn üblicherweise eine sehr hohe Einsatzfrequenz (mehr als 15 Einsätze pro 24 h) zu erwarten ist.

Vorteile: Wegen der kurzen Alarmierungswege über Lautsprecher ist ein schnelles Ausrücken der Einsatzfahrzeuge gewährleistet. Der Arzt kann in der einsatzfreien Zeit mit den Rettungssanitätern eine Fortbildung betreiben, abschließende Einsatzbesprechungen und Methodenkritik sind durchführbar.

Nachteile: Sanitäter und Arzt stehen auch in der Zeit zwischen den Einsätzen der Klinik nicht zur Verfügung.

Die Möglichkeit zum Erlernen und praktischen Üben notfallmedizinischer Verfahren am Patienten unter den Ruhebedingungen der Klinik und unter Anleitung und Aufsicht des erfahrenen klinischen Personals bleibt ungenutzt.

5. Rendezvoussystem zwischen praktischem Arzt und Rettungswache (Abb. 6): Ein weiteres Modell des Notarzteinsatzes, das bereits heute in Österreich vergleichsweise häufig praktiziert wird, wird in Zukunft auch in der Bundesrepublik Deutschland an Bedeutung gewinnen, wenn es darum geht, das Notarztsystem in ländlichen Regionen zu etablieren. Hier wird man in vielen Fällen auf die Anbindung an ein Krankenkaus verzichten müssen, da die Krankenhausdichte z.T. zu gering ist. Voraussetzung für die Beteiligung niedergelassener Ärzte im Notarztsystem: Engagement und die Bereitschaft, den täglichen Praxisbetrieb notfalls zu unterbrechen sowie notfallmedizinische Qualifikation.

Diese letztlich entscheidende Voraussetzung ist dann gegeben, wenn der praktische Arzt während seiner klinischen Ausbildung die notfallmedizinischen Verfahren erlernen konnte.

Der Notruf wird von der Leitstelle zum praktischen Arzt und zur Rettungswache weitergeleitet. Der niedergelassene Kollege fährt zum Notfallort, gleichzeitig rückt der Rettungswagen aus.

Vorteile: Sicherung der eingangs dargestellten Grundforderung des modernen Rettungsdienstes nach notärztlicher Versorgung in Gegenden, in denen die zuvor geschilderten Verfahren nicht anwendbar sind.

Nachteile: Zum Teil häufige Unterbrechung des täglichen Routinebetriebes in der Praxis. Wenn Arztbegleitung des Patienten im Rettungswagen erforderlich ist, wird nicht immer ein Rettungssanitäter oder Polizist bereit bzw. verfügbar sein, um den PKW des Arztes zur Klinik nachzuführen.

6. Der Notarzt im Rettungshubschrauber (Abb. 7): Die Hubschrauber des medizinischen Rettungsdienstes in der Bundesrepublik Deutschland sind immer mit einem Notarzt besetzt. Daher sind Hubschrauber, Pilot und Sanitäter während der Einsatzzeit in der Regel an der Klinik stationiert. Die Klinik stellt einen geeigneten Notarzt.

Vorteile: Die Vorteile des Hubschraubers treten besonders dann zutage, wenn Arzt und Sanitäter über relativ große Distanzen zum Notfallort geflogen werden und der Patient ggf. wiederum über größere Distanzen direkt in die geeignete Klinik transportiert werden muß.

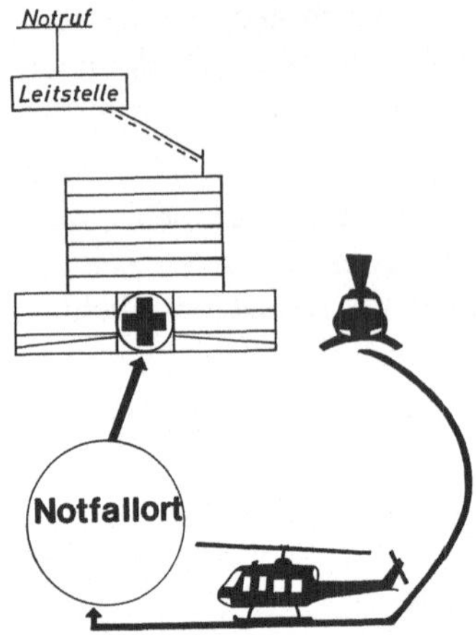

Abb. 7. Stationierung des RTH an der Klinik

Häufig wird die Auffassung vertreten, Rettungshubschrauber in der Bundesrepublik hätten schlechthin die Aufgabe, Primäreinsätze zu fliegen, wobei der Antransport des Notarztes zum Notfallort die entscheidende Funktion sei. Dabei wird der Sekundäreinsatz in seiner Wertigkeit an letzter Stelle eingestuft.

Wir halten diese Auffassung für fragwürdig. Das schnelle Heranbringen des Arztes und die gezielte Erstversorgung am Notfallort sind zweifellos von großer Wichtigkeit, in vielen Notlagen aber nur der erste Schritt zur Rettung von Notfallpatienten. Viele Betroffene, z.B. Verletzte mit schweren intrakraniellen oder intraabdominellen Blutungen, wären gestorben, wenn sie nicht im Anschluß an die Erstversorgung schnell und schonend aus schwierigem Gelände und/oder über relativ große Distanzen mit dem Hubschrauber in eine geeignete Klinik geflogen worden wären.

Nachteile: Rettungshubschrauber sind z.Zt. und in überschaubarer Zukunft bei Nacht und bei schlechten Sichtbedingungen auch tagsüber nicht einsetzbar. Die Versorgungskabine der Rettungshubschrauber ist erheblich kleiner als die der Rettungs- und Notarztwagen. Die Kosten dieses Systems sind besonders hoch.

Rettungshubschrauber werden vielerorts im Nahbereich eingesetzt, während der volle Aktionsradius (50 km um jeden Stützpunkt) nicht ausgenutzt wird. Andere, weniger wesentliche Nachteile, wie z.B. die Lärmbelästigung, können im Vergleich vernachlässigt werden.

Fragwürdig wird der Einsatz von Rettungshubschrauber, wenn die medizinische Qualifikation der eingesetzten Ärzte und Rettungssanitäter nicht den heute zu fordernden Minima entsprechen sollte.

7. Wechselbeziehungen zwischen Ausbaustufe des bodengebundenen Notarztdienstes und Einsatzrelation der Rettungshubschrauber: Mit zunehmender Vervollständigung des Ausbaus des bodengebundenen Notarztdienstes werden Rettungshubschrauber – zumindest in dichtbesiedelten Regionen – seltener zu Primäreinsätzen benötigt.

Der Anteil an Sekundäreinsätzen über größere Distanzen nimmt zu. Es wird in den nächsten Jahren für unser Land zu prüfen sein, ob diese Verschiebung die „ideale Größe der Einsatzregion (50 km)" im Sinne einer weiteren Ausdehnung verschieben wird.

Zusammenfassung

1. Beim Stationssystem ist
- durch die ständige Verfügbarkeit eines aufeinander abgestimmten Teams (bestehend aus Notarzt und Rettungssanitätern)
- und durch die Arbeitsmöglichkeit stets in der gleichen, nach funktionellen Gesichtspunkten eingerichteten Versorgungskabine

eine routinierte Zusammenarbeit bei der Versorgung von Notfallpatienten am besten gewährleistet.

Diesen wichtigen Vorteilen stehen verschiedene Nachteile gegenüber:
- Die zwangsläufige Blockierung des Notarztes im Notarztwagen nach erfolgreicher Erstversorgung oder bei Fehleinsätzen,
- die lange Anfahrtzeit bei dezentral gelegenen Stützpunktkrankenhäusern,
- die im Vergleich zum schnelleren Notarzteinsatzfahrzeug lange Anfahrtzeit bei weit auseinanderliegenden Zentren mit Notarztdienst.

2. Die Vorteile des Rendezvoussystems liegen:
- in der in der Regel höheren Anfahrtgeschwindigkeit,
- bei geeigneter Typenauswahl des Notarzteinsatzfahrzeuges (Allradantrieb) besseres Vorankommen in schwierigem Gelände,
- kürzere Einsatzdauer,
- größere Flexibilität des Notarztes bei Parallel-Einsätzen und bei Fehleinsätzen,
- ein Notarzt kann das Gebiet mehrerer Rettungswachen betreuen.

Nachteile:
- Im Vergleich zum Stationssystem ist ein zusätzlicher Fahrer für das Notarzteinsatzfahrzeug erforderlich,
- fehlende Versorgungskabine bei schleppendem Nachrücken des Rettungswagens,
- wichtigster Nachteil:
Zusammentreffen eines nicht immer ideal aufeinander abgestimmten Teams von Notarzteinsatzfahrzeug- und Rettungswagen-Besatzung.

3. Empfehlungen
Diese Gegenüberstellung der Vor- und Nachteile beider Systeme soll jedem Zuständigen Kriterien an die Hand geben, um für seinen Zuständigkeitsbereich die optimale Einsatzform zu entwickeln.
Pauschale Empfehlungen haben typische Gefahren, trotzdem will ich versuchen, für ein Land mit vergleichsweise wenigen Ballungsgebieten, vielen Regionen dünner Besiedlung und einem erheblichen Gebirgsanteil (Österreich) eine Trendempfehlung auszusprechen:
In Städten mit großem ländlichem Einzugsgebiet und an Landkrankenhäusern sollte man dem Rendezvoussystem den Vorzug geben, in Ballungszentren ist das Stationssystem angezeigt. Die Auswahl des Notarzteinsatzfahrzeuges im Hinblick auf Robustheit und Geländegängigkeit sollte von den Eigenarten der Einsatzregion bestimmt werden.

Das Rendezvoussystem kann allerdings nur funktionieren, wenn auch von der Ausstattung und von der Kabinengröße her geeignete Rettungswagen (nicht zu verwechseln mit Krankenwagen) dezentral zur Verfügung stehen.

Die aufwendige notärztliche Ausstattung wie EKG-Monitor, Defibrillator, Notarztkoffer etc. kann zwar zur Patientenversorgung aus dem Notarzteinsatzfahrzeug in das parallel alarmierte Transportfahrzeug getragen werden, die Kabinengröße der üblichen Krankenwagen ist aber für die Durchführung der heute erforderlichen notärztlichen Maßnahmen nicht geeignet.

Ein Wort zum Hubschrauber: Rettungshubschrauber sind kein Ersatz, sondern eine Ergänzung des bodengebundenen Notarztdienstes. Bei der Beschreibung der Organisationsstrukturen in der Notfallmedizin muß aber zumindest erwähnt werden, daß die verschiedenen Modelle nur funktionieren, wenn jeder Arzt, insbesondere aber Notärzte und Rettungssanitäter, über eine definierte notfallmedizinische Mindestaus- bzw. Weiter- und Fortbildung verfügen!

Organisation der Notfallmedizin in Österreich

H. Bergmann

Eine kritische Beurteilung des status quo der Notfallmedizin in Österreich erfordert:

1. harte Daten zum derzeitigen Stand des Notfalltransportes mittels NAW und Rettungshubschrauber,
2. ebenso harte Aussagen zur Qualität der Ausbildung in der Notfallmedizin in unserem Land, und
3. Vorstellungen über künftige Entwicklungen, abgestimmt mit der Realistik, nicht aber den Idealzustand vergessend.

Zu 1. Notfalltransport (derzeitiger Stand): Einer Rundfrage 1984 von List und Hudabiunigg [8] entsprechend, gibt es zum derzeitigen Zeitpunkt in Österreich 14 *Notarztwagen.* Eine ähnliche Rundfrage 1983 [10] spricht ohne Wien von deren 11. Nimmt man als Einsatzradius für einen NAW die allgemein anerkannte Größe von 15 km an, so werden damit rechnerisch nicht mehr als 11,8% der Fläche Österreichs abgedeckt.

Als typisches Beispiel fallen Zahlen des seit 1974 eingesetzten Notarztwagens Linz, der als Rotkreuz-Fahrzeug im Stationssystem an der Operativen Intensivstation der

Tabelle 1. Notarztwagen Linz, Einsatzzahlen 1974–1984
(Ballungszentrum, Einzugsgebiet 300 000 Einwohner)

Jahr	Zahl der Einsätze
1974	544
1975	602
1976	922
1977	1128
1978	1273
1979	1373
1980	1370
1981	1430
1982	1461
1983	1588
1984	2002

Einsätze pro 1000 Einwohner

Jahr	
1974	1,81
1984	6,67

Abteilung für Anästhesiologie und operative Intensivmedizin als Allgemeinen Krankenhauses der Stadt Linz lokalisiert ist [2], vorgelegt (Tabelle 1). Die jährlichen Einsatzzahlen sind im Zeitraum 1974–1984 von 544 auf 2002, also fast auf das Vierfache, angestiegen. Dies kommt auch in den Einsatzzahlen pro 1000 Einwohner (Anstieg von 1,81 auf 6,67) zum Ausdruck. Zur Frage Kosten und Wirtschaftlichkeit dieser Linzer NAW-Organisation siehe Bergmann und Blauhut [3]. Eine Bestandsaufnahme des Notfalltransportes ergibt ferner, daß derzeit in Österreich 5 *Helikopter*-Basen (Klagenfurt, Krems, Wiener Neustadt, Salzburg, Innsbruck) bereits bestehen und damit 60 Flächenprozent unseres Landes abgedeckt werden. Bei der geradezu spektakulären Entwicklung der letzten Jahre fällt jedoch auf, daß es sich dabei um stets positive und wohlgemeinte, jedoch verschiedenste Initiativen ohne ausreichende Koordination handelt, und daß die Kriterien Hubschraubertyp, Ausrüstung und geschultes Personal örtlich unterschiedlich gehandhabt worden sind. Insbesondere soll hier vermerkt werden, daß vor allem der Indikationsbereich und die Dauerkosten der Rettungshubschrauber einer kritischen Überprüfung unterzogen werden sollten. Daß ein Rettungshubschrauber nämlich bodengebundene NAW-Dienste zwar sinnvoll zu ergänzen, aber nicht zu ersetzen hat, darf als Grundsatz einer zweckmäßig zu entwickelnden Notfallversorgung auch in Österreich nicht vergessen werden.

Abgesehen von Tageseinsätzen im Gebirge und auf See verliert nämlich das Kriterium „schnelle Hilfeleistung am Notfallort bei größerer Distanz" mit entsprechendem Ausbau von NAW-Diensten zunehmend an Bedeutung, was vor allem vom ökonomischen Standpunkt aus gesehen nicht übersehen werden darf.

Anschaffungs- und Betriebskosten liegen zudem beim Rettungshubschrauber – ganz allgemein kalkuliert – etwa 7 bis 10 bis 15mal so hoch wie beim NAW. Die Anschaffungskosten wurden dabei mit 15 Mio S, der Betrieb pro Flugminute mit 144 bis 500 S und die Kosten pro Einsatz mit 15000,– S angenommen.

Auf diese bewußt „provokant" herausgestellte „Konfrontation" von Notartzwagen und Rettungshubschrauber zusammen mit den entsprechenden Daten soll im dritten Abschnitt (künftige Entwicklungen) noch eingegangen werden.

Zu 2. Ausbildung (derzeitiger Stand): Von der Ausbildung in der Notfallmedizin sind auch in Österreich vor allem der Arzt als Notarzt, der Sanitätshilfsdienst als Rettungssanitäter und letztlich auch der Laie als „Samariter" in einem „Volk von Helfern" betroffen.

Eine Bestandsaufnahme ergibt, daß auf dem Facharztsektor der Anästhesiologe zum *Notarzt* zwar prädestiniert ist, aber nicht ohne zusätzliche Ausbildung a priori dafür eingesetzt werden soll. In der Bundesrepublik Deutschland fordert die DGAI dafür ein spezielles Weiterbildungsprogramm von 80 Stunden [1, 5], welchen Vorstellungen wir uns grundsätzlich voll anschließen. Als weitere fachliche Schwerpunkte wären Chirurgie, Innere Medizin und Pädiatrie zu nennen.

Prenner konnte 1983 zeigen [10], daß die Primärversorgung von Notfallpatienten in Österreich zu 50% durch Anästhesiologen, zu 26% von Chirurgen und von 24% in gemischter oder sonstiger Form wahrgenommen wurde. Insgesamt darf jedoch gesagt werden, daß den Fragen der Elementardiagnostik und Elementartherapie in unserer Facharztausbildung immer noch zu wenig Bedeutung zugemessen wird.

Ähnliches gilt auch für den praktischen Arzt: Während des Studiums absolviert er nicht mehr als einen „Erste-Hilfe-Kurs", was ebenso wie ähnliche postpromotionelle

„Stunden-Kurse" höchstens als Berührung mit dem Lehrstoff, keinesfalls jedoch als Ausbildung gewertet werden kann. Intubieren können bedeutet eben nicht Qualifikation zum Notarzt.

Betrachtet man den derzeitigen Ausbildungsstand der Krankenhausärzte auf dem Gebiete der Wiederbelebung, so können nach List und Hudabiunigg [8] immerhin 23% keine fachspezifische Ausbildung und nicht weniger als 71% keine Wiederholungskurse nachweisen. Nach Prenner [10] können 53% aller Krankenhausärzte am Ende ihres Turnus intubieren.

Im Bereich des *Krankenhaus-Fachpersonals* liegen ähnliche Lücken vor: keine Basisausbildung in 25%, keine Wiederholungskurse in 63% [8].

Berufsbild und Problematik des *Rettungssanitäters* stellt sich schließlich auch in Österreich ähnlich wie in der BRD dar: auch bei uns liegt kein offizielles Berufsbild vor, der derzeitige Status von Rettungssanitätern entspricht dem Sanitätshilfsdienst, der in NAW-Bereichen spezifisch geschult worden ist. Als einziger profunder Weg zur Schulung zeigt sich die Mitarbeit von NAW-Sanitätern in ihrer einsatzfreien Zeit auf Intensivstationen an, womit eine ständige Konfrontation mit den Problemen der Notfallmedizin gewährleistet wird. Dies ist bei Rettungssanitätern in NAW-Stationssystemen bereits gewährleistet.

Zu 3. Künftige Entwicklungen:
Notfalltransport: Eine sinnvolle Weiterentwicklung auf dem Gebiete des Notfalltransportes ist unseres Erachtens unter folgenden Grundsätzen zu sehen:

- in der Zeit des Hubschrauber-Lizitations-Booms sollte auch der Notarztwagen nicht vergessen werden,
- eine NAW-Entwicklung wäre, da wesentlich ökonomischer, mit allem Nachdruck voranzutreiben, und der Umfang von Hubschrauberaktivitäten im Sinne einer unbedingt notwendigen Ergänzung und nicht als Ersatz fehlender NAWs zu planen; gemeinsame Basen, Leitstellen und aus Auslastungsgründen etwa auch gemeinsames Personal wären anzustreben, so daß schließlich
- die Entwicklung nicht spektakulär, sondern ebenso fachlich effizient, sachlich und ökonomisch abläuft, ohne daß der Slogan-artige Leitgedanke, die Minderung der Anfahrtsdauer um 1 min führe zu einer Senkung der Todesrate um 1% [4], in ihrer allgemeinen Bedeutung dabei vergessen wird.

Wir haben uns daher in Form einer theoretischen gesamtösterreichischen Planung mit dem erforderlich Ausbau bodengebundener NAW-Dienste befaßt: Mit etwa 100 Notarztwagen könnte eine Flächenabdeckung unseres Landes von 84,3% erreicht werden (Abb. 1). Diese geographische Aussage läßt sich auch, nach Bundesländern aufgeschlüsselt, quantifizieren: 79 Notarztwagen würden dazu der Hilfe fachlich geeigneter Krankenhäuser bedürfen, 34 NAWs in geographischen Bereichen ohne Krankenhaus müßten an Rot-Kreuz- bzw. Rettungsdienststellen nach dem Rendezvoussystem installiert werden. Um die Vorstellbarkeit einer solchen Gesamtplanung und deren möglichen Realisierungswert weiter durchzudenken, wurde das Bundesland Oberösterreich näher beleuchtet. Abb. 2 zeigt die entsprechende geographische Übersicht, in Tabelle 2 sind diejenigen oberösterreichischen Krankenhäuser zusammengestellt, auf deren Hilfe man bei der Entwicklung des Planes zählen müßte. Zur Abklärung der zu erwartenden Einsatzzahlen haben wir außerdem die Einwohner im Umkreis von 15 km und

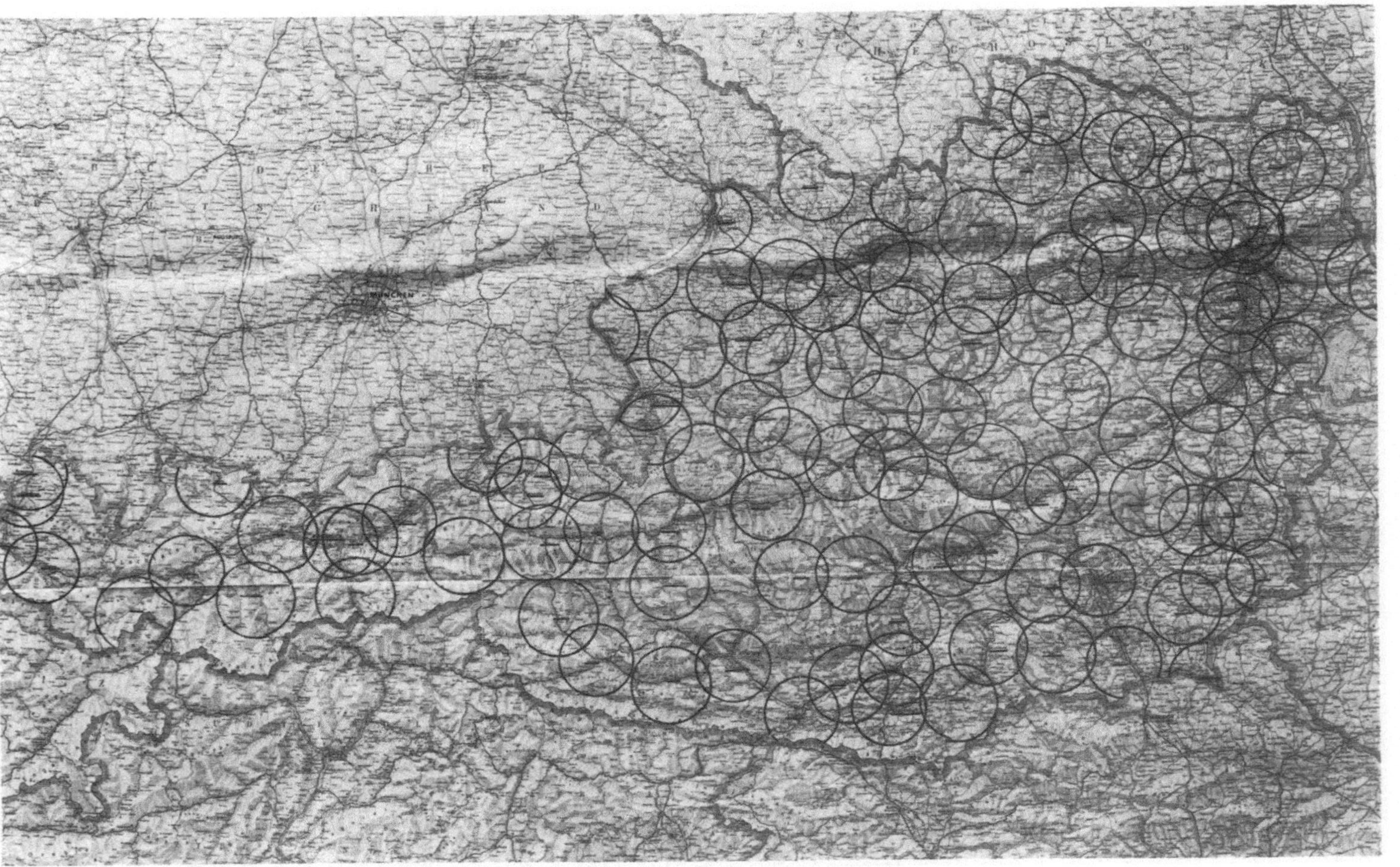

Abb. 1. Geographischer Plan einer flächendeckenden NAW-Versorgung Österreichs (113 NAW decken 84,3% der Fläche ab)

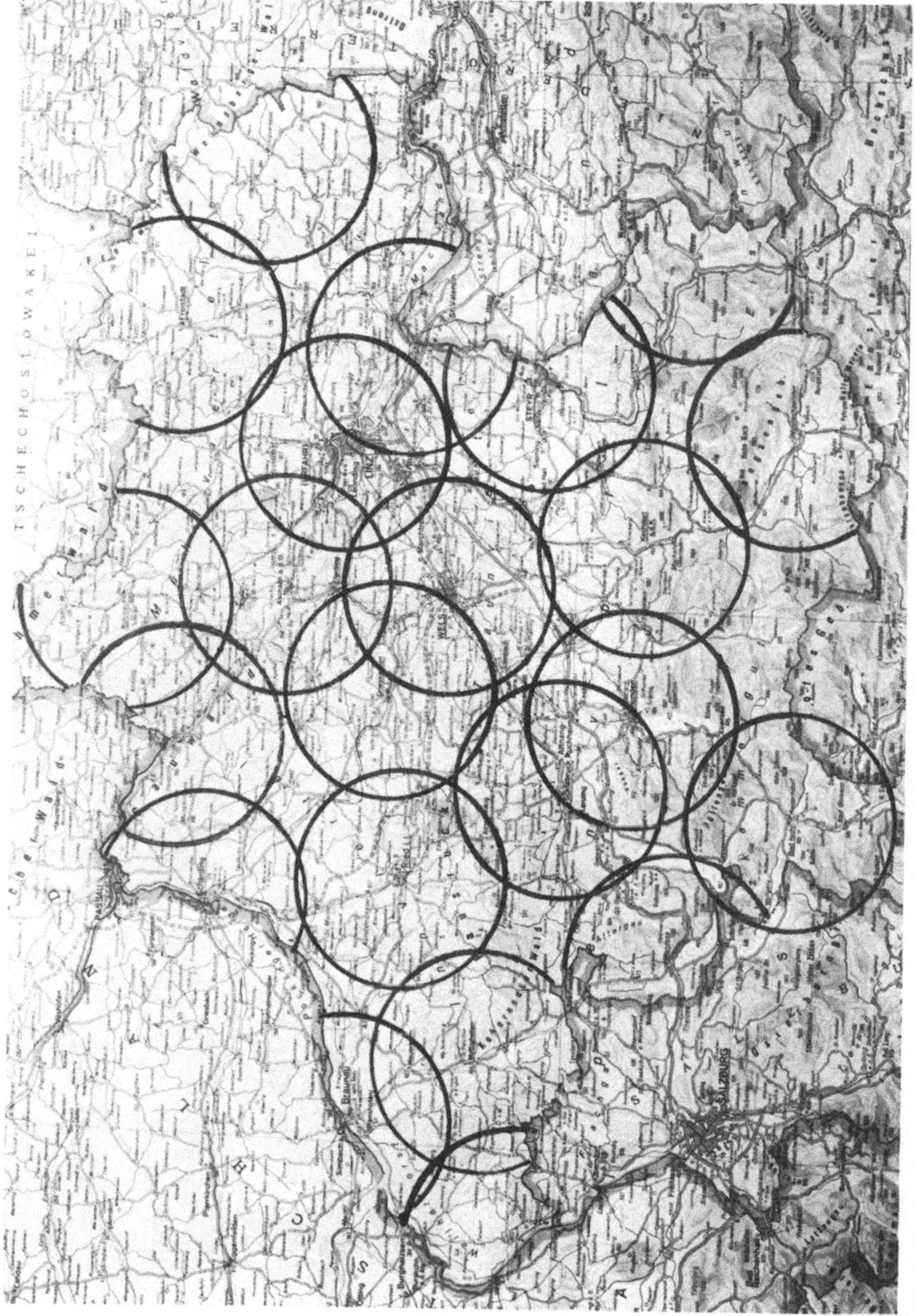

Abb. 2. Flächendeckende NAW-Versorgung des Bundeslandes Oberösterreich

Tabelle 2. „NAW-Krankenhäuser" in Oberösterreich (Entscheidungshilfe für Schätzung von Einsatzzahlen und, daraus abgeleitet, Wahl der NAW-Organisationsform)

Ort	Zahl der Betten	Einwohner im Umkreis von 15 km	Entfernung zwischen KH und RK-Dienststelle
Bad Ischl	307	6 204	1100 m
Braunau a.I.	450	35 727	100 m
Enns	83	24 699	400 m
Freistadt	130	32 839	100 m
Gmunden	236	66 148	2000 m
Grieskirchen	240	43 946	500 m
Kirchdorf a.d.Kr.	337	43 320	400 m
Linz AKh	1052	318 368	500 m
Ried i.I.	354	52 600	870 m
Rohrbach	204	42 300	50 m
Schärding a.I.	340	31 907	1500 m
Steyr	960	42 315	2500 m
Vöcklabruck	593	84 860	50 m
Wels	947	125 479	2700 m

als Entscheidungshilfe für die Wahl der jeweiligen NAW-Organisationsform die Entfernungen des Krankenhauses von der betreffenden Rotkreuz-Dienststelle mit aufgeführt.

Das Österreichische Rote Kreuz hat am 30. 10. 1984 anläßlich einer einschlägigen Enquete in Wien schließlich einen wesentlichen Anstoß zur Weiterentwicklung gegeben: 17 NAWs werden überall dort zur Verfügung gestellt, wo die örtliche Organisation eine einwandfreie Funktion des NAWs zu gewährleisten imstande ist. Aus dem Planspiel ist damit erste Realität geworden, die Flächenabdeckungs-Quote mit bodengebundenen Einsatzfahrzeugen wird demnächst deutlich an die 25%-Marke zu liegen kommen, die in der Notfallmedizin erkennbare Aufbruchstimmung hat mehr und mehr auch Behörden und Ämter ergriffen.

Ausbildung: Zukünftige Lösungsmöglichkeiten der Ausbildungsprobleme des Notarztes sind, mittelfristig geplant, in kleinen Schritten vorangetragen und auch auf Praktikabilität geprüft, wie folgt anzudeuten:

- ein einheitlicher Ausbildungskatalog und ein einheitlicher zeitlicher Ausbildungsumfang ist festzulegen,
- die DGAI- [1, 5] und DIVI [6, 7] Empfehlungen können dabei adaptiert mit eingebracht werden,
- als Aktivitätsträger für diese stofflich und zeitlich genormte Ausbildung sind, entsprechend koordiniert, die medizinischen Fakultäten der Universitäten, die nichtuniversitären Zentral- und großen Schwerpunktkrankenhäuser, die Ärztekammern, das Bundesheer, die Rettungsorganisationen, die Österreichische Gesellschaft für Notfall- und Katastrophenmedizin und das Bundesinstitut für Gesundheitswesen zu sehen.

Im Rahmen des *Medizinstudiums* sollten die Grundkurse wiederholt werden, die Pflichtfamulaturen sollten obligat auch die Anästhesiologie und Intensivmedizin mit einbeziehen, die spezielle Notfallmedizin müßte schließlich in den Lehrzielkatalogen der einzelnen Fachgebiete mehr gewürdigt und genormt untergebracht werden.

Postpromotionell wären Standard-Fortbildungsseminare in den universitären und nicht-universitären Bereichen vermehrt anzubieten und sollte vor allem die klinische Anästhesiologie und Intensivmedizin für das Erlernen der Praxis der Notfallmedizin weit geöffnet werden. Die Turnusausbildung zum praktischen Arzt und zum Facharzt müßte die Anästhesiologie als verpflichtend mit einbeziehen, beim Erreichen des ius practicandi sollte eine volle Ausbildung zum Notarzt absolviert worden sein, um die nächste „Generation von Notärzten" zu schaffen.

Aufgabe der *Ärztekammern* wäre es, die Ausbildungsaktivitäten zu koordinieren, sie für die Anerkennung einer Zusatzbezeichnung „Notarzt" im Sinne des bundesdeutschen Fachkundenachweises [9] zu bewerten und eine solche Bezeichnung auch zuzuerkennen. Als Vorbild könnte hier die in Österreich bereits gültige Zusatzbezeichnung „Sportarzt" gelten.

Das *Bundesheer* stellt schließlich ein Gesamtreservoir für die kommende Ärztegeneration dar. Alle Grundwehrdienst-Ärzte in einem entsprechenden Ausmaß der Ausbildung in der Notfallmedizin im oben angedeuteten Sinne zuzuführen, könnte die Breite des angestrebten Ausbildungszieles am besten und nachhaltigsten garantieren.

Die *Rettungsorganisationen* müßten sich vermehrt der Ausbildung des nicht-ärztlichen Notfallpersonals zuwenden und vor allem das Berufsbild „Rettungssanitäter" zu realisieren trachten. Die *Österreichische Gesellschaft für Notfall- und Katastrophenmedizin* schlußendlich wäre gemeinsam mit dem dem Bundesministerium für Gesundheit und Umweltschutz nahestehenden *Österreichischen Bundesinstitut für Gesundheitswesen* dazu aufgerufen, fachliche Expertisen zu erstellen und legistische sowie behördliche Probleme abzuklären.

Zusammenfassung

1. In Österreich besteht ein großer Nachholbedarf an NAWs, ein Planspiel zeigt die quantitativen Erfordernissen auf; durch eine Initiative des Österreichischen Roten Kreuzes ausgelöst, bahnen sich kurzfristig erste zahlenmäßig überraschende Erfolge an.

2. Rettungshubschrauber erfreuen sich derzeit in Österreich geradezu eines Lizitationsbooms. Spektakulär wie sie sind, werden sie auch anstelle fehlender NAWs eingesetzt. Ein Zustand, der mittel- und langfristig ökonomisch sicher nicht tragbar sein wird. Eine sinnvolle Ergänzung des bodengebundenen NAW-Dienstes ist naturgemäß weiterhin voll anzustreben, die NAW-Entwicklung muß jedoch mit allem Nachdruck weiterhin vordergründig vorangetrieben werden.

3. Ausbildungslücken bestehen sowohl auf ärztlichem als auch auf nicht-ärztlichem Gebiet. Fundierte Weiterbildungsmöglichkeiten hier vermehrt anzubieten, soll unser oberstes Gebot sein. Übergangsregelungen sind erforderlich, Kompromißlösungen müssen jedoch zeitlich beschränkt werden. Am Ausbildungsumfang für die Zusatzbezeichnung „Notarzt" ist im Hinblick auf die Qualität letztlich jedoch nicht zu rütteln. Die medizinischen Fakultäten, die nicht-universitären Zentral- und großen Schwerpunktkrankenhäuser, die Ärztekammern, das Bundesheer, die Rettungsorganisationen, die Österreichische Gesellschaft für Notfall- und Katastrophenmedizin und das Bundesinstitut für Gesundheitswesen sind als Träger aller zukünftigen Aus- und Weiterbildungsaktivitäten zu sehen.

Literatur

1. Ahnefeld FW (1982) Die Qualifikation für den Notarztdienst. Anästh Intensivmed 23:212
2. Bergmann H (1975) Erfahrungen mit dem Rot-Kreuz-Notarztwagen Linz. Öst Ärzteztg 30:1200
3. Bergmann H, Blauhut B (1986) Kosten und Wirtschaftlichkeit des RK-Notarztwagens Linz. Öst Ärzteztg 41:37
4. Burghart H (1985) Die Organisation der Luftrettung in der Bundesrepublik Deutschland. In: Bergmann H, Kotzaurek R, Leitner H, Steinbereithner K (Hrsg) Die Organisation der Notfall- und Katastrophenmedizin. Beitr Anaesth Intensivmed 13:56
5. Deutsche Gesellschaft für Anästhesiologie und Intensivmedizin (1982) Empfehlungen für die Weiter- und Fortbildung des Anästhesisten in der Notfallmedizin. Anästh Intensivmed 23:213
6. Deutsche Interdisziplinäre Vereinigung für Intensivmedizin (1984) Zur Qualifikation des Arztes im Rettungsdienst. Empfehlung der Sektion Rettungswesen der Deutschen Interdisziplinären Vereinigung für Intensivmedizin (DIVI). Anästh Intensivmed 25:282
7. Lasch HG, Hochrein H, Sefrin P (1985) Empfehlungen der Deutschen Interdisziplinären Vereinigung für Intensivmedizin (DIVI) zur Aus-, Weiter- und Fortbildung auf dem Gebiete der Notfallmedizin. Anästh Intensivmed 26:412
8. List W, Hudabiunigg K (1984) Organisation der Katastrophen- und Notfallmedizin in den Spitälern Österreichs. Öst Ärzteztg 39:1639
9. Merkens HH, Paris H, Lippert HD (1984) Voraussetzungen für den qualifizierten Einsatz von Ärzten im Rettungdienst. Anästh Intensivmed 25:276
10. Prenner G (1985) Notarztwagen, Rettungshubschrauber, Anästhesie – Beitr Anaesth Intensivmed 9:271

Erste Erfahrungen mit der Ausbildung von Ersthelfern in der Herz-Lungen-Wiederbelebung

C. Busse, D. Kettler und J. Bahr

Die vier wesentlichen Gründe, die uns in Göttingen seit etwa ½ Jahr bewogen haben, breite Bevölkerungskreise unserer Stadt und unseres Landkreises in den Basismaßnahmen der kardiopulmonalen Reanimation auszubilden sind:

1. Bei ca. 70% aller Notarzteinsätze in unserem Rettungsdienstbereich handelt es sich um akute Erkrankungen, von denen die Erkrankungen des Herz-Kreislaufsystems an erster Stelle stehen.
2. Die adäquate Sauerstoffversorgung des Gehirns ist der limitierende Faktor für eine erfolgreiche Reanimation. Bei einem Herz-Kreislaufstillstand muß in Normothermie spätestens nach 3 min mit hypoxiebedingten Schäden und spätestens nach 5 min mit dem Eintreten des biologischen Todes gerechnet werden.
3. Der professionelle Rettungdienst erreicht trotz des Einsatzes moderner und schneller Rettungsmittel Patienten mit einem akuten Herz-Kreislaufversagen nur in Ausnahmefällen so rechtzeitig, daß die Reanimationsmaßnahmen zu einem dauerhaften Erfolg führen.
4. Sehr häufig sind potentielle Ersthelfer bei akut aufgetretenen Herz-Kreislaufnotfällen anwesend, z.B. Familienangehörige, Arbeitskollegen und Passanten.
   Die Idee, dieses vorhandene Helferpotential zur Verkürzung des therapiefreien Intervalls zu nutzen, ist keinesweg neu. Beispiel hierfür sind etwa die Reanimationsprojekte aus Seattle und Oslo. Einige Ergebnisse aus diesen Projekten sollen dargestellt werden:

Überlebensraten von Patienten nach Reanimation

	ohne Laien-HLW	mit Laien-HLW
Oslo	8%	36%
King County	16%	28%
Seattle	21%	43%

Für Seattle muß einschränkend hinzugefügt werden, daß nur Patienten berücksichtigt wurden, bei denen bei Eintreffen des Rettungsdienstes Herzkammerflimmern diagnostiziert wurde.

Hierbei ist zu beachten, daß eine Herz-Lungen-Wiederbelebung nur als erfolgreich durchgeführt galt, wenn die Patienten die Klinik wieder lebend und ohne neurologische Ausfälle verlassen konnten.

Trotz unterschiedlicher Zahlen ist das Ergebnis in allen Projekten gleich: Wenn schon ein Ersthelfer am Notfallort mit den Reanimationsmaßnahmen beginnt, ist die Prognose erheblich günstiger, als wenn erst nach Eintreffen des Rettungsdienstes mit der Wiederbelebung begonnen wird.

Im deutschsprachigen Raum jedoch ist man mit der Ausbildung von Ersthelfern in der Technik der Herzdruckmassage wesentlich zurückhaltender, so daß dem Göttinger Projekt in diesem Bereich eine Pilotfunktion zukommt.

Bevor wir aber Ende April 1985 mit der praktischen Ausbildung von Ersthelfern beginnen konnten, mußten wir uns im Vorfeld mit fachlichen und rechtlichen Argumenten auseinandersetzen, die gegen eine Breitenausbildung in der Technik der äußeren Herzdruckmassage ins Feld geführt wurden.

So wurde argumentiert, daß die von Ersthelfern ausgeführte Herzdruckmassage den Patienten mehr Schaden als Nutzen bringe. Dieser sicher ernst zu nehmende Einwand wurde allerdings durch die ausländischen Erfahrungen widerlegt. Wir sind davon überzeugt, auch in Göttingen beweisen zu können, daß solche Bedenken gegenstandslos sind.

Juristische Einwände zielten auf ein mögliches Haftungsrisiko des Ersthelfers ab. Wie uns jedoch von Medizinrechtlern bestätigt wurde, ergibt sich für einen in der Technik der Herz-Lungen-Wiederbelebung ausgebildeten Ersthelfer praktisch kein rechtliches Risiko, etwa wegen eines Übernahmeverschuldens belangt zu werden. Viel größer ist das Risiko, wie überall im Notfallbereich, wegen unterlassener Hilfeleistung herangezogen zu werden.

Vor näherem Eingehen auf den Projektinhalt sollen einige Worte zü den in der Göttinger Region herrschenden Rahmenbedingungen gesagt werden:

Für die Durchführung eines wissenschaftlich begleiteten Massenausbildungsprojektes sind die Infrastruktur und die geographischen Gegebenheiten der Stadt und des Landkreises gut geeignet. Der Landkreis hat eine Ausdehnung von 55 km in Ost-West- und 30 km in Nord-Süd-Richtung. Die kreisfreie Stadt Göttingen ist nicht nur als Universitätsstadt geistig-kulturelles Zentrum, sondern auch in etwa geographischer Mittelpunkt dieser Region. Zur Zeit leben in der Stadt und im Landkreis jeweils ca. 130000 Menschen. Unter soziologischen Aspekten ist es interessant, daß es in diesem Bereich sowohl typisch ländliche als auch städtische Strukturen gibt.

Günstig für die Durchführung und Evaluation des Projektes ist die Deckungsgleichheit von Kreisgrenzen mit den Grenzen des Rettungsdienstbereiches sowie dem Versorgungsgebiet der drei Krankenhäuser mit den Aufgaben der Grund- und Regelversorgung. In der Stadt und im Landkreis Göttingen gibt es einen Rettungshubschrauber, Standort Göttingen, Hann, Münden und Duderstadt, die vom Zentrum Anästhesiologie betreut werden.

Trotz des gut ausgebauten, flächendeckenden Rettungswesens liegen die mittleren Einsatzzeiten zumindest der bodengebundenen Rettungmittel über 10 min und damit in der Regel zu hoch, um bei einem Herz-Kreislaufstillstand erfolgreiche Hilfe bringen zu können.

Deshalb ist es geplant, in einem Projektzeitraum von 4 Jahren 20000 Ersthelfer, das wären 8–10% der Gesamtbevölkerung, auszubilden.

In 6stündigen Kursen, in der Regel zwei Abende à 3 h, werden Diagnostik und Therapie des Atem- und Herz-Kreislaufstillstandes gelehrt, wobei das Schwergewicht darauf gelegt wird, das Erlernte am Modell praktisch zu üben.

An didaktischen Hilfsmitteln verwenden wir das Ausbildungssystem „Recording Resusci Anne" mit Kartenmaterial und Kopfschnittmodell. Daneben erhalten alle Kursabsolventen eine selbstverfaßte HLW-Broschüre, die textlich und zeichnerisch in einfacher und übersichtlicher Form die Kursinhalte wiedergibt.

Nach Abschluß der Ausbildung bekommt jeder Ersthelfer einen Teilnehmerausweis, auf welchem auch die geplanten jährlichen Auffrischungskurse bescheinigt werden, sowie den sogenannten „Göttinger Tubus", eine Modifikation des Safar-Tubus.

Voraussetzung für eine große Beteiligung an den allabentlich angebotenen Kursen ist neben einer effektiven Öffentlichkeitsarbeit ein dezentrales Ausbildungsangebot.

In Zusammenarbeit mit den örtlichen Rettungsorganisationen, der Berufsfeuerwehr, den Freiwilligen Feuerwehren und den Institutionen der Erwachsenenbildung werden in jedem Dorf und in den einzelnen Stadtteilen Kurse abgehalten.

Bis Ende August haben wir etwas mehr als 500 Ersthelfer aus den Prioritätsgruppen Polizei, Feuerwehr, Rettungsorganisationen und Angehörige von kardialen Risikopatienten ausgebildet. Erfreulich war die positive Resonanz und die immer wieder geäußerte Empfindung der Kursteilnehmer, jetzt für solche Notfälle besser gerüstet zu sein. Ebenfalls ist jetzt schon deutlich geworden, daß für die Ausbildung 6 Zeitstunden reichlich bemessen sind und noch mehr Gewicht als bisher auf eine gute Ausbildung einer ausreichenden Zahl von Ausbildern gelegt werden muß. Es ist eine Illusion zu glauben, 20 000 Ersthelfer so quasi nebenher, nach Dienstschluß, mit einer Handvoll Anästhesisten bekursen zu können. Um ein Projekt dieser Größenordnung durchzuführen, werden bei dem über diese lange Zeit verständlichen Motivationsverlust mindestens 50 qualifizierte Ausbilder benötig.

Seit Projektbeginn im Mai 1985 haben wir 51 Reanimationsversuche erfaßt. Da eine statistische Auswertung wegen der kurzen Zeitspanne und der geringen Fallzahl unsinnig ist, hier nur einige Trends:

Über 80% der Notfälle hatten eine kardiale Ursache, 23 der 512 Patienten erreichten lebend die Klinik. In 4 Fällen wurde von Ersthelfern mit der Reanimation begonnen. Alle 4 Patienten hatten ein akutes Herzversagen, und 3 dieser 4 Patienten erreichten lebend die Klinik.

Sicher gibt es eine Vielzahl von Ansatzpunkten, die Ergebnisse der präklinischen Notfallmedizin zu verbessern. Sicher sind auch noch zahlreiche Anstrengungen nötig, etwa in den Bereichen Ausbildung von Notärzten, Rettungssanitätern und des Leitstellenpersonals, der medizinischen Ausrüstung und des Meldewesens. Hier kann die Breitenausbildung von Ersthelfern in der Technik der Herz-Lungen-Wiederbelebung nur eine kleine Lücke schließen, jedoch, wie wir meinen, eine sehr wichtige.

Literatur

1. Cobb LA, Hallstrom PA, Thompson RG, Mandel LP, Copass UK (1980) Community cardiopulmonary resuscitation. Ann Rev Med 31:453
2. Eisenberg MS, Bergner L, Hallstrom AP (1984) Sudden cardiac death in the community. New York